W0254912

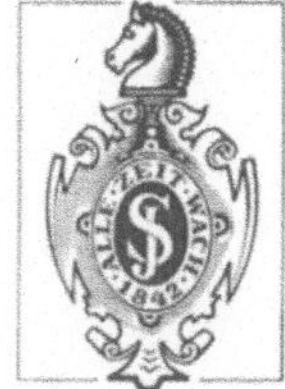
ALLE ZEIT WACH
1842

R. E. Schmieder H.-M. Müller F. H. Messerli (Hrsg.)

Endorganschädigungen der arteriellen Hypertonie – Konsequenzen für Diagnostik und Therapie

Mit 48 Abbildungen und 12 Tabellen

Springer-Verlag Berlin Heidelberg GmbH

Priv.-Doz. Dr. med. Roland E. Schmieder
4. Med. Klinik
Universität Erlangen-Nürnberg
Kontumazgarten 14–18
D-8500 Nürnberg 80

Dr. med. Dipl.-Chem. Hans-Michael Müller
Nibelungenstraße 9a
D-8000 München 19

Prof. Dr. med. Franz H. Messerli
Ochsner Clinic
Section of Hypertension
1514 Jefferson Highway
New Orleans, LA 70121, USA

ISBN 978-3-540-53581-2 ISBN 978-3-642-76361-8 (eBook)
DOI 10.1007/978-3-642-76361-8

Die Deutsche Bibliothek – CIP-Einheitsaufnahme
Endorganschädigungen der arteriellen Hypertonie :
Konsequenzen für Diagnostik und Therapie / R. Schmieder ... (Hrsg.). – Berlin ; Heidelberg ; New York ; London ; Paris ; Tokyo ; Hong Kong ; Barcelona ; Budapest : Springer, 1991

NE: Schmieder, Roland [Hrsg.]

Satz: Elsner & Behrens GmbH, 6836 Oftersheim

2127/3140-543210 – Gedruckt auf säurefreiem Papier

Inhaltsverzeichnis

Verzeichnis der erstgenannten Autoren

BAUER, J. H., Prof. Dr.
University of Missouri, School of Medicine, Division of Nephrology,
N. 408 Medical Center,
USA-Columbia/MO 65212

BAUMGART, P., Priv.-Doz. Dr.
Medizinische Poliklinik der Universität Münster,
Albert-Schweitzer-Straße 33, D-4400 Münster

DEVEREUX, R., Prof. Dr.
Division of Cardiology, New York Hospital-Cornwell 1, Medical Center,
525 East 68th Street, USA-New York/NY 10021

GANTEN, D., Prof. Dr.
Deutsches Institut für Blutdruckforschung und
Pharmakologisches Institut der Universität,
Im Neuenheimer Feld 366, D-6900 Heidelberg

KRAMER, H. J., Prof. Dr.
Medizinische Univ.-Poliklinik Bonn, Wilhelmstraße 35–37, D-5300 Bonn 1

KUTKUHN, B., Priv.-Doz. Dr.
Medizinische Klinik und Poliklinik,
Abteilung für Nephrologie, Universität Düsseldorf,
Moorenstraße 5, D-4000 Düsseldorf 1

MENGDEN, T., Dr.
Universitätsspital Zürich, Medizinische Poliklinik,
Departement für Innere Medizin, Römistraße 100, CH-8091 Zürich

MESSERLI, F. H., Prof. Dr.
Ochsner Clinic, Section on Hypertension,
1514 Jefferson Highway, USA-New Orleans/LA 70121

PARATI, G., Dr.
Universita di Milano, Centro di Fisiologie Clinica e Ipertensione,
Via F. Storza 35, I-20122 Milano

PAULSON, O. B., Prof. Dr.
Department of Neurology, Rigshospitalet, 9, Blegdamsvej, DK-Copenhagen

RITZ, E., Prof. Dr.
Klinikum der Universität Heidelberg, Sektion Nephrologie,
Bergheimer Straße 56a, D-6900 Heidelberg

RÜDDEL, H., Priv.-Doz. Dr., Dipl.-Psych.
Medizinische Univ.-Klinik, Abteilung Psychosomatik und vegetatives
Nervensystem, Sigmund-Freud-Straße 25, D-5300 Bonn-Venusberg

SAFAR, M., Prof. Dr.
Centre de Diagnostic, Hospital Broussais, 96, Rue Didot, F-75674 Paris Cedex 14

SCHMIEDER, R. E., Priv.-Doz. Dr.
4. Medizinische Klinik, Universität Erlangen-Nürnberg, Kontumazgarten 14–18,
D-8500 Nürnberg 80

SMITH, V. E., Prof. Dr.
Division of Cardiology (A-44) Presbyterian Hospital Albany Medical College,
47 New Scotland Avenue, USA-Albany/NY 12208

STRAUER, B. E., Prof. Dr.
Medizinische Klinik und Poliklinik, Universität Düsseldorf,
Moorenstraße 5, D-4000 Düsseldorf 1

Die Bedeutung früher hypertoniebedingter Endorganschädigungen für die Diagnostik und Therapie der arteriellen Hypertonie

R. E. Schmieder

"When the pulse is abundant but tense and hard and full like a chord, there are dropsical swelling ... the kidney will pass on the disease to the heart."
(Huang Ti Lin Nei Ching Suwen 2500 A.D.)

Hochdruckbedingte Endorganschädigungen, deren frühe Diagnostik und spezifische Therapie waren Thema eines internationalen Kongresses im Oktober 1989 in Bonn. Basierend auf diesen Kongreßbeiträgen wurden die internationalen Experten aufgefordert, die neuesten Erkenntnisse zusammenzufassen und deren klinische Wertigkeit zu beurteilen. Die Beiträge stellen den aktuellen Wissensstand bis zum Jahre 1990 dar und geben dem Leser einen umfassenden Überblick über die verschiedenen diagnostischen und therapeutischen Ansätze hochdruckbedingter Endorganschädigungen.

Eine frühe Erkennung der hypertensiven Endorganschädigungen ist anzustreben, um eine Prävention von Herz-Kreislauf-Komplikationen in einem Stadium durchführen zu können, in der die funktionellen strukturellen Veränderungen an den Zielorganen noch reversibel sind. Vor mehr als 4000 Jahren wurde von Dr. Huang Ti Lin Nei Ching Suwen in einem chinesischen Handbuch die Beobachtung mitgeteilt, daß ein auffälliger Pulsbefund mit einer Störung der Nierenfunktion und nachfolgend der Herzfunktion einhergeht [21]. Dieser Zusammenhang, der allein aufgrund klinischer Krankenbeobachtung und -untersuchung erhoben wurde, hat auch noch heute seine Gültigkeit und stellt die erste Beschreibung von hochdruckbedingten Komplikationen und deren Organmanifestationen dar.

Durch die Einführung der Echokardiographie in die klinische Routinediagnostik kann die linksventrikuläre Struktur und Funktion exakt analysiert werden. In epidemiologischen Untersuchungen wurde eine linksventrikuläre Hypertrophie in bis zu 45% der Patienten mit essentieller Hypertonie nachgewiesen [5, 12]. Der Nachweis, wenn auch nur geringer Mengen, von Albumin oder Protein im Urin (Mikroalbuminurie, Mikroproteinurie) weist auf eine frühe hypertensive Nephropathie hin, die durch die herkömmlichen Clearancetechniken nur unzulänglich erfaßt werden kann [2, 17, 25]. Eine ähnlich sensitive diagnostische Methode für vaskuläre Veränderungen im systemischen Kreislauf ist bisher nur experimentell und in klinischen Pilotstudien angewandt worden [6, 10]. Eine Funduskopie ermöglicht die Bestimmung der hypertensiven Veränderungen an den Retinagefäßen. Eine Einteilung in Fundus hypertonicus Stadium I–IV hat jedoch nicht nur diagnostische, sondern auch prognostische Relevanz: Je schwerer die hochdruckbedingten Veränderungen an den Retinagefäßen sind, desto ernster ist die Prognose bezüglich der kardiovaskulären Komplikationen mit Todesfolge zu beurteilen [9].

Verschiedene prospektive Untersuchungen haben nachgewiesen, daß die antihypertensive Therapie eine Reduktion der kardiovaskulären Morbidität und Mortalität zur Folge hat [14]. Die entscheidende Frage jedoch, ab welcher Blutdruckhöhe eine antihypertensive Therapie begonnen werden soll, wird auch heute noch kontrovers diskutiert. Weiterhin werden zunehmend berechtigte Zweifel erhoben, ob der Gelegenheitsblutdruck das entscheidende und beste Kriterium in der Hochdruckbehandlung ist. Alternativ wird der mittlere Blutdruck einer 24-h-Blutdruckmessung zur Bestimmung der „wahren" Blutdruckhöhe diskutiert [22]. Unabhängig von diesem kontrovers beurteilten Fragekomplex, ab welcher Blutdruckhöhe eine antihypertensive Therapie begonnen werden soll und welcher Blutdruck als diagnostisches Kriterium verwandt wird, ist eine konsequente antihypertensive Therapie einzuleiten, wenn der Nachweis von hypertoniebedingten Endorganschädigungen vorliegt. Frühe hypertoniebedingte Organmanifestationen, z. B. linksventrikuläre Hypertrophie oder Mikroproteinurie, haben eine eigenständige (von der Blutdruckhöhe unabhängige) prognostische Relevanz in der Beurteilung des kardiovaskulären Risikos des Hochdruckpatienten [1, 3, 13]. Heutzutage erlaubt die Verwendung spezifischer Untersuchungstechniken die Erfassung adaptiver Veränderungen an Herz, Niere und Gefäße frühzeitig, d. h. in einem noch reversiblen Stadium. Mehrere klinische Untersuchungen haben inzwischen belegt, daß sich diese Veränderungen durch eine konsequente antihypertensive Therapie zurückbilden lassen [24, 27].

Die hypertensive Herzerkrankung läßt sich strukturell durch eine linksvertrikuläre Hypertrophie, funktionell durch eine Störung der systolischen und diastolischen Funktion sowie der Koronarreserve und elektrophysiologisch durch ventrikuläre Rhythmusstörungen charakterisieren [23]. Die linksventrikuläre Hypertrophie stellt einen unabhängigen prognostischen Index für die kardiovaskuläre Morbidität und Mortalität dar [3, 13]. Die prognostische Relevanz der linksventrikulären Hypertonie bleibt auch bestehen, wenn die Interaktion mit anderen klassischen Risikofaktoren berücksichtigt wurde. Bemerkenswert ist eine weitere prospektive Untersuchung, in der die Wertigkeit der linksventrikulären Hypertrophie zu anderen kardialen Befunden verglichen wurde [4]. Hierbei war eine pathologisch erhöhte linksventrikuläre Masse von gleich großer oder sogar noch größerer prognostischer Relevanz für die kardiovaskuläre Letalität als das Alter, Geschlecht, linksventrikuläre Pumpfunktion des Herzens, Anzahl der stenosierten Koronararterien oder Höhe des arteriellen Blutdrucks [4].

Eine Nachlastreduktion bewirkt zwar in den meisten Fällen eine Regression der linksventrikulären Hypertrophie, jedoch wirken manche antihypertensiven Substanzen der Rückbildung einer linksventrikulären Hypertrophie entgegen, da es zu einer reflektorischen Stimulation neuroendokriner Systeme kommt. Einer Aktivitätszunahme des sympathischen Nervensystems und der Angiotensin-II-Synthese werden wachstumsfördernde Eigenschaften auf die Myokardzelle zugesprochen [15]. Neben zentralen Sympatholytika, Kalziumantagonisten und β-Blockern senken auch ACE-Hemmer das Risiko der *arteriellen Hypertonie* und *linksventrikulären Hypertrophie,* da sie über die Blutdrucksenkung hinaus die Synthese von Angiotensin II oder/und die Aktivität des sympathischen Nervensystem vermindern [15].

Welche Auswirkungen eine Rückbildung der linksventrikulären Hypertrophie auf die diastolische und systolische Funktion des linken Ventrikels sowie auf die Häufigkeit und den Schweregrad ventrikulärer Rhythmusstörungen hat, wird in dem hier vorliegenden Buch eingehend diskutiert. Entscheidendes Kriterium für therapeutische Empfehlungen sind jedoch prospektive Untersuchungen, die die prognostische Relevanz der Regression einer linksventrikulären Hypertrophie analysieren. Erste Ergebnisse aus der Framingham-Studie [8], einer weiteren amerikanischen Untersuchung in New York [11] und einer multizentrischen osteuropäischen Untersuchung unterstützen die Hypothese, daß die Regression der linksventrikulären Hypertrophie in der Tat das kardiovaskuläre Risiko senkt. So war die Häufigkeit kardiovaskulärer Komplikationen geringer aufgetreten bei den Hypertonikern, die eine Regression der linksventrikulären Struktur von mehr als 2 mm innerhalb von 4 Jahren zeigten (G. Heinemann, persönliche Mitteilung).

Während bei der hypertensiven Herzkrankheit spezifische diagnostische und therapeutische Überlegungen für die Praxis ableitbar sind, ergeben sich für die Beeinflussung vaskulärer Schädigungen im systemischen und zerebralen Kreislauf nur spärlich diagnostische und therapeutische Hinweise. Die Wirkung der verschiedenen antihypertensiven Substanzen auf die zerebrale Autoregulation ist für die Therapie des hochdruckkranken Patienten entscheidend, da ein zerebrovaskuläres Ereignis (ischämischer Insult, intrazerebrale Blutung) die häufigste irreversible Organkomplikation der Hochdruckkrankheit darstellt [18]. Die Wirkung der verschiedenen antihypertensiven Medikamente auf die zerebrale Autoregulation und vaskuläre Veränderungen an der A. carotis werden in verschiedenen Abschnitten im Buch diskutiert.

In den letzten Jahren haben sich neue Erkenntnisse in der Diagnostik und Therapie der hypertensiven Nephropathie ergeben. Die renale Perfusionsminderung infolge arterieller Hypertonie ist weiterhin ein wesentliches hämodynamisches Charakteristikum der hypertensiven Nephropathie, und die unterschiedliche Beeinflussung durch antihypertensive Medikamente, wie in diesem Buch ausgeführt, stellt ein entscheidendes differentialtherapeutisches Kriterium dar [7]. Die Betrachtung der intrarenalen Hämodynamik hat analog zu den Veränderungen bei der diabetischen Nephropathie zu der Hypothese geführt, daß die Mikroalbuminurie (Mikroproteinurie) und glomeruläre Hyperfiltration frühe diagnostische Kriterien hochdruckbedingter Organkomplikationen sind [16, 20, 26]. Unterstützt wird diese Hypothese durch klinische Untersuchungen, bei denen die Koinzidenz zwischen Mikroalbuminurie, glomerulärer Hyperfiltration und hochdruckbedingten Organmanifestationen aufgezeigt wurde [2, 25, 26]. Da ACE-Hemmer eine intraglomeruläre Druckerhöhung, die die glomeruläre Hyperfiltration zumindest teilweise erklärt, spezifisch senken, könnten sie eine bevorzugte Stellung in der Prävention der Progression von Nierenerkrankungen haben. Inwieweit diese therapeutischen Überlegungen durch klinische Studien unterstützt werden [19], wird in dem letzten Kapitel des Buches ausgeführt.

Literatur

1. Breslin DJ, Gifford RW Jr., Fairbain JF II (1966) Essential hypertension: a twenty-year follow-up study. Circulation 33:87–97
2. Carasola G, Cottone S (1989) Microalbuminuria as a predictor of cardiovascular damage in essential hypertension. J Hypertens 7 (Suppl 6):S332–S333
3. Casale PN, Devereux RB, Milner M, Zullo G, Harshflield GA, Pickering TG, Laragh JH (1986) Value of echocardiographic measurement of left ventricular mass in predicting cardiovascular morbid events in hypertensive men. Ann Intern Med 105:173–178
4. Cooper RS, Simmons BE, Castaner A, Santhanam V, Ghali J, Mar M (1990) Left ventricular hypertrophy is associated with worse survival independent of ventricular function and number of coronary arteries severely narrowed. Am J Cardiol 65:441–445
5. Devereux RB (1987) Detection of left ventricular hypertrophy in M-mode echocardiography: Anatomic validation, standardization, and comparison to other methods. Hypertension 8 (Suppl II):19–26
6. Heagerty AM, Bund SJ, Aalkjaer C (1988) Effects of drug treatment on human resistance arteriole morphology in essential hypertension: direct evidence for structural remodelling of resistance vessels. Lancet II:1201–1212
7. Hollenberg NK, Adams DF (1976) The renal circulation in hypertensive disease. Am J Med 60:773–784
8. Kannel WB, D'Agostino RB, Levy D, Belanger AJ (1988) Prognostic significance of regression of left ventricular hypertrophy. Circulation 78 (Suppl II):89
9. Keith NM, Wagener HP, Barker NW (1939) Some different types of essential hypertension: their cause and prognosis. Am J Med Sci 197:332–343
10. Kelly R, Hayward C, Avolio A, O'Rourke M (1989) Noninvasive determination of age-related changes in human arterial pulse. Circulation 80:1652–1659
11. Koren MJ, Savage DD, Casale PN, Laragh JH, Devereux RB (1990) Changes in left ventricular mass predict risk in essential hypertension. Circulation 82 (Suppl III):29 (abstract)
12. Levy D, Anderson KM, Savage DD, Kannel WB, Christuansen JC, Castelli WP (1988) Echocardiographically detected left ventricular hypertrophy: prevalence and risk factors: the Framingham Heart Study. Ann Untern Med 108:7–13
13. Levy D, Garrison RJ, Savage DD, Kannel WB, Castelli WP (1990) Prognostic implications of echocardiographic determined left ventricular mass in the Framingham Heart Study. N Engl J Med 322:1561–1566
14. MacMahon SW, Cutler JA, Furberg CD, Payne GH (1986) The effects of drug treatment for hypertension on morbidity and mortality from cardiovascular disease: A review of randomized controlled trials. Prog Cardiovasc Dis 29 (Suppl 1):99–118
15. Messerli FH, Kässer UR, Losem CH (1989) Effects of antihypertensive therapy on hypertensive heart disease. Circulation 80 (Suppl IV):145–150
16. Mogensen CE (1987) Microalbuminuria as a predictor of clinical diabetic nephropathy. Kidney Int 31:673–689
17. Parving HH, Jensen HE, Mogensen CE, Erwin PE (1974) Increased urinary albumin excretion rate in benign essential hypertension. Lancet I:1190–1192
18. Paulson OB, Strandgaard S (1987) Antihypertensive treatment and the cerebral circulatlion. J Cardiovasc Pharmacol 10 (Suppl 5):104–107
19. Reisch C, Mann J, Ritz E (1987) Konversionsenzymhemmer in der antihypertensiven Behandlung niereninsuffizienter Patienten. Dtsch Med Wochenschr 112:1249–1252
20. Rosenberg WL (1983) The glomerular origin of essentual hypertension. Med Hypotheses 10:167–171
21. Ruskin A (1956) Classics in arterial hypertension. Charles C Thomas, Springfield Ill.
22. Schächinger H, Schmieder RE (1990) Bedeutung der 24-Stunden-Blutdruckmessung zur Erkennung hypertoniebedingter Endorganschädigungen. Z Kardiol 79 (Suppl 3):8–14
23. Schmieder RE (1990) Risk reduction following regression of cardiac hypertrophy. Clin Exp Hypertens A 12:903–916

24. Schmieder RE, Sturgill D, Garavaglia GE, Nunez BD, Messerlu FH (1989) Cardiac performance improves after regression of left ventricular hypertrophy. Am J Med 87:22–27
25. Schmieder R, Grube E, Rüddel H, Schlebusch H, Schulte W (1990) Bedeutung der Mikroproteinurie zur Früherkennung hypertoniebedingter Endorganschädigungen. Klin Wochenschr 68:256–262
26. Schmieder R, Messerli FH, Gravaglia G, Nunez B (1990) Glomerular hyperfiltration indicates early target organ damage in essentual hypertension. JAMA 264:2775–2780
27. Schulman SP, Weiss JC, Becker LC, Gottlieb SO, Woodruff KM, Weisfeldt ML, Gerstenblith G (1990) The effects of antihypertensive therapy on left ventricular mass in elderly patients. N Engl J Med 322:1350–1356

Diagnostik hochdruckbedingter Endorganschädigungen

Klinische Bedeutung der Blutdruckselbstmessung

T. MENGDEN, T. JECK, M. SCHUBERT, A. STEINER, D. EDMONDS, W. VETTER

Einleitung

Im Zeitalter wachsender gesundheitlicher Eigenverantwortung des Patienten gewinnen Techniken zur Selbstüberwachung bei chronischen Erkrankungen zunehmend an Bedeutung. Bestes Beispiel hierzu stellt die Behandlung des insulinpflichtigen Diabetes mellitus dar. Therapie und Prognose des Diabetes mellitus konnten durch vom Patienten selbständig durchgeführte Blutzuckerbestimmungen und Titration der Insulindosen gemäß dem jeweiligen Blutzuckerprofil in den letzten Jahren wesentlich verbessert werden.

Erstaunlicherweise wurde dieses Prinzip der häuslichen Selbstkontrolle bisher nicht konsequent auf die Therapie von Hypertonikern übertragen. Dies, obwohl sich die Blutdruckselbstmessung in den vergangenen Jahren bei Ärzten und Patienten zunehmender Beliebtheit erfreut und diese Patientengruppe theoretisch die besten Voraussetzungen für eine häusliche Selbstkontrolle bietet.

Im folgenden sollen deshalb die therapeutischen Aspekte der Blutdruckselbstmessung besprochen werden. Die wichtigsten Indikationen sind:

- Zusätzlicher Blutdruckparameter,
- Therapieeinstellung,
- Langzeitüberwachung,
- Individualisierung der Therapie,
- Verbesserung der Compliance,
- pharmakologische Studien,
- Problemfälle,
- Selbsttitration.

Blutdruckeinstellung und Langzeitüberwachung

Der ursprüngliche Anwendungsbereich der Blutdruckselbstmessung für den praktischen Arzt liegt in der Verlaufskontrolle einer antihypertensiven Therapie. Diese Indikation erwächst aus der Unsicherheit, ob mit punktuellen Praxisblutdruckwerten der antihypertensive Effekt einer gegebenen Medikation zuverlässig und sicher genug beurteilt werden kann.

Da einzelne Praxisblutdruckmessungen zu einer Fehlbeurteilung des antihypertensiven Effektes führen können, ist die Blutdruckselbstmessung sowohl in der

Einstellungsphase als auch in der Langzeitüberwachung als zusätzlicher Blutdruckparameter von Nutzen [1].

In der Dosistitrationsphase zu Beginn einer antihypertensiven Therapie ist anhand der vom Patienten in den Blutdruckpaß eingetragenen Selbstmessungen im Vergleich zu Praxisblutdruckmessungen eine sensitivere, schnellere und reproduzierbare Beurteilung des therapeutischen Erfolges möglich. Die Überlegenheit der Heimblutdruckmessung gründet sich auf die erheblich höhere Anzahl dem Arzt zur Verfügung stehender Blutdruckparameter, womit selbst noch ein geringer antihypertensiver Effekt erfaßt werden kann [2–4].

Für die Praxis eröffnet sich dadurch die Möglichkeit eines Abweichens von starren Dosierungsschemata zugunsten einer individuell angepaßten antihypertensiven Medikation. Diese Individualisierung der Therapie wird durch eine genaue Analyse der mit der Selbstmessung ermittelten Dosis-Wirkungs-Kurve einer gegebenen Medikation ermöglicht [5]. Für die Therapie des Hochdrucks bedeutet dies eine Optimierung der Behandlung, da Wirksubstanz und Dosierung dem jeweiligen Patienten angepaßt werden können.

Darüber hinaus ist zu erwarten, daß hypotensiv bedingte Nebenwirkungen durch die Heimblutdruckmessung vermindert werden können, da eine Überdosierung besser und schneller als in der Praxis erfaßt wird. Dies bedeutet sowohl für den Patienten als auch für den Arzt eine größere Sicherheit zu Behandlungsbeginn.

In der Langzeitüberwachung gut eingestellter Hypertoniker ermöglicht die Heimblutdruckmessung weitmaschigere Praxisnachkontrollen des Blutdrucks in ca. 3- bis 6monatigen Abständen.

Pharmakologische Untersuchungen

Für den Einsatz der Blutdruckselbstmessung in pharmakologischen Studien bestehen z. Z. noch geringe Erfahrungen. Die mögliche Überlegenheit der Blutdruckselbstmessung gegenüber den bisher üblichen Praxismessungen basiert auf einer durch die Vielzahl von Blutdruckwerten erheblich vergrößerten statistischen Aussagekraft [3, 4].

Die am Morgen vor der Tabletteneinnahme gemessenen Heimblutdruckwerte gestatten eine Beurteilung der 24-h-Wirksamkeit der getesteten Wirksubstanz und könnten damit eine Alternative zu der aufwendigen ambulanten 24-h-Blutdruckmessung darstellen.

Problemfälle

Auch bei schwer therapierbaren Hypertonieformen, die mitunter eine komplizierte Kombinationstherapie erforderlich machen, ermöglichen Heimblutdruckmessungen eine genauere Beurteilung der Wirksamkeit und damit eine optimalere antihypertensive Therapie. Abbildung 1 zeigt die Verteilung der diastolischen Heimblutdruckwerte bei einem Patienten mit seit Jahren unbefriedigend eingestellter Hypertonie vor und nach Änderung der Medikation. Es wird eindrucksvoll

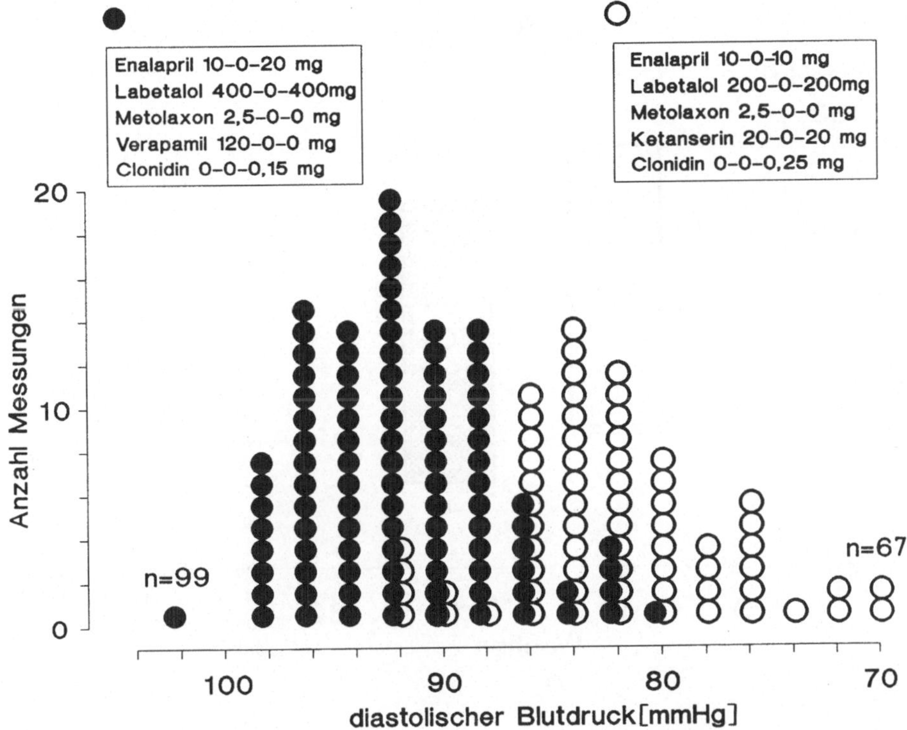

Abb. 1. Therapeutische Anwendung der Blutdruckselbstmessung bei einem Patienten mit seit Jahren unbefriedigend eingestellter Hypertonie. Während vor Änderung der antihypertensiven Medikation die diastolischen Heimmessungen (*schwarze Punkte*) mehrheitlich über 90 mmHg lagen, sind die nach einer nur geringen Therapiemodifikation gemessenen Heimwerte (*weiße Punkte*) überwiegend im normotonen Bereich

ersichtlich, wie sich der Anteil pathologischer Selbstmeßwerte, d. h. diastolischer Werte über 90 mmHg, nach einer nur geringen Therapiemodifikation auf ein Minimum reduziert und mehrheitlich normotone Blutdruckwerte unter 90 mmHg gemessen werden.

Anhand dieses Beispiels aus der Klinik wird deutlich, daß auch bei schwer einstellbaren Hypertonikern durch die Heimblutdruckmessung im individuellen Fall eine gute Beurteilung des antihypertensiven Effekts einer Medikation bzw. einer zusätzlich verordneten Substanz ermöglicht wird.

Compliance

Mit der Einführung potenter antihypertensiver Substanzen ist die Noncompliance, d.h. eine mangelnde Therapiedisziplin, zum wichtigsten limitierenden Faktor in der erfolgreichen Behandlung der Hypertonie geworden [6].

Ein Abbruch der antihypertensiven Therapie wird zumeist mit einem mangelnden oder fehlendem Krankheitsbewußtsein, d.h. mit dem Gefühl, sich eigentlich

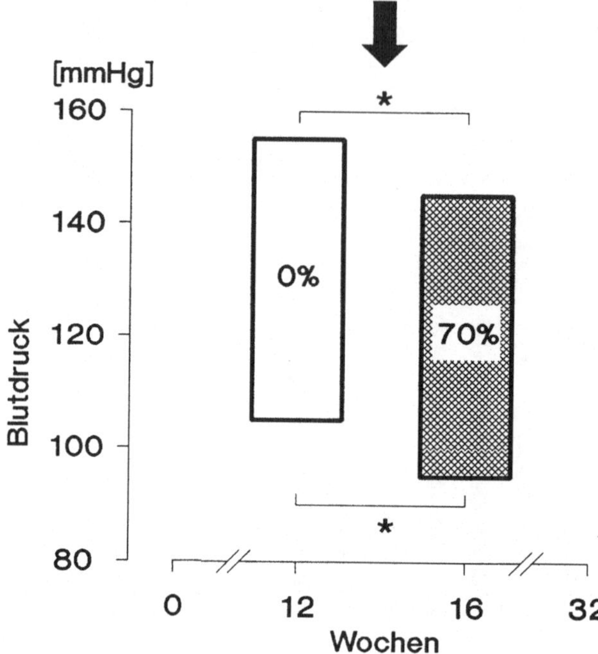

Abb. 2. Einfluß der Blutdruckselbstmessung auf Compliance und Blutdruckeinstellung bei einer Patientengruppe mit initial schlechter Compliance (0%). Nach Abgabe der Selbstmeßgeräte (*Pfeil*) zeigte sich bei unveränderter Dosierungsanweisung eine deutliche Verbesserung der Compliance (70%) und eine signifikante Blutdrucksenkung

gesund zu fühlen, begründet [7]. Erwartungsgemäß liegt die Compliance bei Patienten mit einer Hypertonie, einem meist asymptomatischen Krankheitsbild, signifikant niedriger als bei anderen kardiovaskulären Erkrankungen, wie z. B. der Herzinsuffizienz, die zu einer deutlichen Beeinträchtigung der Lebensqualität führen können [8].

Für eine effiziente Therapie des Hochdrucks ist deshalb eine ausreichende Krankheitseinsicht des Patienten unbedingte Voraussetzung. Die Beteiligung des Patienten an Behandlung und Überwachung stellt neben anderen complianceför-dernden Maßnahmen eine wesentliche Determinante in der Bildung seines Krankheitsbewußtseins dar [9]. Die Heimblutdruckmessung führt zu einem engeren Einbezug des Patienten in den therapeutischen Vertrag, indem sie ihm den Nutzen einer regelmäßigen Medikamenteneinnahme deutlich vor Augen hält.

Die compliancefördernde Wirkung von häuslichen Selbstmessungen bei antihypertensiv behandelten Patienten konnte in verschiedenen Studien, u. a. auch unserer Arbeitsgruppe, dokumentiert werden [10–12]. Eine Verbesserung der Compliance und damit auch der Blutdruckeinstellung durch die Anwendung der Heimblutdruckmessung ist vor allem bei denjenigen Patienten zu erwarten, bei denen eine schlechte Compliance vermutet wird oder die Schwierigkeiten bei der regelmäßigen Medikamenteneinnahme angeben. Abbildung 2 zeigt den compliancefördernden Einfluß der Blutdruckselbstmessung und die damit verbundene bessere Blutdruckeinstellung bei einer Patientengruppe mit initial schlechter Therapiedisziplin [10].

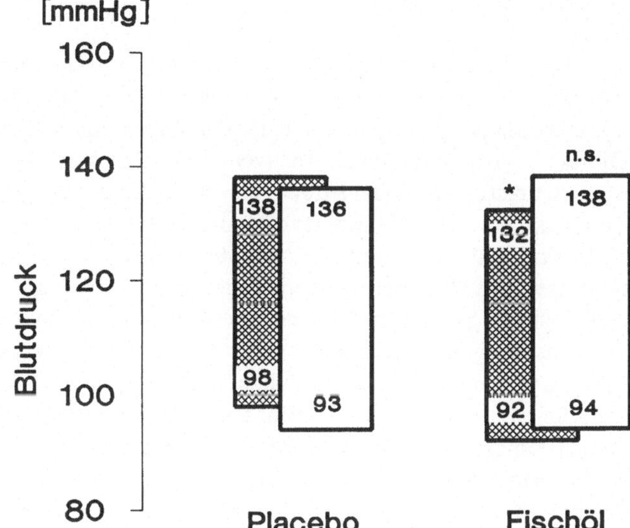

Abb. 3. Vergleich von Praxismessungen (*schraffierte Säulen*) und Heimblutdruckmessungen (*weiße Säulen*) unter Fischöltherapie

Fehlerquellen

Subjektive Fehlerquellen bei der Blutdruckmessung in der Praxis können neben einer ungenauen Meßtechnik auf einer bestimmten Erwartungshaltung des Arztes in Bezug auf die antihypertensive Wirksamkeit einer gegebenen Medikation beruhen [13–15].

Der Effekt dieses sog. „observer bias“ konnte kürzlich in einer Studie unserer Arbeitsgruppe, die den antihypertensiven Effekt von Fischöl untersuchte, dokumentiert werden [16]. Abbildung 3 zeigt den Verlauf der systolischen und diastolischen Blutdruckwerte für Praxis- und Selbstmessungen vor und während der Fischöltherapie.

Wie erwartet lagen die Heimblutdruckwerte vor Therapiebeginn durchschnittlich tiefer als die in der Klinik ermittelten Blutdruckwerte. Mit Beginn der aktiven Behandlungsphase, welche anhand des typischen „Fischgeruchs“ von Untersuchern und Patienten identifiziert werden konnte, kehrte sich dieses Verhältnis jedoch paradoxerweise um. Wie aus Abb. 3 ersichtlich, lagen in der aktiven Phase die Heimblutdruckwerte nun höher als die Praxisblutdruckwerte, und nur letztere zeigten einen signifikanten antihypertensiven Effekt der Fischöltherapie. Als Ursache der diskrepanten Ergebnisse muß ein „observer bias“, bedingt durch eine zu optimistische Erwartungshaltung der Untersucher, angenommen werden.

Aus diesen Ergebnissen ist die Schlußfolgerung zu ziehen, daß Heimblutdruckmessungen möglicherweise einen objektiveren Parameter zur Evaluierung einer antihypertensiven Therapie als Praxismessungen darstellen.

Fernziel: Selbsttitration

Aus der Praxis ist bekannt, daß Patienten mit Heimblutdruckmeßgeräten bei Auftreten hypotoniebedingter Nebenwirkungen oder zu hohen Blutdruckwerten die verordnete Medikation selbständig anpassen, d.h. reduzieren oder steigern. Dieses am Vorbild des insulinspritzenden Diabetikers orientierte Therapieverhalten ist noch umstritten, findet jedoch seine rationale Basis in der allgemein anerkannten Zuverlässigkeit von Heimblutdruckmessungen [17].

Es sind deshalb zukünftig Konzepte zu fordern, die kooperative und verantwortungsbewußte Patienten zu mehr Eigenverantwortung im Rahmen ihrer Hypertoniebehandlung erziehen. Über eine Periode von ca. 2 Wochen gemittelte Heimblutdruckmessungen geben repräsentative und reproduzierbare Blutdruckprofile und können es dem Patienten ermöglichen, innerhalb vom Arzt vorgegebener Richtlinien die Dosis den jeweiligen Blutdruckwerten anzupassen. Als mögliche Auswirkungen eines derartigen Umdenkens in der Therapie der Hypertonie sind eine verbesserte Prävention hypertensiver Folgeschäden, eine Reduzierung hypotoniebedingter Nebenwirkungen und schließlich eine Kostenersparnis durch die Reduzierung übermäßiger ärztlicher Blutdruckkontrollen zu nennen.

Zusammenfassung

Für den Arzt in der Praxis stellen die Optimierung der Therapieeinstellung und der Langzeitüberwachung medikamentös behandelter Hypertoniker die wesentlichen Indikationen zur Heimblutdruckmessung dar.

Daneben kommt die Heimblutdruckmessung als compliancefördernde Maßnahme bei jenen Patienten zur Anwendung, bei denen aufgrund einer schlechten Therapiedisziplin eine unbefriedigende Blutdruckeinstellung vorliegt.

Schließlich sollte die häusliche Blutdruckmessung bei verantwortungsbewußten Patienten eine Selbsttitration der antihypertensiven Therapie gemäß den jeweiligen Blutdruckwerten ermöglichen.

Literatur

1. Ibrahim MM, Tarazi RC, Dustan HP, Gifford RW (1977) Electrocardiogramm in evaluation of resistance to antihypertensive therapy. Arch Intern Med 137:1125–1129
2. Cottier C, Julius S, Gajendragadkar SV, Schork MA (1982) Usefulness of home BP determination in treating borderline hypertension. JAMA 248/5:555–558
3. Ménard J, Serrurier D, Bautier P, Plouin PF, Corvol P (1988) Cross-over-design to test antihypertensive drugs with self-recorded blood pressure. Hypertension 11:153–159
4. Gould BA, Hornung RS, Kieso H, Cashman PMM, Raftery EB (1986). An evaluation of self-recorded blood pressure during drug trials. Hypertension 8:267–271
5. Ménard J, Brunner HR, Waeber B, Plouin PF, Burnier M (1988) Individualization of antihypertensive therapy. Hypertension 12:526–527
6. Lüscher T, Vetter H, Greminger P, Siegenthaler W, Vetter W (1982) Patienten-Compliance. Klin Wochenschr 60:161–170
7. Caldwell JR, Cobb S, Dowling MD, De Jongh D (1970) The dropout problem in antihypertensive treatment. J Chronic Dis 22:579–591

8. Lüscher T, Tuma J, Vetter W et al. (1981) Compliance bei Hypertonikern und herzinsuffizienten Patienten. Schweiz Med Wochenschr 111:2047–2050
9. Becker MH (1976) Sociobehavioural determinations of compliance. In: Haynes RB, Sackett DL (eds) Compliance with therapeutic regiments. John Hopkins Univ Press, Baltimore, pp 40–50
10. Edmonds D, Foerster E, Groth H, Greminger P, Siegenthaler W, Vetter W (1985) Does self-measurement of blood pressure improve patient compliance in hypertension? J Hypertens [Suppl 1] 3:31–34
11. Haynes RB, Sackett DL, Johnson AL et al. (1976) Improvement of medication compliance in uncontrolled hypertension. Lancet I:1265–1268
12. Johnson AL, TaylorDW, Sackett DL, Dunnett CW, Shimizu AG (1978) Self-recording of blood pressure in the management of hypertension. J Can Med Assoc 119:1034–1039
13. Hill MN (1980) What can go wrong when you measure blood pressure. Am J Nurs 80:942–946
14. Hla KM, Vokaty KA, Feussner JR (1986) Observer error in systolic blood pressure measurement in the elderly. Arch Intern Med 146:2373–2376
15. Bruce NG, Shaper AG, Walker M, Wannamethee G (1988) Observer bias in blood pressure studies. J Hypertens 6:375–380
16. Steiner A, Oertel R, Bättig B, Pletscher W, Weiss B, Greminger P, Vetter W (1989) Effect of fish oil on blood pressure and serum lipids in hypertension and hyperlipidaemia. J Hypertens [Suppl 3] 7:73–76
17. O'Brien E, Fitzgerald D, O'Malley K (1985) Blood pressure measurement: current practice and future trends. Br Med J 290:729–734

Klinische Bedeutung der ambulanten Blutdrucklangzeitmessung

G. Parati, A. Villani, S. Trazzi, E. Mutti, G. Mancia

Risikofaktor Blutdruck – Problem der quantitativen Bestimmung

Die Gültigkeit der Annahme, daß gelegentliche Blutdruckmessungen in der ärztlichen Praxis, die häufig weniger als 1 min dauern, die tatsächliche Blutdruckbelastung eines Patienten zum Ausdruck bringen können, wird immer häufiger in Frage gestellt. Die Zweifel erhoben sich aufgrund der klinischen Erfahrung, daß bei Patienten zwischen den in der Praxis gemessenen Blutdruckwerten und dem Schweregrad hypertonieassoziierter kardiovaskulärer Komplikationen eine Diskrepanz bestehen kann. Sie rühren auch von Ergebnissen derselben klinischen Studien her, in denen ein Zusammenhang zwischen Gelegenheitsblutdruck und kardiovaskulärer Morbidität und Mortalität aufgezeigt wurde [1–7]. Tatsächlich lagen die Korrelationskoeffizienten dieser Zusammenhänge in manchen Fällen nicht höher als 0,4–0,5; das bedeutet, daß gelegentliche Blutdruckmessungen mit der Armmanschette nur 16–25% der Varianz bezüglich der Inzidenz kardiovaskulärer Komplikationen erklären konnten. Dies gilt v. a. für die häufigste Form, also für die milde Hypertonie [7].

Das Fehlen einer engen Beziehung zwischen Gelegenheitsblutdruck und kardiovaskulären Komplikationen kann von einer Reihe von Faktoren abhängen; zu nennen sind außer der Blutdruckerhöhung der Einfluß weiterer Risikofaktoren für kardiovaskuläre Erkrankungen [8]. In diesem Zusammenhang sind jedoch auch einige Einschränkungen der konventionellen Blutdruckmeßtechnik von Bedeutung [9, 10].

In Tabelle 1 sind diese Einschränkungen nochmals zusammengefaßt:

1. Mögliche Ungenauigkeit der diastolischen und häufig auch der systolischen Blutdruckmessungen [11];
2. konstanter Meßfehler und Zahlenpräferenz des Untersuchers;
3. begrenzte Anzahl von Werten, die während eines 24-h-Zeitraums gemessen werden können, – eine Schwierigkeit, die eine genaue Bestimmung des mittleren Blutdrucks im Verlauf von 24 h und darüber hinaus eine Erfassung der zirkadianen Blutdruckschwankungen verhindert;
4. Beeinflussung gelegentlicher Blutdruckmessungen durch die allgemein bekannte „Sprechstundenreaktion".

Dieses von Riva-Rocci [12] bereits 1897 beschriebene Phänomen kann dazu führen, daß im Vergleich zu den tatsächlichen Blutdruckwerten des Patienten stets

Tabelle 1. Methodische Probleme der Blutdruckmessung

Problem	Ursache
Fehlerhafte Technik	diastolische Falschmessung systolische Falschmessung
Meßfehler	konstanter Gerätefehler Zahlenpräferenz des Untersuchers
Meßhäufigkeit	begrenzte Anzahl der Meßzeitpunkte
Emotionale Blutdruckveränderungen	Sprechstundenhochdruck Aufnahmeblutdruck Situationshochdruck

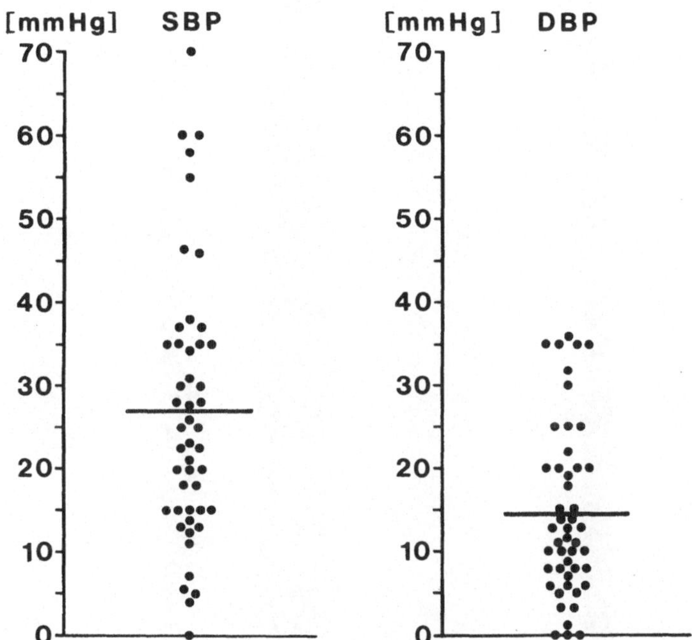

Abb. 1 a, b. Intraarterielle Blutdruckspitzen (**a** systolisch *SBP*, **b** diastolisch *DBP*) bei 48 Patienten während der Arztvisite. Die Daten sind als Differenzen von Kontrollmessungen 4 min vor der Visite dargestellt. (Aus [13])

überhöhte Werte gemessen werden [13–14]. Diese Überschätzung kann zwischen den Patienten erheblich variieren; somit sind Fehler bei der Diagnose der Hypertonie im Einzelfall kaum vorhersagbar ([13]; Abb. 1).

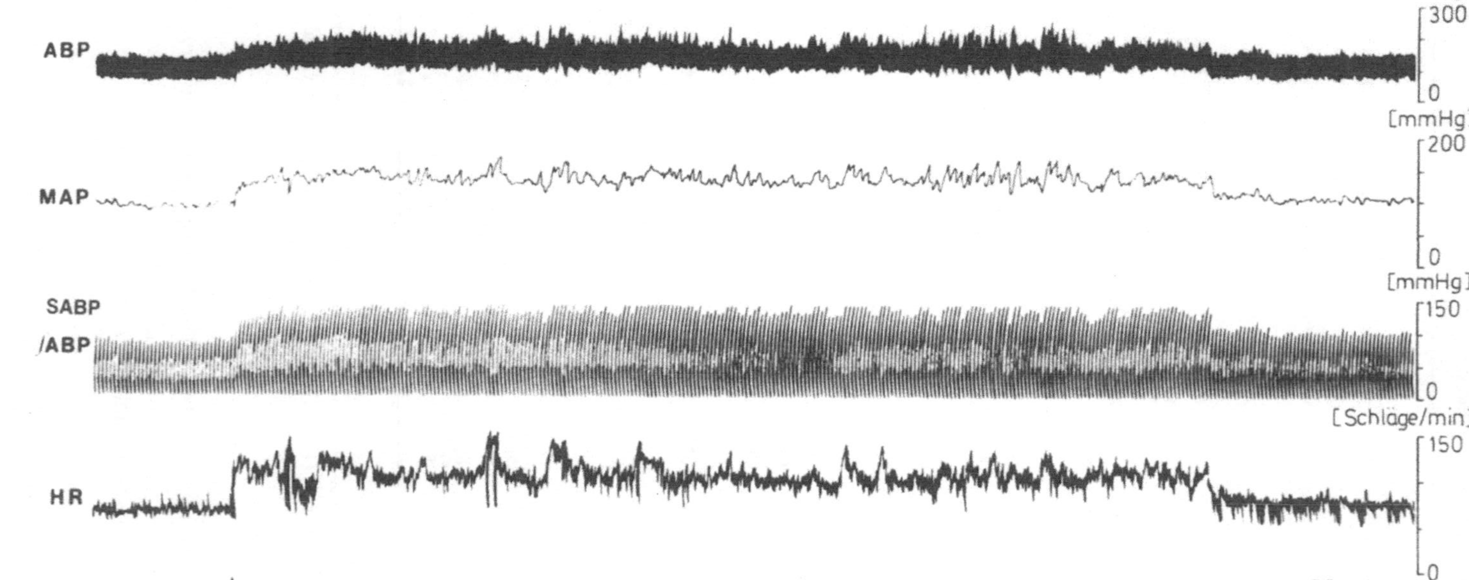

Abb. 2. Anstiege von Blutdruck und Herzfrequenz (*HR*) während eines mehrstündigen Pokerspiels. Originalbefund während 24 h intraarterieller Messung. *ABP* pulsatiler arterieller Blutdruck, *MAP* mittlerer arterieller Blutdruck, *SABP* in regelmäßigen Intervallen von mehreren Sekunden integrierter Blutdruck. (Aus [16])

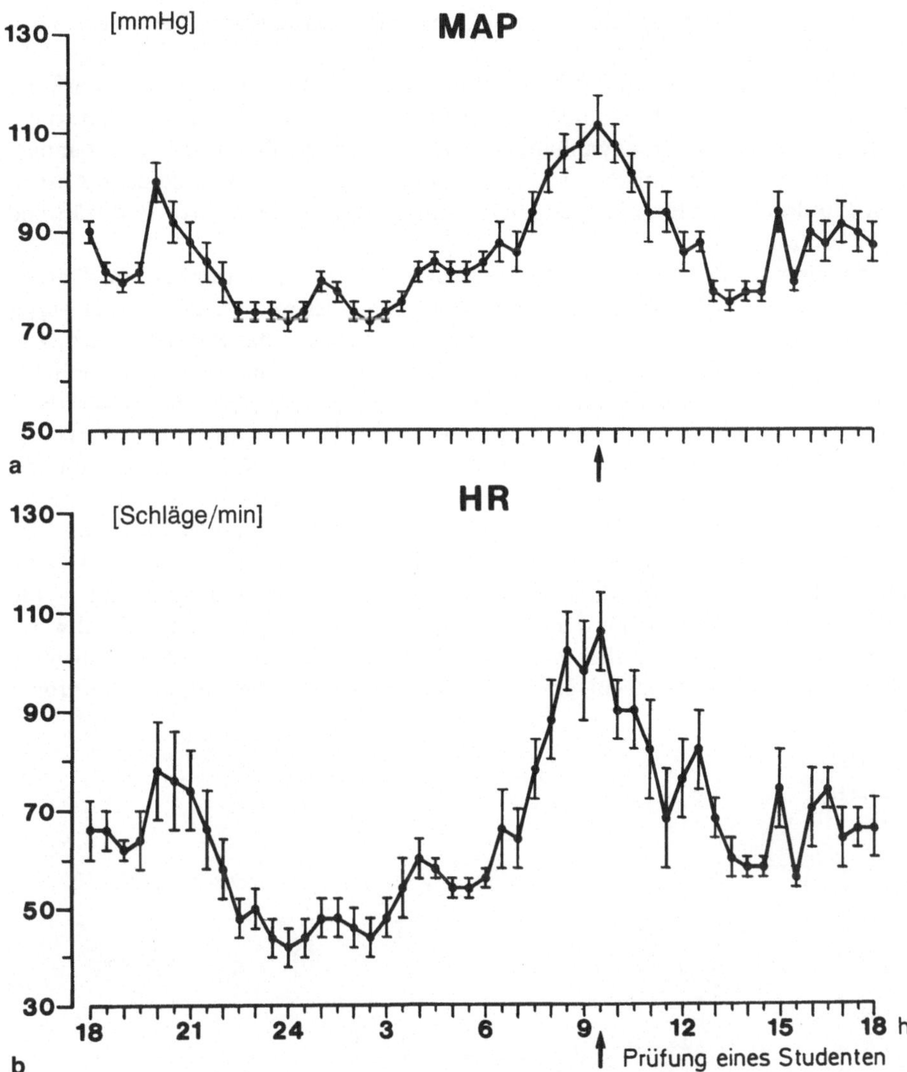

Abb. 3a, b. Mittlerer arterieller Blutdruck (*MAP*) und Herzfrequenz (*HR*) eines Medizinstudenten während 24stündiger intraarterieller Blutdruckmessung. Die *Punkte* geben die Mittelwerte, die *senkrechten Balken* die Standardabweichung jedes 30minütigen Meßintervalls wieder. Die *Pfeile* markieren den Zeitpunkt des Prüfungsbeginns des Studenten. (Aus [16])

Blutdruckvariabilität

Die Einführung einer Technik, welche die fortlaufende intraarterielle Blutdrucküberwachung ambulanter Patienten ermöglicht, hat eindeutig bestätigt, daß der Blutdruck sich nicht nur von Tag zu Tag, sondern von Minute zu Minute kontinuierlich verändern kann. In einer Reihe von Studien, die sich dieser Technik bedienten, zeigte sich, daß die Blutdruckschwankungen stark von Verhaltensfaktoren abhängen [16–18].

Während der Nachtruhe fällt der Blutdruck charakteristischerweise stark ab. Emotionale Stimuli (Abb. 2 und 3) führen hingegen zu einem deutlichen Blutdruckanstieg: Abb. 2 zeigt die langanhaltende vasopressorische Reaktion bei Probanden, die mehrere Stunden lang Poker spielten, Abb. 3 zeigt den fortschreitenden Anstieg von Blutdruck und Herzfrequenz bei einem Medizinstudenten vor und während einer Prüfung.

Zur globalen Beurteilung der Gesamtheit der Blutdruckschwankungen während eines 24-h-Intervalls wird die Standardabweichung des mittleren Blutdruckwertes für die 24-h-Periode berechnet. Einen besseren Einblick in das Phänomen der 24-h-Variabilität des Blutdrucks gewinnt man, indem – wie in unserem Labor üblich – eine Trennung in 2 verschiedene Komponenten erfolgt [16, 18]. Dieses Verfahren ermöglicht eine Berechnung der mittleren Standardabweichungen der Werte, die jeweils in 48 halbstündigen Teilperioden gemessen werden (a: Kurzzeitvariabilität, Variabilität innerhalb halbstündiger Perioden), sowie die Standardabweichung des Durchschnitts der für die 48 halbstündigen Teilperioden bestimmten Mittelwerte (b: Langzeitvariabilität, Variabilität zwischen den halbstündigen Perioden; Abb. 4). Die 24-h-Blutdruckvariabilität ist – in absoluten Werten ausgedrückt – am geringsten bei Normotonikern und am ausgeprägtesten bei Patienten mit schwerer Hypertonie (Abb. 5). Parallel zu diesem Unterschied in bezug auf die absolute Blutdruckvariabilität sind entsprechende Unterschiede für die mittleren Blutdruck-

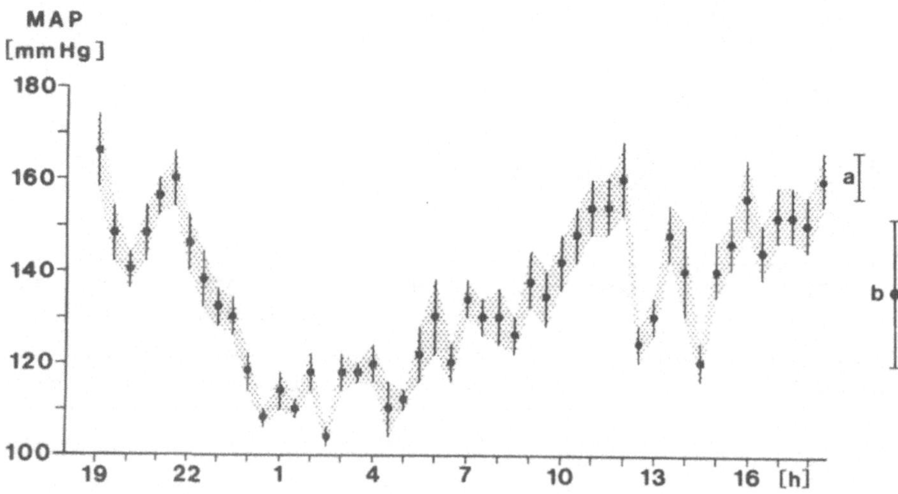

Abb. 4. Computeranalyse einer intraarteriellen 24-h-Blutdruckmessung. Die *Punkte* geben den Durchschnitt des mittleren arteriellen Drucks (*MAP*) für jede der 48 halbstündigen Meßperioden wieder. Die *senkrechten Balken* geben die dazugehörigen Standardabweichungen an. *a* Mittelwert der 48 Standardabweichungen (eine für jede halbe Stunde); gibt die Variabilität innerhalb der halbstündigen Meßintervalle oder die Kurzzeitvariabilität des mittleren arteriellen Drucks an. *b* Standardabweichung, die sich ergibt, wenn man den Mittelwert der 48 Messungen des mittleren arteriellen Druckes bildet. Sie gibt die Variabilität zwischen den halbstündigen Meßintervallen oder die Langzeitvariabilität des mittleren arteriellen Druckes an. (Aus [18])

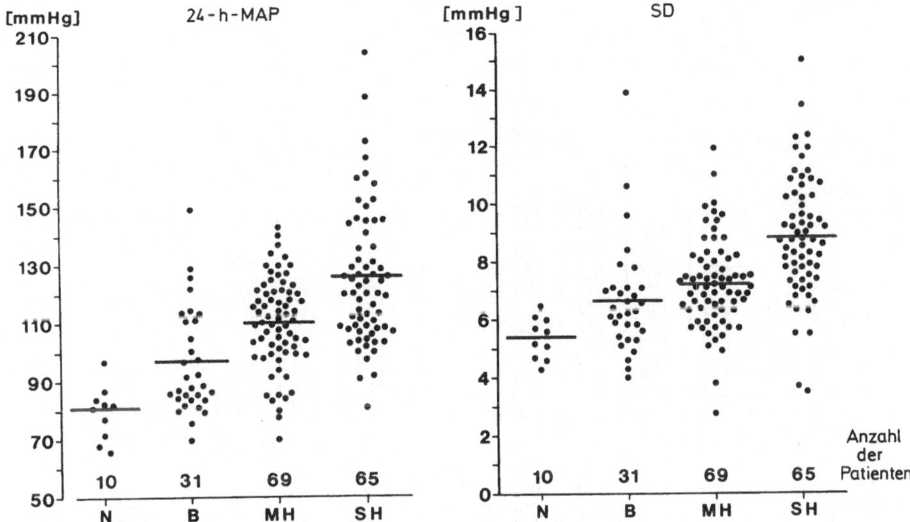

Abb. 5. 24-h-Mittelwerte des mittleren arteriellen Druckes (*MAP*) und Variabilität (Standardabweichung, *SD*) von 175 Personen, bei denen der Blutdruck intraarteriell gemessen wurde. Die Personen teilten sich auf in Gruppen von 10 Normotonikern (*N*) (Praxisblutdruck systolisch unter 140 mmHg und diastolisch unter 90 mmHg), 31 Grenzwerthypertonikern (*B*) (systolisch 140–160 mmHg, diastolisch 90–95 mmHg), 69 mittelschweren Hypertonikern (*MH*) (systolisch 160–180 mmHg, diastolisch 95–110 mmHg) und 65 schweren Hypertonikern (*SH*) (systolisch über 180 mmHg, diastolisch über 110 mmHg)

werte während der 24-h-Periode erkennbar. Die prozentuale Blutdruckvariabilität ist also zwischen den Gruppen vergleichbar.

Die Blutdruckschwankungen sind somit bei Hypertonikern nicht unbedingt ausgeprägter als bei Normotonikern. Außerdem lag der Blutdruck in jeder Gruppe zu verschiedenen Zeitpunkten während der 24-h-Periode unter oder über den üblichen Werten, die Normotoniker von Hypertonikern unterscheiden.

24-h-Blutdruckmessung zur klinischen Beurteilung von Hypertonikern

Aus den oben beschriebenen Beobachtungen geht hervor, daß zwischen Gelegenheitsblutdruck und 24-h-Blutdruck i. allg. ein großer Unterschied besteht; ersterer liegt dabei gewöhnlich höher als letzterer [19–21]. Die ambulante Blutdrucklangzeitmessung ermöglicht nämlich prinzipiell eine bessere Charakterisierung des 24-h-Blutdruckprofils als einzelne Blutdruckmessungen mit der Manschette; die entscheidende Frage ist nun, ob diese neue Blutdruckmeßtechnik gegenüber Blutdruckmessungen in der Sprechstunde auch hinsichtlich der diagnostischen und prognostischen Beurteilung der arteriellen Hypertonie als überlegen zu bewerten ist.

In einer Reihe von Studien wurde versucht, diese Frage zu beantworten; hierzu wurden nichtinvasive oder invasive Blutdruckmessungen durchgeführt [19, 20,

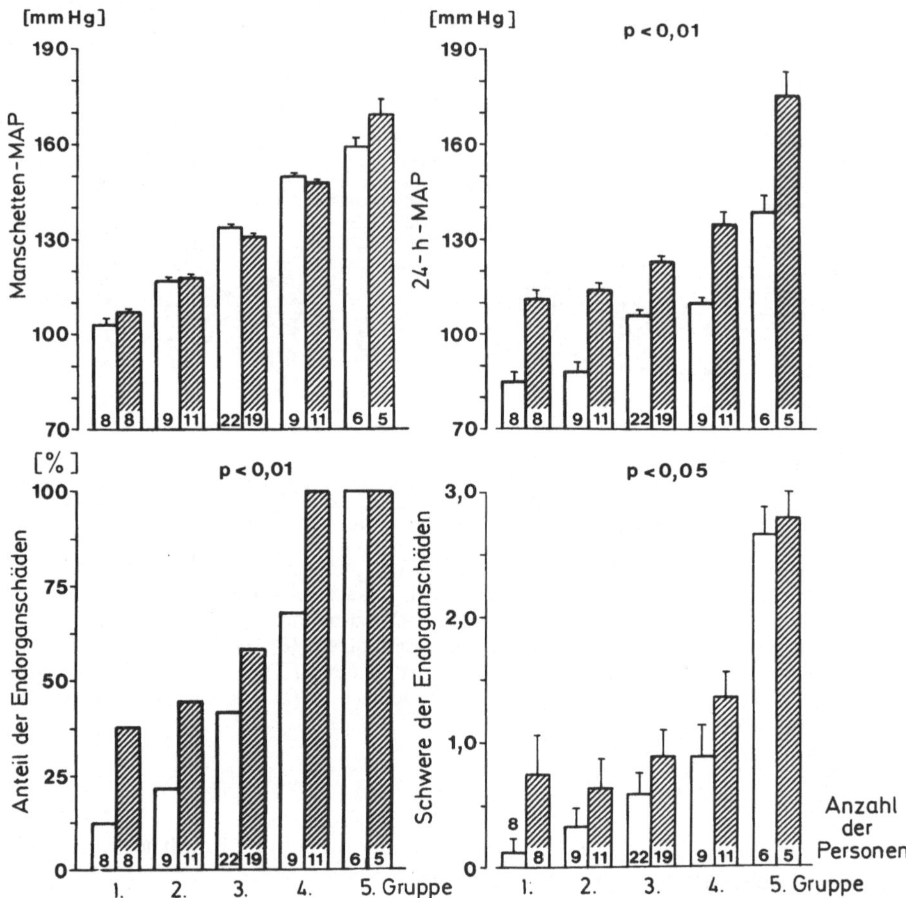

Abb. 6. Anteil und Schwere der Endorganschädigung von 108 Personen (n = 108), bei denen der intraarterielle Blutdruck über 24 h unter ambulanten Bedingungen gemessen wurde. Die Personen wurden eingeteilt in 5 Gruppen nach steigenden Werten des mittleren arteriellen Druckes (*MAP*), der mit der Manschette bei Aufnahme ins Krankenhaus gemessen wurde. Die Personen jeder Gruppe wurden in 2 Untergruppen geteilt, je nachdem, ob der mittlere arterielle 24-h-Druck (24-h-MAP) über oder unter dem Mittelwert des 24-h-MAP der Gruppe lag. Dargestellt ist für jede dieser Gruppen im *linken unteren Teil* der Abbildung die Häufigkeit der Endorganschädigung, ausgedrückt durch den prozentualen Anteil der Personen, die eine Schädigung aufweisen. *Unten rechts* ist jeweils die Schwere der Endorganschäden dargestellt, ausgedrückt durch eine Punktzahl auf der Basis der medizinischen Vorgeschichte, der klinischen und laborchemischen Untersuchungen. *Offene Säulen:* 24-h-MAP unter dem Gruppendurchschnitt, *schraffierte Säulen:* 24-h-MAP über dem Gruppendurchschnitt. (Aus [21])

22–26]. Die Ergebnisse dieser Studien ließen erkennen, daß Endorganschäden sowie kardiovaskuläre Komplikationen besser mit den im Verlauf eines Tages oder während einer 24-h-Periode gemessenen mittleren Blutdruckwerten korrelieren als mit Blutdruckwerten, die bei gelegentlichen Messungen mit der Manschette ermittelt werden.

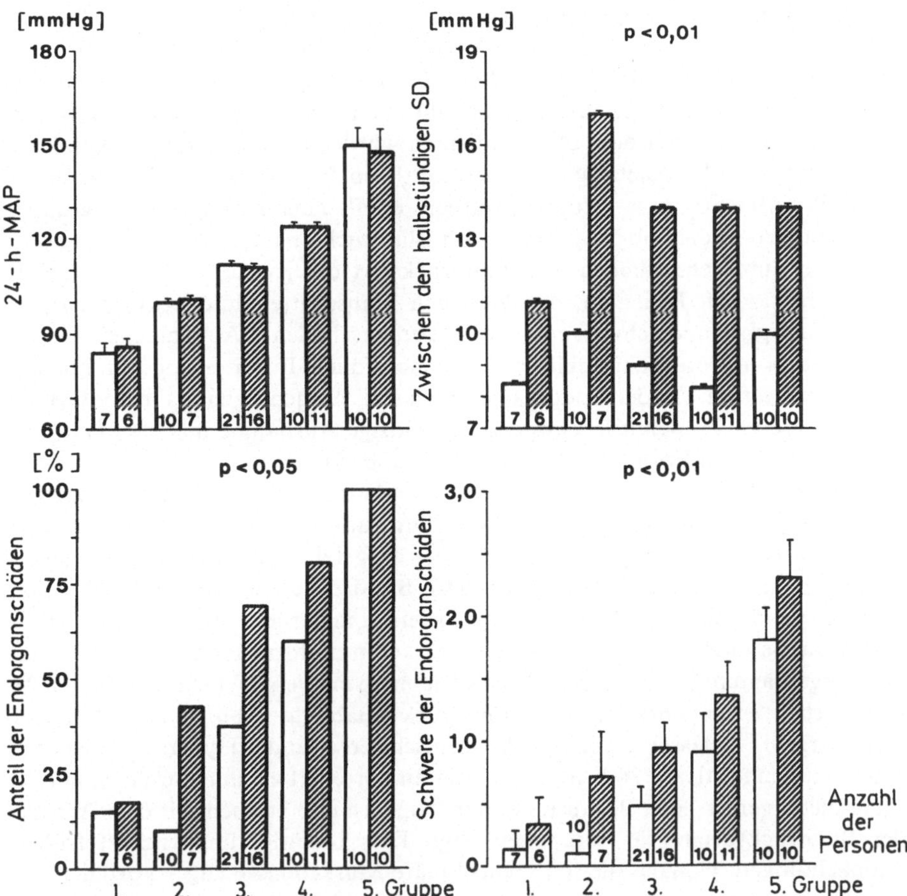

Abb. 7. Anteil und Schwere der Endorganschädigung der Personen (n = 108) aus Abb. 6. *Oben links:* Mittelwerte des mittleren arteriellen 24-h-Druckes (24-h-MAP). *Oben rechts:* Standardabweichung (*SD*) zwischen den halbstündigen Meßintervallen des MAP. Die Personen jeder Gruppe wurden in 2 Klassen unterteilt, je nachdem, ob die Standardabweichung zwischen den halbstündigen Meßintervallen (Langzeit Variabilität) über oder unter dem Gruppendurchschnitt lag. Erklärung zum unteren Teil der Abbildung s. Legende zu Abb. 6. *Offene Säulen:* Langzeit-MAP-Variabilität unter dem Gruppendurchschnitt, *schraffierte Säulen:* Langzeit-MAP-Variabilität über dem Gruppendurchschnitt

Die nichtinvasive ambulante Blutdruckmessung mit den derzeit verfügbaren Geräten wird jedoch durch die potentielle Ungenauigkeit von Blutdruckwerten, die bei frei beweglichen Personen gemessen werden, beeinträchtigt. Außerdem wird nur ein Bruchteil der Werte während einer 24-h-Periode ausgewählt, so daß eine genaue Beurteilung der Blutdruckvariabilität nicht möglich ist [27].

Die Blutdruckvariabilität blieb selbst in Studien, in denen invasive Blutdruckmeßtechniken angewendet wurden, unbeachtet. In einer neueren Studie unserer Arbeitsgruppe [21] wurde bei 108 stationären Patienten mit essentieller Hypertonie eine intraarterielle 24-h-Blutdruckmessung mit Hilfe der Oxford-Methode durchgeführt. Die während der 24 h ermittelten Durchschnittswerte und Standardabweichungen des mittleren Blutdrucks (wie zuvor definiert) wurden mit Inzidenz und Schweregrad von Endorganschäden in Beziehung gesetzt, die mittels klinischer und laborchemischer Untersuchungen erfaßt und anhand eines vorher festgelegten Scores quantifiziert wurden. Diese Patienten wurden anhand ihrer bei Klinikaufnahme mit der Manschette gemessenen mittleren Blutdruckwerte in 5 Gruppen eingeteilt (Abb. 6). Diese Gruppen wurden jeweils nochmals in 2 Untergruppen aufgeteilt, je nachdem ob der mittlere 24-h-Blutdruckwert des Patienten unter oder über dem durchschnittlichen 24-h-Blutdruckwert der jeweiligen Gruppe lag. In jeder Gruppe von Patienten, die denselben Manschettenblutdruckwert hatten), waren Häufigkeit und Schweregrad von Endorganschäden in Abhängigkeit von den jeweiligen 24-h-Blutdruckmittelwerten unterschiedlich. In der Gruppe mit höheren 24-h-Mittelwerten war der Endorganschaden stets ausgeprägter als in der Gruppe mit niedrigeren 24-h-Blutdruckwerten; die einzige Ausnahme machten Patienten mit der schwersten Form der Hypertonie (Gruppe 5).

Dieselben 108 Patienten wurden anschließend wiederum in 5 Gruppen eingeteilt, wobei als Kriterium die mittleren 24-h-Blutdruckwerte herangezogen wurden. Erneut wurde jede Gruppe in 2 Untergruppen aufgeteilt, und zwar in Abhängigkeit davon, ob die Standardabweichung des 24-h-Blutdruckwertes unter oder über dem Wert für die durchschnittliche Standardabweichung der jeweiligen Gruppe lag. In jeder Gruppe zeigten Patienten mit einer stärkeren Blutdruckvariabilität häufigere und ausgeprägtere Endorganschäden als Patienten mit vergleichbaren mittleren 24-h-Blutdruckwerten, aber geringerer Blutdruckvariabilität (Abb. 7). Diese Untersuchungsergebnisse lassen erkennen, daß der Schweregrad der Hypertonie nicht nur enger mit den mittleren 24-h-Blutdruckwerten korreliert als mit einzelnen, mit der Manschette gemessenen Blutdruckwerten, sondern daß er auch mit dem Ausmaß der Blutdruckvariabilität zusammenhängt. Dies bestätigt und ergänzt frühere Beobachtungen, wonach die linksventrikuläre Muskelmasse enger korreliert mit Blutdruckspitzenwerten, die bei isometrischem Training [28] oder unter ambulanten Bedingungen während der Arbeit [23] gemessen werden, als mit den unter Ruhebedingungen ermittelten Blutdruckwerten.

Schlußfolgerungen

Obgleich aus den oben erörterten Untersuchungsergebnissen hervorgeht, daß die ambulante Blutdrucklangzeitmessung der sphygmomanometrischen Blutdruckmessung bei der Diagnose der Hypertonie überlegen ist, gibt es verschiedene Gründe – technische und theoretische –, die gegen den Schluß sprechen, daß die ambulante Blutdrucklangzeitmessung die Blutdruckmessung mit der Manschette bei der routinemäßigen klinischen Untersuchung der arteriellen Hypertonie ersetzen kann. Wie bereits erörtert, arbeiten die Geräte, die zur nichtinvasiven Blutdruckmessung verwendet werden, unter ambulanten Bedingungen nicht genau genug und ermöglichen keine korrekte Messung der Blutdruckschwankungen. Andererseits ist die intraarterielle Blutdruckmessung für die klinische Anwendung nicht zweckmäßig, da es sich hierbei um eine invasive Methode handelt. Außerdem reicht das bisherige Datenmaterial nicht aus, um normale Referenzwerte für die diagnostische Interpretation von Untersuchungsergebnissen einer ambulanten Blutdrucklangzeitmessung festzulegen. Schließlich stammen alle verfügbaren Beweise für die Überlegenheit ambulanter Blutdruckmessungen gegenüber Sprechstundenmessungen aus Querschnittstudien oder retrospektiven Studien; eine Ausnahme macht - zumindest teilweise - die von Perloff et al. [24] durchgeführte Studie, in der die Patienten einige Jahre lang nachuntersucht wurden. Auf der Grundlage von Ergebnissen dieser Studien kann daher nicht auf die prognostische Aussagekraft der ambulanten Blutdruckmessung geschlossen werden; um diese zu bestätigen, sind Längsschnittstudien erforderlich. Während wir auf weitere technische Verbesserungen und auf die Ergebnisse aus prospektiven Studien warten, die möglicherweise umfassendere epidemiologische Beweise für die Überlegenheit der ambulanten Blutdrucklangzeitmessung gegenüber der Sprechstundenblutdruckmessung liefern, sollte der Einsatz entsprechender Blutdruckmeßgeräte daher ausgewählten Fällen als zusätzliches diagnostisches Verfahren vorbehalten bleiben, das dem behandelnden Arzt den klinischen Entscheidungsprozeß erleichtern kann.

Schließlich ist der Blutdruck, unabhängig davon, wie er gemessen wird, wahrscheinlich nicht der einzige Faktor, von dem eine kardiovaskuläre Schädigung abhängt. Die Aufmerksamkeit sollte sich daher nicht nur auf die Blutdruckwerte, sondern auch auf andere Risikofaktoren für kardiovaskuläre Erkrankungen sowie auf weitere Marker richten (z. B. genetische Prädisposition, Thrombozytenaktivität, Katecholamine usw.), die evtl. mehr über die Anfälligkeit des kardiovaskulären Systems gegenüber potentiell schädigenden Faktoren aussagen können.

Literatur

1. Kannel WB, Stokes J III (1985) Hypertension as a cardiovascular risk factor. In: Bulpitt CJ (ed) Epidemiology of hypertension. Elsevier, Amsterdam (Handbook of hypertension, vol 6, pp 15–34)
2. Veterans Administration Cooperative Study Group on Hypertension (1970) Effects of treatment on morbidity in hypertension. II. Results in patients with diastolic blood pressure averaging 90 through 114 mmHg. JAMA 213:1143–1152
3. Australian National Blood Pressure Study Management Committee (1980) The Australian therapeutic trial in mild hypertension. Lancet I:1261–1267
4. Hypertension Detection and Follow-up Program Cooperative Group (1982) The effects of treatment on mortality in "mild" hypertension-results on the Hypertension Detection and Follow-up Program. N Engl J Med 307:976–980
5. Medical Research Council Working Party (1985) MRC trial of treatment of mild hypertension: principal results. Br Med J 291:97–104
6. Veterans Administration Cooperative Study Group on Hypertension (1967) Effects of treatment on morbidity in hypertension. I. Results in patients with diastolic blood pressure averaging 11 through 129 mmHg. JAMA 202:1028–1034
7. Zanchetti A (1987) Management of hypertension: current problems and future trends. In: Hunyor S (ed) Drug use in cardiovascular disease. Williams & Wilkins, New York, pp 116–123
8. Kannel WB (1974) Role of blood pressure in cardiovascular morbidity and mortality. Prog Cardiovasc Dis 17:5–23
9. Parati G, Pomidossi G, Malaspina D, Camesasca C, Mancia G (1986) 24 hour ambulatory blood pressure measurements methodological and clinical problems. Am J Nephrol [Suppl] 2:55–60

10. Mancia G, Parati G (1988) Experience with 24-hour ambulator blood pressure monitoring in hypertension. Am Heart J 116:1134–1140
11. Mancia G (1983) Methods for assessing blood pressure in humans. Hypertension [Suppl 3] 5:5–13
12. Riva-Rocci S (1897) La tecnica della sfigmomanometria. Gaz Med Torino 10:181–197
13. Mancia G, Bertinieri G, Grassi G et al. (1983) Effects of blood pressure measurements by the doctor on patient's blood pressure and heart rate. Lancet II:695–698
14. Mancia G, Parati G, Pomidossi G, Grassi G, Casadei R, Zanchetti A (1987) Alerting reaction and rise in blood pressure during measurements by physician and nurse. Hypertension 9:209–215
15. Bevan AT, Honour AJ, Stott FD (1969) Direct arterial pressure recording in unrestricted man. Clin Sci 36:329–366
16. Mancia G, Zanchetti A (1986) Blood pressure variability. In: Zanchetti A, Tarazi RC (eds) Pathophysiology of hypertension- cardiovascular aspects. Elsevier, Amsterdam (Handbook of hypertension, vol 7, pp 125–152)
17. Sleight P (1985) Differences between casual and 24 hour blood pressures. J Hypertens [Suppl 2] 3:S 19–23
18. Mancia G, Ferrari A et al. (1983) Blood pressure and heart rate variabilities in normotensive and hypertensive human beings. Circ Res 53:96–104
19. Sokolow M, Werdegar S, Kain H, Hinman AT (1966) Relationship between level of blood pressure measured casually and by portable recorders and severity of complications in essential hypertension. Circulation 34:279–298
20. Floras GS, Jones JV, Hassan MD, Osikowska B, Sever PS, Sleight P (1981) Cuff and ambulatory blood pressure in subjects with essential hypertension. Lancet II:107–109
21. Parati G, Pomidossi G, Albini F, Malaspina D, Mancia G (1987) Relationship of 24 hour blood pressure mean and variability to target organ damage in hypertension. J Hypertens 5:93–98
22. Pessina AC, Palatini P, Sperti G et al. (1985) Evaluation of hypertension and related target organ damage by average day-time blood pressure. Clin Exp Hypertens 7:267–271
23. Dévéreux R, Pickering TG, Harshfield GA (1983) Left ventricular hypertrophy in patients with hypertension: importance of blood pressure response to regularly recurring stress. Circulation 68:470–476
24. Perloff D, Sokolow M, Cowan R (1983) The prognostic value of ambulatory blood pressure. JAMA 249:2792–2798
25. Rowlands DB, Ireland MA, Glover DR, McLeavy RAB, Stallard TJ, Litter WA (1981) The relationship between ambulatory blood pressure and echocardiographically assessed left ventricular hypertrophy. Clin Sci 61:101 s–103 s
26. Marin S, Millar Craig MW, Raftery EB (1985) Superiority of 24 hour measurement of blood pressure over clinical values in determining prognosis in hypertension. Clin Exp Hypertens 7:279–281
27. Di Rienzo M, Grassi G, Pedotti A, Mancia G (1983) Continuous vs. intermittent blood pressure measurements in estimating 24 hour average blood pressure. Hypertension 5:264–269
28. Hatford M, Wikstrand J, Wallentin I, Ljungman S, Berglund G (1983) The relation between cardiac hypertrophy and hypertension. Acta Med Scand Suppl 672:101–104

Zur Bedeutung psychophysiologischer Untersuchungen in der Diagnostik von Patienten mit erhöhtem kardiovaskulärem Morbiditäts- und Mortalitätsrisiko

H. RÜDDEL, W. LANGEWITZ, H. SCHÄCHINGER, R. E. SCHMIEDER, H. OTTEN, W. SCHULTE

Einleitung

Die Messung von klinischen Gelegenheitsblutdruckwerten ist zwar entscheidend für die diagnostische Festlegung, ob eine arterielle Hypertonie vorliegt; solange die Blutdruckwerte aber nicht exzessiv hoch sind, hat die Blutdruckhöhe nur eine relativ geringe Bedeutung für die Vorhersage, ob es zu einer blutdruckbedingten kardiovaskulären Komplikation kommt oder nicht [1, 2]. Die Fragwürdigkeit der Gelegenheitsblutdruckmessung wird u. a. aus der ausgeprägten Placebowirkung des „Australian Therapeutic Trial on Mild Hypertension" deutlich [3]. Neben der Ungenauigkeit der auskultatorischen Blutdruckmessung ist die Reliabilität der in der ärztlichen Praxis oder Klinik gemessenen Gelegenheitsblutdruckwerte durch die „Sprechstundenreaktion" sowie durch Adaptationseffekte an die Meßsituation eingeschränkt [4]. Es werden deshalb andere Parameter gesucht, die es erlauben, bei *milder* Hypertonie (diastolische Blutdruckwerte zwischen 90 und 105 mmHg) Rückschlüsse auf Gefäßveränderungen zu ziehen, bevor sich diese in Arteriosklerose, Herzinfarkt, Niereninsuffizienz oder Schlaganfällen äußern.

Daß Belastungsuntersuchungen diese Funktion erfüllen, wurde verschiedentlich postuliert. Prospektive Untersuchungen haben nämlich gezeigt, daß die Blutdruckwerte während körperlicher Belastung, insbesondere bei 100 W, eine Vorhersagekraft für das Auftreten einer arteriellen Hypertonie haben [5–7]. Prospektive Studien haben auch demonstriert, daß die Herzfrequenz und Blutdruckanstiege während emotionalem Streß bei jungen Leuten die spätere Blutdruckhöhe vorhersagen können [12, 13]. Ein hoher Blutdruckanstieg während des Cold-pressor-Tests ist bereits seit den Untersuchungen von Hines und Brown [8] als möglicher Prädiktor einer späteren Hypertonie [9], aber auch eines Herzinfarktes [10] als Komplikation der Hypertonie diskutiert worden, wird aber von anderen eher als Ausdruck eines geschädigten Gefäßsystems angesehen [11]. Vergleichende Untersuchungen zur prospektiven Spezifität und Sensitivität von Belastungsuntersuchungen während mentalem bzw. emotionalem Streß fehlen [12, 13].

Eliot und Mitarbeiter sowie unsere Arbeitsgruppe haben darauf aufmerksam gemacht, daß die hämodynamischen Veränderungen während emotionalen Stresses dazu geeignet sind, Risikopatienten zu charakterisieren [14–16]. Bei einem Anstieg des systolischen und diastolischen Blutdrucks von mehr als 15% über die Ausgangsruhelage im Labor bei gleichzeitiger Vasokonstriktion während emotionalen Stresses, z. B. während der Arbeit mit einem Videospiel, wurden die

Untersuchten als „hot reactors“ Typ III bezeichnet. Eliot et al. [14] konnten bei diesen Individuen zwar ein gehäuftes Auftreten von Gefäßkomplikationen beobachten, aber nicht ausschließen, daß dieses Reaktionsmuster bei den sog. „hot reactors“ Typ III Ausdruck einer zum Zeitpunkt der Streßuntersuchungen bereits manifesten Gefäßveränderung gewesen ist. Einige der von Eliot et al. beschriebenen Patienten hatten bereits einen Herzinfarkt bzw. einen apoplektischen Insult überstanden. Somit ist die prospektive Aussagekraft dieser Reaktion für das Eintreten eines Herzinfarkts oder Schlaganfalls in Frage gestellt.

Im folgenden werden wir anhand unseres eigenen Patientengutes aufzeigen, daß bei einzelnen Patienten durchaus eine frühe Vorhersage kardiovaskulärer Mortalität denkbar erscheint, daß aber die Blutdruckveränderungen während körperlicher und emotionaler Belastung unterschiedliche Phänomene der hämodynamischen Regulation abbilden und daß im Verlaufe der Blutdruckerhöhung sehr unterschiedliche hämodynamische Veränderungen als pathogen zu werten sind [16–18].

Kasuistik

1983 fielen im Rahmen einer Screeninguntersuchung zur Prävention von Herz-Kreislauf-Erkrankungen bei einem 47 Jahre alten Patienten hypertone Blutdruckwerte auf (140/102 mm Hg bzw. 140/98 mm Hg). Kardiovaskuläre Risikofaktoren waren ferner: Herzinfarkt väterlicherseits, Nikotinkonsum (ca. 20 Zigaretten pro Tag), Hyperlipidämie (Gesamtcholesterin 293 mg/dl, Triglyzeride 281 mg/dl bei einem HDL-Cholesterin von 43 mg/dl) und Adipositas (81 kg bei 169 cm). Im EKG fanden sich keine Hinweise für eine linksventrikuläre Hypertrophie, Repolarisations- oder Rhythmusstörungen. In den psychophysiologischen Untersuchungen vom Oktober 1983 fanden sich unter den Ruhebedingungen im Labor unauffällige Blutdruckwerte. Auffällig war der in Ruhe deutlich erhöhte periphere Widerstand. Während eines emotionalen Belastungstests kam es zunächst zu einer weiteren Erhöhung des peripheren Widerstands und erst in der 3. Testminute zu einem leichten Abfall des peripheren Widerstandes. Der totale periphere Widerstand liegt bei gesunden Männern dieses Alters signifikant niedriger, und es kommt während emotionaler Belastung zu einer Vasodilatation von ca. 4–7%. In den nächsten 5 Jahren wurde der Patient mit Kalziumantagonisten vom Dihydropyrindintyp behandelt. Seine klinischen Gelegenheitsblutdruckwerte lagen immer im normotonen Bereich. Die erhöhten Gesamtcholesterinwerte sanken unter Diät zeitweise in einen normalen Bereich, später wurde allerdings zusätzlich eine cholesterinsenkende Medikation mit Cholestyramin erforderlich. Auffallend war aber, daß in der psychophysiologischen Kontrolluntersuchung im April 1984 und insbesondere im Januar 1986 der periphere Widerstand unter Ruhebedingungen weiterhin angestiegen war (Abb. 1) und die streßbedingte Vasodilatation komplett ausblieb. Der Patient starb im Herbst 1988 nach einem akuten Myokardinfarkt.

Diese Kasuistik läßt analog zu den Befunden von Eliot die Hypothese zu, daß insbesondere ein erhöhter peripherer Widerstand und ein Ausbleiben der Vasodilatation während emotionaler Streßuntersuchungen ein Kennzeichen für bereits geschädigte Gefäße sind.

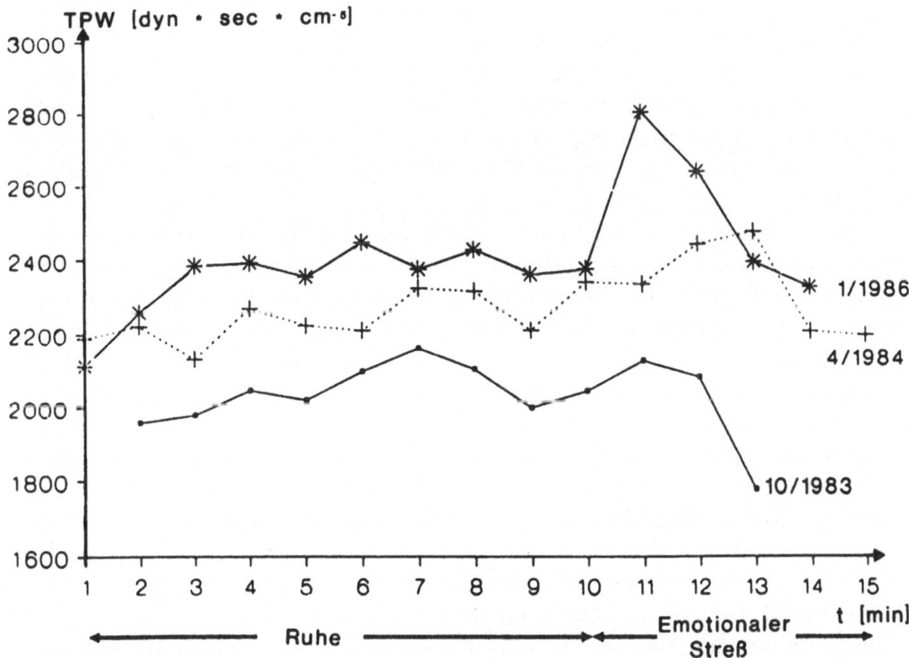

Abb. 1. Peripherer Gesamtwiderstand unter Ruhebedingungen und während emotionaler Belastung zu 3 verschiedenen Untersuchungszeitpunkten bei einem Patienten, der infolge eines akuten Herzinfarkts im Alter von 47 Jahren starb

Vergleichende Untersuchungen der Blutdruckveränderungen während emotionaler und physischer Belastungsuntersuchungen

Wir berichten hier über Zusammenhänge zwischen den hämodynamischen Reaktionen auf körperlichen und emotionalen Streß bei einem Kollektiv von 130 unbehandelten essentiellen Hypertonikern (WHO-Stadium I–II; Durchschnittsalter 46 ± 7 Jahre), bei denen anläßlich von Screeninguntersuchungen zur Prävention von Herz-Kreislauf-Erkrankungen am Arbeitsplatz erhöhte Blutdruckwerte aufgefallen waren. Die klinischen Gelegenheitsblutdruckwerte lagen am Ende der diagnostischen Phase bei $146 \pm 13/99 \pm 11$ mmHg und die Herzfrequenz (HF) bei 76 ± 11/min [19–21].

Sowohl die systolischen ($RR_{syst.}$) als auch die diastolischen Blutdruckwerte ($RR_{diast.}$) in den Ruhephasen vor der emotionalen und körperlichen Belastungsuntersuchung (100 W) sind fast identisch und hoch miteinander korreliert ($RR_{syst.}$: $r = 0{,}85$; $RR_{diast.}$: $r = 0{,}83$; HF: $r = 0{,}87$, jeweils $p < 0{,}0001$). Auch die Blutdruckwerte während der ergometrischen bzw. emotionalen Belastungsuntersuchung sind signifikant miteinander korreliert ($RR_{syst.}$: $r = 0{,}51$; $RR_{diast.}$: $r = 0{,}55$; HF: $r = 0{,}93$, jeweils $p < 0{,}0001$). Vergleicht man dagegen die Blutdruckanstiege ausgehend von den jeweiligen Vorruhesituationen (Blutdruckreaktivität), so finden sich kaum noch Übereinstimmungen ($RR_{syst.}$: $r = 0{,}04$; $RR_{diast.}$: $r = 0{,}11$; HF: $r = 0{,}04$, jeweils nicht signifikant), d. h. es muß ein anderes hämodynamisches Reaktionsmuster auf diese beiden Belastungsuntersuchungen vorliegen.

Mehrere Gründe sind für die Unterschiede in den Blutdruckanstiegen während emotionaler und während der Ergometerbelastung verantwortlich. So unterscheidet sich die physiologische Regulation der Organdurchblutung während emotionaler Belastung erheblich von der Durchblutungssituation während körperlicher Belastung.

Unter methodischen Aspekten betrachtet ist eine körperliche Belastung auf der Dimension der Belastungsintensität relativ einfach zu standardisieren, wohingegen die emotionale Belastungssituation immer eine individuelle Bewertungskomponente der jeweiligen Streßsituation beinhaltet [16–18]. Dies führt dazu, daß in psychophysiologisch-methodisch orientierten Untersuchungen heute weniger globale Belastungstests wie z. B. die Rechenaufgaben unter emotionaler Belärmung eingesetzt werden als vielmehr Kognitions- und Reaktionsaufgaben, die sowohl eine Quantifizierung der Leistungsgüte als auch der emotionalen Beteiligung während der Streßsituation ermöglichen. Vor diesem Hintergrund wird verständlich, warum hämodynamische Veränderungen während emotionaler Belastung soviel schwieriger zu interpretieren sind als während körperlicher Belastung. Psychophysiologische Untersuchungen während emotionalen Stresses haben aber im Vergleich zu körperlichen Belastungsuntersuchungen den Vorteil, daß sie Belastungen in Alltagssituationen besser abbilden, insbesondere kann die dem Blutdruckanstieg zugrundeliegende Hämodynamik valide gemessen werden.

Pathophysiologisch bedeutsame hämodynamische Reaktionen

Im Verlauf des physiologischen Alterungsprozesses sowie unter dem Fortschreiten der Hochdruckkrankheit verändert sich das einer Blutdruckerhöhung zugrundeliegende hämodynamische Muster unter Ruhe und Streßbedingungen. Im Anfangsstadium der Hochdruckkrankheit liegt eine Erhöhung des Herzminutenvolumens vor, während in späteren Stadien eine Erhöhung des totalen peripheren Widerstands dominiert. In der eingangs beschriebenen Kasuistik fällt auf, daß die pathologische Erhöhung des peripheren Widerstandes unter Ruhebedingungen und insbesondere während des Belastungstests herausragendes hämodynamisches Kennzeichen war. Der vorgestellte Patient im mittleren Lebensalter hatte offensichtlich ein bereits geschädigtes Gefäßsystem. Um prospektiv die Relevanz der hämodynamischen Reaktionen während Streß zu evaluieren, erscheint es erstrebenswert, jüngere Personen zu untersuchen. In einer prospektiven Untersuchung an jungen Studenten über 7 Jahre [19] konnten wir zeigen, daß die Gesamtgruppe der 37 untersuchten Personen bei einer Zweituntersuchung, 6 Jahre nach der Erstuntersuchung, einen völlig unveränderten mittleren Blutdruck aufwies (Abb. 2). Betrachtet man die 5 jungen Männer, die zum Zeitpunkt der Zweituntersuchung mit ihrem klinischen Gelegenheitsblutdruck in den hypertonen Bereich angestiegen waren, so fällt auf, daß bei diesen jungen Männern eine verstärkte Herzminutenvolumenreaktion während eines 5minütigen emotionalen Belastungstests vorlag (Tabelle 1). Keine Unterschiede fanden sich in den Anstiegen des systolischen und diastolischen

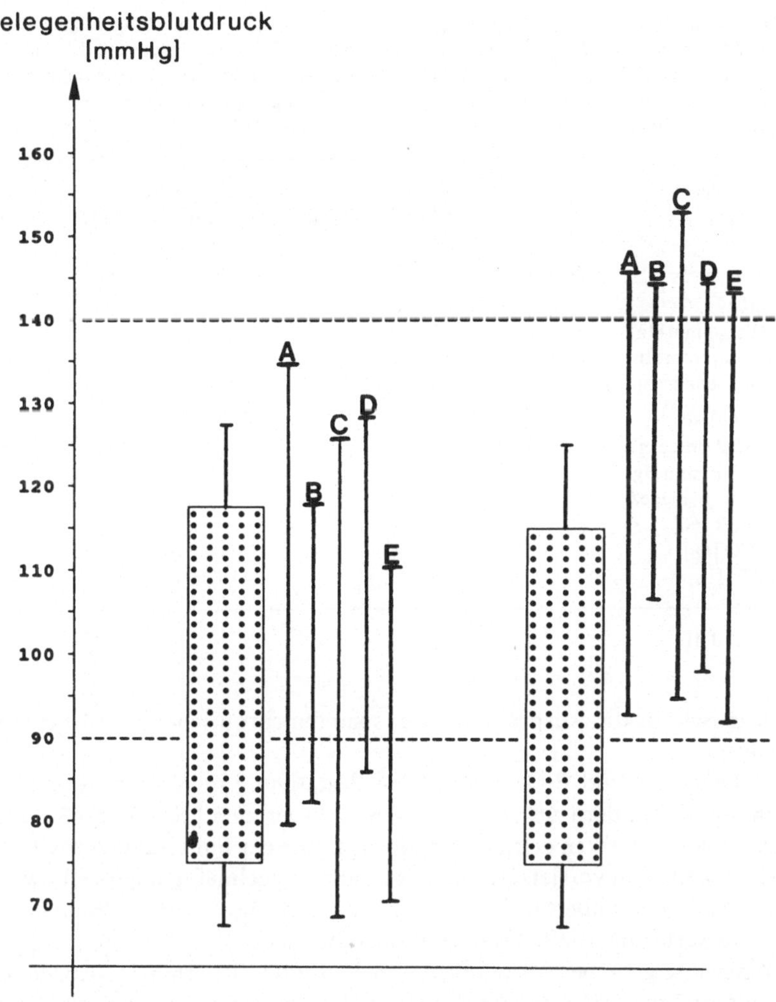

Abb. 2. Klinischer Gelegenheitsblutdruck (Erstuntersuchung, Zweituntersuchung 6 Jahre später) bei gesunden Studenten. Die *linke Säule* gibt den Mittelwert des systolischen und die *rechte Säule* den des diastolischen Blutdrucks für die gesamte Gruppe (n = 37) an. Fünf individuelle Blutdruckwerte (*A–E*) sind durch *Balken* jeweils für die Erst- und Zweituntersuchung dargestellt. Diese 5 jungen Männer hatten zum Zeitpunkt der Zweituntersuchung klinische Gelegenheitsblutdruckwerte außerhalb des normotonen Bereichs

Blutdrucks und der Herzfrequenz während dieses emotionalen Belastungstests. Allerdings hatten die 5 Studenten, die während des Beobachtungszeitraums erhöhte Blutdruckwerte entwickelten, bereits bei der Erstuntersuchung höhere Blutdruckwerte unter den Ruhebedingungen des Labors (obwohl dieser Unterschied statistisch nicht signifikant war). Aus diesen Ergebnissen folgern wir, daß zu einem frühen Zeitpunkt in der Entwicklung der Hochdruckkrankheit eine verstärkte Herzminutenvolumenerhöhung während emotionalen Stresses patho-

Tabelle 1. Blutdruck und Herzfrequenz in Ruhe sowie Veränderungen (Δ) von systolischem Blutdruck ($RR_{syst.}$), diastolischem Blutdruck ($RR_{dist.}$), Herzfrequenz (*HR*), des peripheren Gesamtwiderstands (*TPR*), des Herzminutenvolumes (*CO*) und des Schlagvolumes (*SV*), bei den Studenten, die während eines 6jährigen Beobachtungszeitraums hypertone Blutdruckwerte entwickelten (Gruppe I) bzw. normoton wurden (Gruppe II)

Variable	Gruppe I > 140/90 mmHg n = 5	Gruppe II < 140/90 mmHg n = 37	Signifikanz p
Ruhe			
$RR_{syst.}$ [mmHg]	133 ± 8	126 ± 11	n.s.
RR_{diast} [mmHg]	86 ± 12	72 ± 9	n.s.
HR (Schläge/min)	73 ± 5	65 ± 8	*
Reaktivität			
ΔSBP [mmHg]	25 ± 7	18 ± 8	n.s.
ΔDBP [mmHg]	16 ± 5	12 ± 6	n.s.
ΔHR (Schläge/min)	18 ± 7	17 ± 9	n.s.
ΔTPR [%]	-8 ± 6	3 ± 8	*
ΔCO [%]	34 ± 7	14 ± 10	*
ΔSV [%]	6 ± 9	-7 ± 10	*

* $p < 0{,}01$.

genetisch für die Ausprägung einer späteren chronischen Blutdruckerhöhung sein kann.

Dieser Befund findet auch seine Bestätigung in einer prospektiven Untersuchung an Kindern während des Pubertätsverlaufs [20]. Von 63 Jungen, die im Alter von 11 Jahren erstmals und im Verlaufe der Pubertät mehrmals jährlich über einen Zeitraum von jetzt insgesamt 7 Jahren regelmäßig untersucht wurden, hatten am Ende der Pubertät 2 Jungen bei allen nachfolgenden Untersuchungen Blutdruckwerte außerhalb des normotonen Bereiches (> 140/90 mmHg). Diese beiden Jungen zeigten bei noch normotonen Blutdruckwerten in den ersten Untersuchungsjahren während emotionaler Belastung einen Anstieg des Herzminutenvolumes von über 40% (Abb. 3). Im Gegensatz zum Gesamtkollektiv liegt bei diesen beiden Kindern eine deutlich verstärkte Reaktion des Herzminutenvolumenanstiegs vor. Unter den Ruhebedingungen des Kreislauflabors lag aber bei den beiden Kindern der Ruheblutdruck mit 128/60 und 118/66 mmHg über dem Mittelwert der gesamten Untersuchungsgruppe (103 ± 10/61 ± 8 mmHg).

Ausblick

Die hier vorgelegten Ergebnisse legen dar, daß mit der Erfassung von hämodynamischen Veränderungen während emotionaler Belastung keine identischen oder sogar redundanten Informationen zur Erfassung von Blutdruckwerten während körperlicher Belastung erhoben werden, sondern jeweils komplementäre Aussagen möglich sind.

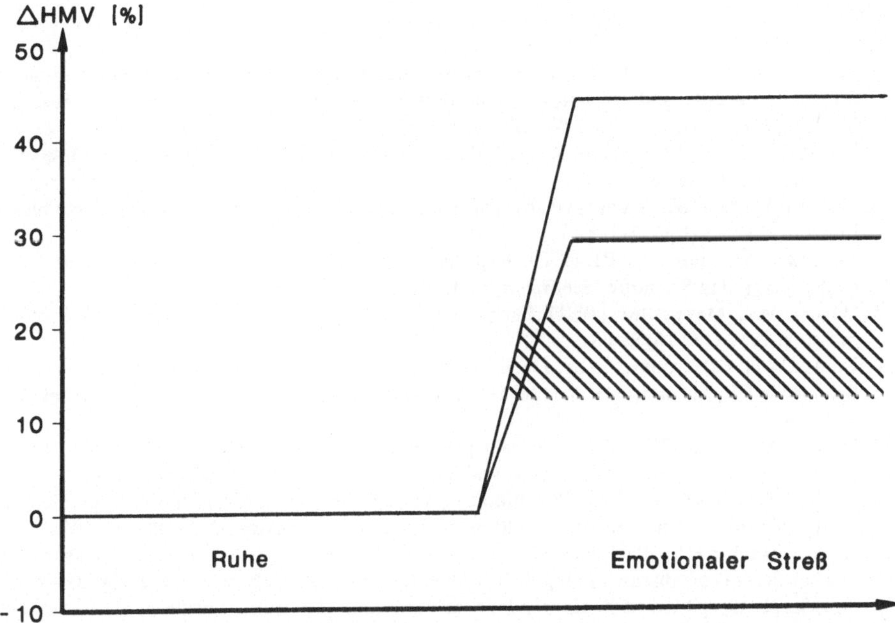

Abb. 3. Veränderungen des Herzminutenvolumens von Jungen zu Beginn der Pubertät bei normotonen Blutdruckwerten. Der *gestrichelte Bereich* gibt den Mittelwert für die Gruppe (±SD) an. Die *beiden oberen Linien* repräsentieren den jeweiligen Anstieg des Herzminutenvolumens (Δ CO) bei 2 Jungen, die am Ende der Pubertät hyperton klinische Gelegenheitsblutdruckwerte aufwiesen

Die Analyse der Streßreaktion während emotionaler Belastung scheint aber von prospektiver Bedeutung für die Früherfassung von bereits eingetretenen Gefäßveränderungen zu sein, die mit klinischen Standardverfahren noch nicht als pathologisch erfaßt werden. Eliot postulierte zwar, daß eine verstärkte Blutdruckreaktivität in Verbindung mit einer Vasokonstriktion während emotionalen Stresses ein früher Indikator für bereits eingetretene Gefäßveränderungen sei, jedoch konnten Eliot et al. nicht ausschließen, daß mit subtiler klinischer Diagnostik die Gefäßveränderungen nicht auch anders als durch die Streßuntersuchung erfaßbar gewesen wären. In der eingangs vorgestellten Kasuistik wird allerdings deutlich, daß bei manchen Patienten tatsächlich solche Auffälligkeiten während der Streßuntersuchung, nicht aber in klinischen Untersuchungen beobachtbar sind. Unklar ist, ob die sich abzeichnende klinische Bedeutung zur Erfassung von bereits eingetretenen Organveränderungen durch solche Streßuntersuchungen tatsächlich in größeren prospektiven epidemiologischen Studien bestätigt werden kann, da Ergebnisse aus prospektiven Studien mit ausreichend großen Kollektivzahlen bis jetzt noch nicht vorliegen.

Literatur

1. Sokolow M, Werdegar D, Kain HK (1966) Relationship between level of blood pressure measured casually and by portable recorders and severety of complications in essential hypertension. Circulation 34:279–298
2. Perloff D, Sokolow M, Cowan R (1983) The prognostic value of ambulatory blood pressure. JAMA 249:2792–2798
3. Gould BA, Mann ST, Davies AB, Altman DG, Raftery EB (1981) Does placebo lower blood pressure? Lancet II:1377–1381
4. Langewitz W, Schmieder RE (1988) Repeated blood pressure determinations and the white coat effect. (XIth Scientific Meeting of the ISH, abstract volume, p 23)
5. Wilson MV, Meyer BM (1981) Early prediction of hypertension using exercise blood pressure. Prev Med 10:62–68
6. Franz IW (1982) Ergometrie bei Hochdruckkranken. Springer, Berlin Heidelberg New York
7. Schmieder RE, Messerli FH, Rüddel H (1986) Risks for arterial hypertension. Cardiol Clin 4:57–66
8. Hines EA, Brown GE (1936) The cold pressor test for measuring the reactivity of blood pressure. Data concerning 571 normal and hypertensive subjects. Am Heart J 11:1–9
9. Thomas CB, Duszynski KP (1982) Blood pressure levels in young adulthood as predictions of hypertension and the fate of the cold pressor test. John Hopkins Med J 151:93–100
10. Keys A, Taylor HL, Blachburn H, Brozek J, Anderson JT, Simonson E (1971) Mortality and coronary heart disease among men studied for 23 years. Arch Intern Med 128:201–214
11. Horwitz R (1984) Methodologic standards and the clinical usefulness of the cold pressor test. Hypertension 6:295–296
12. Light KC (1981) Cardiovascular responses to effortful active coping: implications for the role of stress in hypertension development. Psychophysiology 18:216–225
13. Steptoe A, Ross A (1981) Psychophysiological reactivity and the prediction of cardiovascular disorders. J Psychosom Res 25:23–29
14. Eliot RS, Buell JC, Dembroski TM (1982) Bio-behavioral perspectives on coronary heart disease, hypertension and sudden cardiac death. Acta Med Scand [Suppl] 660:203–213
15. Eliot RS, Buell JL (1983) The role of CNS in cardiovascular disorders. Hosp Pract 18:189–199
16. Rüddel H, Langewitz W, Schächinger H, Schmieder R, Schulte W (1988) Hemodynamic response patterns to mental stress: Diagnostic and therapeutic implications. Am Heart J [Suppl] 116:617–627
17. Schulte W, Eiff AW von (1985) The importance of cardiovascular reactivity to different types of stress for the development of hypertension. In: Steptoe A, Rüddel H, Neus H (eds) Clinical and methodological issues in cardiovascular psychophysiology. Springer, Berlin Heidelberg New York Tokyo, pp 53–65
18. Schmieder R, Rüddel H, Schächinger H, Neus H (1987) How to perform mental stress tests. J Hum Hypertens 1:223–228
19. Schächinger H, Hecker S, Rüddel H (in press) Impact of stress on serum lipids and blood pressure elevation
20. Eiff AW von, Otten H, Gogolin E, Neus H, Jacobs U, Rüddel H (1987) Der Einfluß der Pubertät auf die geschlechtsspezifische Blutdruckentwicklung: Die Bonner Kinderstudien. Bericht für die Hermann und Lilly Schilling-Stiftung im Stifterverband für die Deutsche Wissenschaft. Eigendruck, Universität Bonn

Diagnostik der linksventrikulären Hypertrophie

R. B. Devereux, R. E. Schmieder

Einleitung

Die Bestimmung der Herzanatomie und kardialen Strukturen bei Patienten mit arterieller Hypertonie stellt einen wichtigen Bestandteil in der Evaluierung dieser Patientengruppe dar. Erste prognostische Aussagen über die Beziehung von arterieller Hypertonie, Herzhypertrophie und Herzinsuffizienz lieferte die Framingham-Studie [28, 29]. Über 75% aller Patienten, die im Verlauf der Studie eine Herzinsuffizienz entwickelten, wiesen als Grunderkrankung eine arterielle Hypertonie auf. Sie verursachte entweder direkt infolge der chronischen Nachlasterhöhung oder indirekt als Risikofaktor der koronaren Herzkrankheit ein myokardiales Pumpversagen. Bei Hypertonikern mit elektrokardiographisch nachweisbaren Zeichen einer Linksherzhypertrophie lag das Risiko, im Verlauf ihrer Erkrankung eine Herzinsuffizienz zu entwickeln, um ein Zehnfaches höher als bei Patienten ohne Hypertrophiezeichen im EKG [29]. Ergebnissen des Hypertension Detection and Follow-up Programs zufolge war die Fünfjahresmortalitätsrate bei den 40–69jährigen männlichen Hypertonikern 2–3mal so hoch, wenn gleichzeitig im EKG Zeichen der Linksherzhypertrophie vorlagen, wie wenn keine Hypertrophiezeichen im EKG nachweisbar waren [46].

Die arterielle Hypertonie per se als auch in Verbindung mit einer vorliegenden Herzhypertrophie überdeckt die Entstehung einer Herzinsuffizienz, die letztlich die Prognose des Patienten deutlich bestimmt. Therapeutisch gesehen beinhaltet dies, daß beim Nachweis einer hypertensiven Herzhypertrophie unbedingt eine konsequente spezifische antihypertensive Therapie erforderlich ist. In der Tat zeigten prospektive klinische Studien, daß insbesondere solche Patienten von der antihypertensiven Therapie profitieren, die Anzeichen von Endorganschädigungen einschließlich im EKG nachweisbaren Hypertrophiezeichen aufwiesen [49, 50].

Zur quantitativen Erfassung der Herzhypertrophie kommen nun verschiedene diagnostische Methoden zur Anwendung. Die 3 wichtigsten technischen Untersuchungsmethoden sind das EKG, die Röntgenthoraxaufnahme und das Echokardiogramm. Allerdings weisen alle 3 Untersuchungstechniken deutliche Unterschiede in Spezifität und Sensitivität in der Diagnosestellung der linksventrikulären Hypertrophie (LVH) auf [16]. Echokardiographische Untersuchungen bei Hypertonikern mit milder bis moderater arterieller Hypertonie haben gezeigt, daß sich in bis zu 45% der Fälle eine linksventrikuläre Hypertrophie nachweisen läßt [42]. Röntgenologisch sowie elektrokardiographisch ließ lich in derselben Studiengruppe nur in

3–5% eine linksventrikuläre Herzhypertrophie dokumentieren [42]. In weiteren echokardiographischen Studien bei Patienten mit schwerer Hochdruckerkrankung (durchschnittlicher Blutdruck unter medikamentöser Behandlung 170/108 mm Hg) fand sich sogar eine LVH in 88% der untersuchten Hypertoniker [30].

Im folgenden soll versucht werden, die Anwendung und diagnostische Bedeutung der einzelnen Techniken zur Erfassung der LVH zu beschreiben und zu bewerten.

Die Röntgenthoraxaufnahme

Innerhalb der ärztlichen Diagnostik kommt der Röntgenthoraxaufnahme nach wie vor eine fundamentale Bedeutung zu. In der Vergangenheit wurde mit Hilfe des Ungerleider-Index [47] und des Herzvolumenindex [31] die Herzgröße im Röntgenthorax ermittelt. Dabei gilt die LVH als gesichert bei einem Ungerleider-Index $\geq 15\%$ oder aber bei einem Ungerleider-Index $\geq 10\%$ plus 2 elektrokardiographischen Zeichen der Herzhypertrophie. In der Praxis setzte sich die Bestimmung des Herzquerdurchmessers und des inneren Thoraxdurchmessers bei einer Standardröntgenthoraxaufnahme durch. Bei einem Verhältnis Herz- zu Thoraxdurchmesser von $>50\%$ wurde von einer pathologischen Herzvergrößerung ausgegangen. In Abb. 1 ist der typische Röntgenthorax bei einem Patienten mit langjähriger Hypertonie und bereits ausgebildeter Herzinsuffizienz dargestellt.

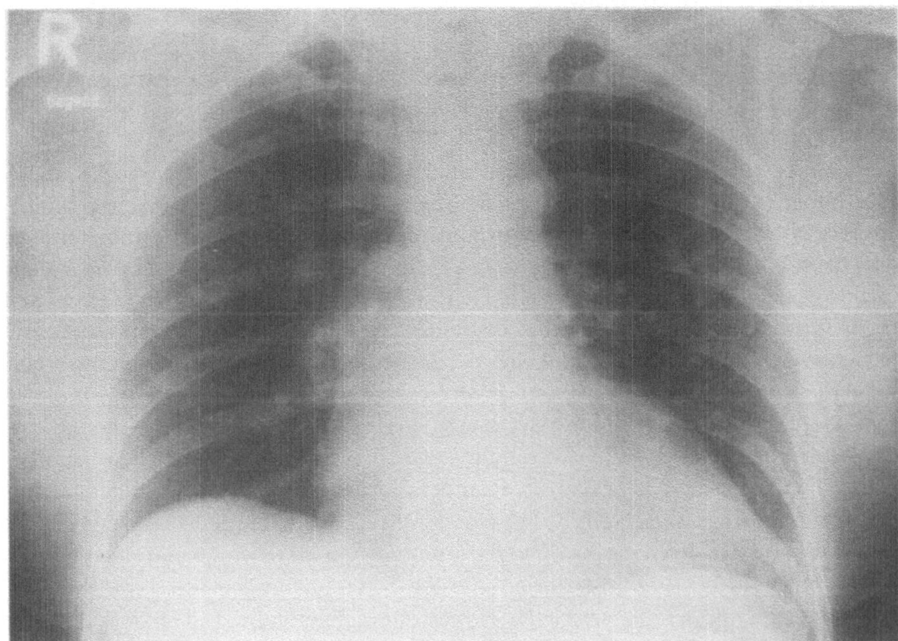

Abb. 1. Röntgenthoraxaufnahme eines 57jährigen Hypertonikers mit bereits vorliegender Herzinsuffizienz

Bei einer hohen Anzahl von falsch-positiven und falsch-negativen Befunden sowie einer deutlich geringeren Sensitivität und Spezifität im Nachweis von LVH als elektrokardiographische oder echokardiographische Untersuchungen ist die Röntenthoraxaufnahme nur als bedingt aussagekräftig anzusehen [21]. In einer Untersuchung an 112 Hypertonikern mit echokardiographisch geführtem Nachweis von linksventrikulärer Hypertrophie fand sich nur bei 5 Patienten ein Nachweis von Kardiomegalie im Röntgenthorax [15]. Da der Röntgenthorax aber auch eine Menge an zusätzlichen Informationen liefert und eine weitverbreitete und zugängliche Untersuchungstechnik darstellt, kommt dem Röntgenthorax nach wie vor eine erhebliche Bedeutung in der Diagnostik der hypertensiven Herzkrankheit zu. Bei Auftreten einer kardialen Konturabnormaliät in der Röntgenthoraxaufnahme sollte eine weitergehende kardiale Diagnostik eingeleitet werden. In der Diagnostik und Verlaufskontrolle der manifesten Herzinsuffizienz (Lungenödem) ist die Röntgenthoraxaufnahme nach wie vor von führender Bedeutung.

Elektrokardiogramm

Im Elektrokardiogramm lassen sich verschiedene Kriterien zur Beurteilung der Herzhypertrophie heranziehen. Die in den großen prospektiven Studien verwandten Kriterien sind in Tabelle 1 zusammengefaßt. Zu den wichtigsten Kriterien zählen Veränderungen des QRS-Komplexes. Im Rahmen der LVH kommt es zu einer Verschiebung der elektrischen Kräfte nach linksdorsal. Hieraus folgt eine Bewegung des mittleren QRS-Vektors gegen den Uhrzeigersinn in der Frontalebene im Sinne einer horizontalen Linksachsenverschiebung. Als Ausdruck der vergrößerten Vektorschleife kommt es zu hohen Amplituden von R in Ableitung V_5 bis V_7 und zu tiefen S-Zacken in Ableitung V_1 bis V_3, die im Sokolow-Index berücksichtigt werden

Tabelle 1. Allgemeine Linksherzhypertrophiezeichen, die bislang in den großen prospektiven Studien Verwendung fanden

Quelle	Elektrokardiographische Linksherzhypertrophiezeichen
Framingham-Studie [28a]	Erhöhte R-Wellen in den linksventrikulären Ableitungen; ST-Streckensenkung; tiefe S-Zacken über den rechts präkordialen Ableitungen, Linksachsenverschiebung > 30°; Verlängerung der ventrikulären Aktivierungszeit um mindestens 0,05;
Veterans Administration Cooperative Studie [49, 50]	Sv_1 oder $Sv_2 + Rv_5$ oder $Rv_6 \geq 35$ mm und flache, biphasische oder negative T-Wellen in I, aVL, V_5 oder V_6
Hypertension Detection and Follow-up Program [27a]	R-Welle (Minnesota-Code 3.1) und ST-Streckensenkung (Minnesota-Code 4.1–4.3) oder R-Welle (Minnesota-Code 3.1) und T-Wellen Inversion (Minnesota-Code 5.1–5.3)
Oslo-Studie [22a]	Maximale R-Amplitude, maximale S-Wellenamplitude von einer der Brustwandableitungen ≥ 45 mm und gleichzeitige ST-T-Veränderungen (Minnesota-Code 4.1)

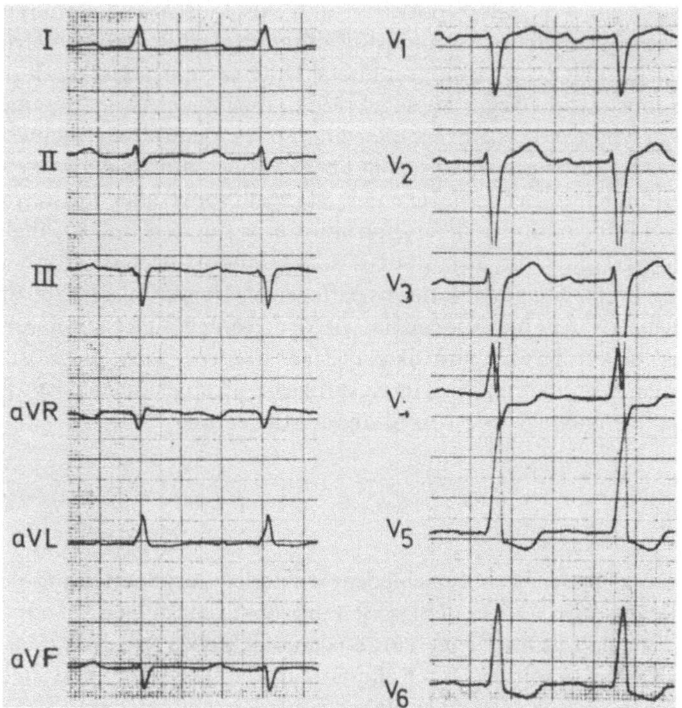

Abb. 2. EKG eines Hypertonikers mit elektrokardiographisch nachweisbarer deutlicher LVH (positiver Sokolow-Index und Repolarisationsstörungen)

[44]. Einen charakteristisch erhöhten Sokolow-Index bei einem Hypertoniker mit auch echokardiographisch deutlicher LVH kann man dem EKG in Abb. 2 entnehmen.

Bei fortschreitender LVH kann es auch zu einer Verlängerung der Erregungsrückbildung des verdickten ventrikulären Myokards kommen. Dies kommt in einer verzögerten Hebung von R in den Ableitungen I und V_5–V_6 zum Ausdruck. Im weiteren resultiert eine Zunahme der Gesamtbreite des QRS-Komplexes bis zu 0,11 s. Weitergehende Verbreitung des QRS-Komplexes würde dann bereits schon die Diagnose eines Linksschenkelblocks implizieren. Bei elektrokardiographisch nachgewiesenem Linksschenkelblock lassen sich andere Indizes zur Beurteilung gleichzeitig vorliegender Herzhypertrophie heranziehen. Ein neuerer Index berechnet sich zum Beispiel aus S in III und größte (R+S)-Amplitude in den präkordialen Ableitungen. Im Vergleich zum Echokardiogramm fand sich eine Spezifität von 87% sowie eine Sensitivität von 96% [20].

Neben den beschriebenen charakteristischen Veränderungen des QRS-Komplexes lassen sich auch typische Veränderungen in der Erregungsrückbildung ausmachen. Zum einen kommt es zu einer stetigen Zunahme des Winkels zwischen mittlerem QRS-Vektor und T-Vektor [22]. Mit zunehmender Vertiefung der S-Zacken in V_2 und der Erhöhung der R-Zacken in V_5 in der Horizontalebene ändert

Tabelle 2. Punkteskala nach Romhilt u. Estes [38] zur Beurteilung von LVH im EKG (5 oder mehr Punkte = LVH; 4 Punkte = wahrscheinlich LVH)

Kriterien	Punkte
Amplitude	3
R_{aVF} oder $S_{aVF} \geq 20$ mm oder	
$SV_{1-2} \geq 30$ mm oder	
$RV_{5-6} \geq 30$ mm	
Terminale Negativierung von $PV_1 \geq 1$ mm und länger als 0,04 s	3
ST-T-Vektor entgegen QRS-Vektor	3[a]
QRS-Achse $\geq -30°$	2
QRS-Dauer $\geq$ 0,09 s	1
Oberer Umschlagspunkt der endgültigen Negativitätsbewegung $\geq$0,05 s in V_5 oder V_6	1

[a] Nur 1 Punkt, wenn der Patient digitalisiert ist.

sich die Amplitude von T in diesen Ableitungen in umgekehrter Weise, d. h. Anhebung der S-T-Strecke in V_2 und Abflachung der T-Welle in V_5 bis zu präterminalen T-Wellen linksventrikulär (V_5–V_7). In der Frontalebene (Extremitätenableitungen) lassen sich ähnliche Entwicklungen beobachten, wobei die entsprechenden Veränderungen jedoch nicht so ausgeprägt sind.

Das Auftreten eines P sinistroatriale gilt als ein wichtiges Anzeichen der LVH [35]. Gängige Kriterien zur Erfassung der linksatrialen Vergrößerung sind die P-Vektorverschiebung nach links, was sich in einer Verlängerung der P-Wellendauer $\geq$0,11 s und einer terminalen Negativierung der P-Welle in V_1 von $\geq$ 1 mm in Tiefe und mehr als 0,04 s in Länge äußert.

Eine zusammenfassende Punkteskala zur Definition der linksventrikulären Hypertrophie entwickelten Romhilt u. Estes [38]. Die Punkteskala ist in Tabelle 2 wiedergegeben [37, 38]. Sie teilt die Wahrscheinlichkeit, daß die EKG-Kriterien eine LVH anzeigen, in verschiedene Kategorien ein. Die Romhilt-Estes-Kriterien stellen eine exaktere Quantifizierung der elektrokardiographischen Kriterien der LVH dar, als sie der Sokolow-Lyon-Index bietet.

Echokardiographie

Im Gegensatz zu EKG und Röntgenthoraxaufnahme erlaubt die Echokardiographie die direkte Messung der Wanddicke und eine annähernde Beurteilung der linksventrikulären Muskelmasse und Hohlraumgröße. Aus den gemessenen Größen lassen sich dann wiederum Aussagen zum Funktions- und Kontraktilitätszustand des linken Ventrikels treffen. Wenngleich Übereinstimmung bezüglich der erheblichen Bedeutung der echokardiographischen Bestimmung von pathologisch veränderter Ventrikelgröße oder Muskelmasse herrscht [2, 3, 32a, 45], so existiert doch noch eine gewisse Kontroverse darüber, welche Variablen am besten die Dimension des linken Ventrikels wiedergeben [12]. Als wichtigste Parameter zum

Verständnis von linksventrikulärer Hypertrophie und Geometrie gelten Dicke des Septum intraventriculare (IVS), der linksventrikulären Hinterwand (LVHW), enddiastolischer Durchmesser (DD), linksventrikuläre Muskelmasse (LVMM) und relativeWanddicke des linken Ventrikels [14, 17, 18, 32a, 40]. Um nun echokardiographische Messungen durchzuführen, die eine untersucher- und studienunabhängige Reproduzierbarkeit aufweisen, ist es unbedingt erforderlich, eine genaue Meßmethodik zu definieren.

Hierzu gehört zunächst eine Qualitätskontrolle, d. h. Uniformität in der Definition eines korrekt abgeleiteten Echokardiogramms. Schieken et al. forderten für ein technisch befriegendes Echo die Einhaltung dreier Hauptkriterien:

1. Jede Grenzfläche sollte durch eine klare, einzeln verlaufende Linie dargestellt sein.
2. Die Grenzflächenlinie sollte am Meßpunkt mindestens einen 5 mm langen kontinierlichen Verlauf aufweisen.
3. Die abzubildenden Grenzflächen im Bewegungsbild sollten charakteristisch für die dargestellten kardialen Strukturen sein [43, 51].

Zusätzlich wurde für die zeitgerechte Durchführung der echokardiographischen Messung, insbesondere der enddiastolischen Dimension, die simultane Aufzeichnung der QRS-Komplexe gefordert. Ähnliche Kriterien wurden von Devereux u. Reicheck zur Messung der LVMM [13] gefordert. Die M-Mode-Echokardiogramme wurden in Höhe der Mitralklappenebene, die jeweiligen Messungen jeweils auf der Spitze der R-Welle im Elektrokardiogramm durchgeführt. Messungen von linksventrikulärer Muskelmasse nach den oben aufgelisteten Kriterien in 24 verschiedenen Aufzeichnungen bei 2 unabhängigen Untersuchern wiesen eine hohe Reproduzierbarkeit ($r = 0{,}94$; $p < 0{,}001$) auf [9, 10].

In der Echokardiographie sind verschiedene Meßempfehlungen für die LVH ausgeprochen worden [5, 13, 23, 41]. Drei Meßkonventionen sind insbesondere hervorzuheben, da sie vielfach in klinischen Studien zur Evaluierung von linksventrikulärer Masse und Funktion Verwendung fanden. Die erste Meßmethode wurde von dem National Institute of Health (NIH) eingeführt [23]. Mit Hilfe dieser Konvention wurden in frühen Studien die unterschiedlichen anatomischen Verhältnisse bei zugrundeliegender hypertrophischer Kardiomyopathie und Herzhypertrophie bei Sportlern und Hypertrophie bei systemischer Bluthochdruckerkrankung untersucht [24, 26, 34]. Da bei dieser Methode linksventrikuläre Kammer- und Wandgrößen zu verschiedenen Zeitpunkten im Herzzyklus gemessen wurden, was die Berechnung der linksventrikulären Masse schwierig gestaltete, und zudem Korrelationsdaten zu Nekropsieuntersuchung fehlten, wurde diese Methode von 2 anderen nachfolgend eingeführten Konventionen abgelöst.

Im Jahre 1977 wurde die PENN-Konvention eingeführt. Aus verschiedenen Berechnungsmöglichkeiten wurde diejenige herausgesucht, die die höchste Korrelation zwischen echokardiographisch ermittelter Masse durch die PENN-Methode und Nekropsiegewicht aufwies (Abb. 3; [13, 36]). In der PENN-Konvention werden die Dicken der endokardialen Grenzen bei den Messungen des Intraventrikularseptums und der Hinterwand unberücksichtigt gelassen, während sie bei der Berechnung des enddiastolischen Durchmessers mit berücksichtigt werden (Abb. 4). Nach

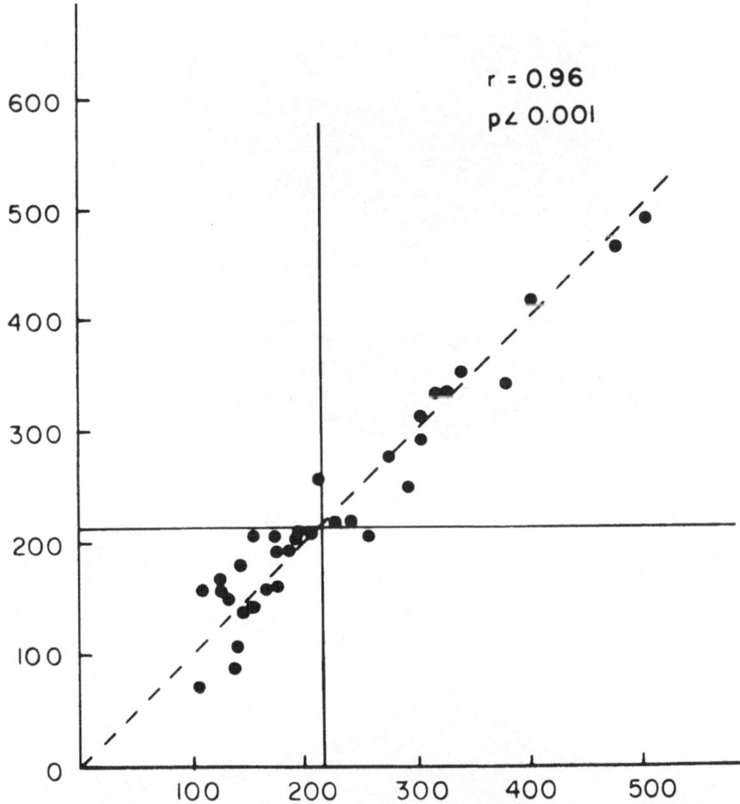

Abb. 3. Regressionskurve von echokardiographisch (PENN) ermittelter linksventrikulärer Masse (*y-Achse*) zum anatomischen Gewicht des linken Ventrikels (*x-Achse*) in Nekropsiestudien. Die Spezifität beträgt 95% und die Sensitivität 93%

der PENN-Konvention berechnet sich die linksventrikuläre Masse nach folgender Formel [13]: $LVMM = 1{,}04\,[(IVS + DD + LVHW)^3 - DD^3] - 13{,}6$ g.

Die empirische Natur der PENN-Methode zur Bestimmung der linksventrikulären Muskelmasse initiierte eine Reihe weiterer Nekropsiekorrelationsstudien zur Entwicklung weiterer geometrischer Formeln oder Konventionen zur verbesserten Bestimmung der LVMM.

Die wohl am häufigsten verwendete Methode sowohl für den klinischen als auch den Forschungsgebrauch stellt die Konvention dar, die von der American Society of Echokardiography entwickelt wurde [41]. Die herausragendsten Merkmale der ASE-Konvention sind die Bestimmung der Septumdicke, Hinterwanddicke und des diastolischen Durchmessers, die zu Beginn des QRS-Komplexes vorgenommen werden. Im Gegensatz zur PENN-Konvention werden hierbei die endokardialen Grenzlinien in die Berechnung der linksventrikulären Wanddicke mit einbezogen („leading edge convention"). Als systolischer Durchmesser wird der kürzeste Durchmesser des linken Ventrikels (nach maximaler Einwärtsbewegung des Septums und der Hinterwand) genommen.

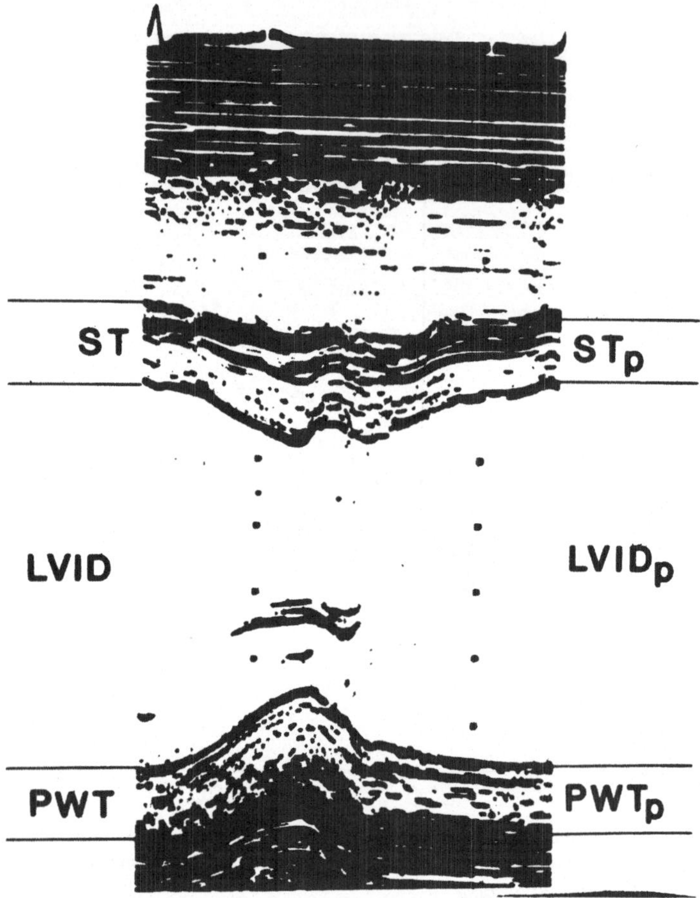

Abb. 4. M-mode Echokardiogramm des linken Ventrikels, das (*links*) die Standard- und (*recht*) die PENN-Meßkonvention (*p*) wiedergibt. *ST* intraventrikuläres Septum, *LVID* enddiastolischer Ventrikeldurchmesser, *PWT* linksventrikuläre Hinterwand

Nachfolgende Studien untersuchten die Validität und Reproduzierbarkeit der mit Hilfe der ASE-Konvention durchgeführten Messungen im Vergleich zu angiographischen oder durch Autopsie ermittelten Referenzstandards [7, 10, 52]. Die ASE-Formel für linksventrikuläre Masse ist:

$$\mathrm{LVM(ASE)} = 1{,}04\,[(\mathrm{IVS} + \mathrm{DD} + \mathrm{LVHW})^3 - \mathrm{DD}^3],$$

wobei 1,04 das spezifische Gewicht des Myokards darstellt. Im Vergleich zur angiographischen Bestimmung fand kontinierlich eine relative Volumenüberschätzung durch die Messung mit Hilfe der ASE-Empfehlungen statt, allerdings waren die Überbestimmungen systematisch und wiesen eine hohe Reproduzierbarkeit auf. Autopsiestudien, in denen die LVM mit Hilfe der ASE-Konvention berechnet und mit der autoptisch bestimmten LVM verglichen wurde, fanden eine hohe enge

Korrelation. Letztlich wurde aber das linksventrikuläre Gewicht systematisch überschätzt [9, 10, 51, 52]. Eine bessere Übereinstimmung läßt sich dann erreichen, wenn die linksventrikuläre Masse mit Hilfe einer einfachen Regressionsgleichung korrigiert wird. Die empirisch ermittelte Regressionsgleichung für die Korrektur des vorbeschriebenen Fehlers lautet: LVM = 0,80 LVM(ASE) + 0,6 g [9].

Die Erfassung pathologisch veränderter linker Ventrikelgrößen und Muskelmassen ist selbstverständlich abhängig von der Definition normaler Grenzen. Dies wiederum legt nahe, daß zunächst mögliche Faktoren (z. B. Alter, Geschlecht, Rasse, Gewicht), die die linksventrikulären Dimensionen erheblich mit beeinflussen können, mit in Betracht gezogen werden, um für den klinischen Gebrauch normale Herzgrößen zu definieren. Eine große Anzahl von Studien an der Normalpopulation sind durchgeführt worden, um diese Fragen zu beantworten [19, 25, 48]. Gardin et al. fanden, daß die linksventrikuläre Wanddicke und Muskelmasse von älteren normotonen Probanden deutlich größer war als von jüngeren [19]. Im Gegensatz dazu fand sich in unserer Studiengruppe sowie bei Valdez et al. keine signifikante Beziehung zwischen Alter und linksventrikulärer Masse [12, 48].

Signifikante Unterschiede fanden sich zwischen Männern und Frauen in den jeweiligen linksventrikulären Wanddicken und linksventrikulären Muskelmassen unter Berücksichtigung der Körperoberfläche [19]. In einer Studie an Beschäftigten der Stanford University in Kalifornien, die 106 Männer und 96 Frauen im Alter zwischen 26 und 64 Jahren umfaßte, fanden sich ebenfalls signifikante Unterschiede für die meisten Wanddickenmessungen zwischen Männern und Frauen, die jedoch nach Berücksichtigung der Körperoberfläche verschwanden [48]. Weitere Studien zur Verbesserung der Standardisierung von echokardiographischen Messungen des linken Ventrikels ermittelten unter Berücksichtigung von Geschlecht und Körperoberfläche Referenzwerte für die Grenze zwischen normalen kardialen Dimensionen und dem Vorliegen einer linksventrikulären Hypertrophie [12]. Als obere Normgrenze für die linksventrikuläre Masse bei Männern wurden 134 g/m^2 (was der 97. Perzentile in der Normalbevölkerung entspricht) ermittelt. Als obere Normgrenze für Frauen galten 110 g/m^2 (was ebenfalls der 97. Perzentile der Normalbevölkerung entspricht). Diese Ergebnisse stimmen sehr gut mit Normwerten der aufgrund der Framingham-Studie ermittelten Normwerte überein: die obere Normgrenze für die LVM war 131 g/m^2 [33]. Ob nicht unter Umständen Individuen, deren LVM in den oberen Normbereichen der linksventrikulären Masse liegt, doch eine klinisch unentdeckte Herzerkrankung aufweisen, bleibt weiteren Nachforschungen vorbehalten. In einer neueren Studie konnte jedoch gezeigt werden, die eine unkomplizierte milde essentielle Hypertonie hatten und deren LVM > 125 g/m^2 war, eine erhöhte Rate von kardiovaskulärer Morbidität und Mortalität aufwiesen [32a]. Die LVM von 125 g/m^2 entspricht der 95. Perzentile in der Normalbevölkerung.

Wertigkeit der verschiedenen diagnostischen Verfahren zur Bestimmung der linksventrikulären Hypertrophie

Alle Methoden zur Erfassung der LVH, die in der klinischen Diagnostik eine Rolle Spielen, sind direkt oder indirekt mit Referenzstandardwerten aus Autopsieunter-

Tabelle 3. Sensitivität und Spezifität diagnostischer Kriterien der linksventrikulären Hypertrophie (*LVH*)

Autor	Fallzahl	Diagnostisches Kriterium für LVH	Sensitivität	Spezifität
Romhilt et al. 1969 [37]	n = 360	EKG-Autopsie: Romhilt-Estes-Skala ≥4 Punkte	54%	97%
Savage et al. 1979 [42]	n = 217	EKG-Echo: Romhilt-Estes-Skala 5 Punkte	6%	99%
Devereux et al. 1986 [9]	n = 55	Echo-Autopsie Linksventrikuläre (Penn/ASE) Maste	86%	100%

suchungen verglichen worden. In der Tabelle 3 wird die Genauigkeit der Quantifizierung und Diagnosen von LVH der verschiedenen Methoden miteinander verglichen (6, 13, 21, 27, 32, 39].

Die Röntgenthoraxaufnahme wird häufig zur Erfassung von Linksherzdilatation und Hypertrophie eingesetzt. Da jedoch Größe und Form des Herzens die Summe aller 4 Herzkammern und sowohl Myokard wie Perikard einschließt, bleibt diese Methode relativ ungenau. So verwundert es nicht weiter, daß in verschiedenen Studien in über 50% der Fälle mittels der Röntgenthoraxaufnahme kein Nachweis einer angiographisch bestätigen konzentrischen LVH gelang [4]. So kommt der Röntgenthoraxaufnahme angesichts der elektro- und echokardiographischen Techniken zur Erfassung der linksventrikulären Hypertrophie heute vornehmlich eine Bedeutung in der Diagnostik und Verlaufskontrolle röntgenologisch erfaßbarer Herzinsuffizienz zu.

Das EKG stellt sicherlich eine der am häufigsten verwendeten Methoden zur Erfassung der LVH dar. Die Sensitivität elektrokardiographischer und vektorkardiographischer Methoden ist allerdings mit einer Grenze um 60% nicht sehr groß [8]. Die Spezifität hingegen ist mit Werten um 95% recht genau [51]. Die Korrelation zwischen angiographisch oder echokardiographisch ermittelter LVH und EKG-bestimmter Herzhypertrophie ist mit r = 0,40–0,61 als relativ niedrig zu bezeichnen [8, 11, 27]. Standardabweichungen in der Berechnung von LVM nach dem EKG sind über 100 g damit 3mal so hoch wie Standardabweichungen bei angiographischen oder echokardiographischen Methoden. Höhere Korrelationen zwischen EKG und LVM werden durch das Einsetzen von Hypertrophiepunkteskalen, wie in Tabelle 2 dargestellt, erreicht oder aber durch extrem komplizierte Methoden (wie bei Benutzung von 126 Oberflächenelektroden), die jedoch allesamt im normalen klinischen Alltag schwer anzuwenden sind.

Das Echokardiogramm hat mit einer Sensitivität von fast 90% sowie einer Spezifität von 100% und einem Korrelationsfaktor zwischen echokardiographisch bestimmter LVM und in der Autopsie gefundenem linksventrikulärem Gewicht von 0,96 eine ausgesprochen hohe diagnostische Wertigkeit (s. Abb. 3; [8, 13]). Wegen der eindeutigen diagnostischen Überlegenheit des Echokardiogramms gegenüber der Röntgenthoraxaufnahme und dem EKG sollte bei begründetem Verdacht auf das Vorliegen einer Herzhypertrophie eine echokardiographische Untersuchung angestrebt werden. Hinzu kommt, daß mit Hilfe der Echokardiographie auch eine Funktionsanalyse des Ventrikels (sowohl diastolische wie auch systolische Funktionsparameter) durchgeführt werden kann.

Zusammenfassung

Die Röntgenthoraxaufnahme ist wegen der fehlenden Trennung zwischen hypertrophierten Ventrikelwänden und Dilatation des linken Ventrikels zur Erfassung der LVH ungeeignet. Bei der Verlaufskontrolle der Herzinsuffizienz bleibt sie jedoch von führender Bedeutung. Das EKG weist bei zwar relativ hoher Spezifität eine zu geringe Sensitität in der Erfassung von linksventrikulärer Hypertrophie auf. Zudem kann eine begleitende koronare Herzerkrankung, wofür die arterielle Hypertonie ein Risikofaktor ist, mittels elektrokardiographischer Untersuchungen verifiziert werden (S-T-Strecken- und T-Wellen-Abnormalitäten). Allerdings gelingt aufgrund elektrokardiographisher Kriterien nicht immer eine suffiziente Trennung zwischen hypertensiver Herzkrankheit (ohne koronare Makroangiopathie) und koronaren arteriosklerotischen Strömunghindernissen. Hier kann das Echokardiogramm die linksventrikuläre Struktur direkt visualisieren und mit höher Sensitivität und Spezifität die Diagnose der linksventrikulären Hypertrophie ermöglichen. Als preiswerte Screeningmethode kommt dem EKG jedoch nach wie vor große Bedeutung zu. Dagegen kommt dem Echokardiogramm als Methode der Wahl zur Erfassung von LVH herausragende Bedeutung zu.

Literatur

1. Bahler AS, Teichholz LE, Gorlin R, Herman MV (1977) Correlations of electrocardiography and echocardiography in determination of left ventricular wall thickness. Study of apparently normal subjects. Am J Cardiol 39:184–195
2. Breslin DJ, Gifford RW Jr, Fairbain JF II (1966) Essential hypertension: a twenty-year follow-up study. Circulation 33:87–97
3. Casale PN, Devereux RB, Milner M, Zullo G, Harshfield GA, Pickering TG, Laragh JH (1986) Value of echocardiographic measurement of left ventricular mass in predicting cardiovascular morbid events in hypertensive men. Ann Intern Med 105:173–178
4. Chikos PM, Figley MM, Fischer L (1977) Correlation between chest film and angiographic assessment of left ventricular size. AJR 128:367–373
5. Clark RD, Viosenska K, Cohn K (1980) Serial echocardiographic evaluation of left ventricular function in valvular disease including reproducibility guidelines for serial studies. Circulation 62:564–575
6. Conn RD, Cole JS (1971) The cardiac apex impulse: clinical and angiographic correlations. Ann Intern Med 75:185–191
7. Crawford MH, Grant D, O'Rourke RA, Starling MR, Groves BM (1980) Accuracy and reproducibility of new M-mode echocardiographic recommendations for measuring left ventricular dimensions. Circulation 61:137–143

8. Devereux RB (1987) Detection of left ventricular hypertrophy in M-mode echocardiography: Anatomic validation, standardization, and comparison to other methods. Hypertension [Suppl II] 9:19–26
9. Devereux RB, Alonso DR, Lutas EM, Gottlieb GJ, Campo E, Sachs I, Reichek N (1986) Echocardiograhic assessment of left ventricular hypertrophy: Comparison to necropsy findings. Am J Cardiol 57:450–458
10. Devereux RB, Alonso DR, Lutas EM, Pickering TG, Harshfield GA, Laragh JH (1983) Sensitivity of echocardiography for detection of left ventricular hypertrophy. In: ter Keurs HEDJ, Schipperheyn JJ (eds) Cardiac left ventricular hypertrophy. Martinus-Nijhoff, The Hague, pp 16–37
11. Devereux RB, Casale PN, Eisenberg RR, Miller DH, Kligfield P (1984) Electocardiographic detection of left ventricular hypertrophy using echocardiographic determination of left ventricular mass as the reference standard: comparison of standard criteria, computer diagnosis and physician interpretation. J Am Coll Cardiol 3:82–87
12. Devereux RB, Lutas EM, Casale PN et al. (1984) Standardization of M-mode echocardiographic left ventricular anatomic measurements. JACC 4:1222–1230
13. Devereux RB, Reichek N (1977) Echocardiographic determination of left ventricular mass in man: Anatomic validation of the method. Circulation 55:613–618
14. Devereux RB, Savage DD, Sachs I, Laragh JH (1983) Relation of hemodynamic load to left ventricular hypertrophy and performance in hypertension. Am J Cardiol 51:171–176
15. Drayer JIM, Savage DD, Henry WL, Mathews EC, Laragh JH, Epstein SH (1976) Incidence of echocardiographic left ventricular hypertrophy and left atrial enlargement in essential hypertension (abstract). Circulation [Suppl I] 53/54:233
16. Dreslinski GR (1983) Identification of left ventricular hypertrophy: chest roentgenography, echocardiography and electrocardiography. Am J Med [Suppl 3A] 75:47–50
17. Dumesnil JG, Laurencean JL (1977) Echocardiographic analysis of left ventricular wall thickness. Cardiovasc Med 2:1005–1010
18. Gaasch WH (1979) Left ventricular radius to wall thickness ratio. Am J Cardiol 43:1189–1194
19. Gardin JM, Henry WL, Savage DD, Ware JH, Burn C, Borer JS (1974) Echocardiographic measurements in normal subjects: evaluation of an adult population without clinically apparent heart disease. JCV 7:439–447
20. Gertsch M, Theler A, Foglia E (1988) Electrocardiographic detection of left ventricular hypertrophy in the presence of left anterior fascicular block. Am J Cardiol 61:1098–1101
21. Glover L, Baxley WA, Dodge HT (1973) A quantitative evaluation of heart size measurements from chest roentgenograms. Circulation 47:1289–1296
22. Grant RP (1957) The spatial vector approach: Clinical electrocardiography. McGraw-Hill, New York
22a. Helgeland A (1980) Treatment of mild hypertension in a five-year controlled drug trial – the Oslo study. Am J Med 69:725–730
23. Henry WL, Clark CE, Epstein SE (1973) Asymmetric septal hypertrophy: echocardiographic identification of the pathognomonic anatomic abnormality of IHSS. Circulation 47:225–233
24. Henry WL, Clark CE, Epstein SE (1973) Asymmetric septal hypertrophy (ASH): the unifying link in the IHSS disease spectrum: observations regarding its pathogenesis, pathophysiology and course. Circulation 47:827–832
25. Henry WL, Gardin JM, Ware JH (1980) Echocardiographic measurements in normal subjects from infancy to old age. Circulation 62:1054–1061
26. Henry WL, Ware J, Gardin JM, Hepner SI, McKay J, Weiner M (1978) Echocardiographic measurements in normal subjects. Circulation 57:278–285
27. Holt JH Jr, Barnard ACL, Lynn MS (1969) A study of the human heart as a multiple dipole electrical source: II. Diagnosis and quantitation of left ventricular hypertrophy. Circulation 40:697–710
27a. HDFP-Cooperative Study Group (1982) Hypertension Detection and Follow-up Program Cooperative Study Group: The effect of treatment on mortality in „mild“ hypertension: results of the HDFP. N Engl J Med 307:976–980

28. Kannel WB, Castelli WP, McNamara PM, McKee PA, Feinleib M (1972) Role of blood pressure in the development of congestive heart failure: The Framingham Study. N Engl J Med 287:781–787
28a. Kannel WB, Gordon T, Castelli WP, Margolis JR (1970) Electrocardiographic left ventricular hypertrophy and risk of coronary heart disease. Ann Intern Med 72:813–819
29. Kannel WB, Dawber TR (1973) Hypertensive cardiovascular disease. The Framingham Study. In: Onesti G, Kim KE, Maya ED (eds) Hypertension: Mechanisms and management. Grune & Stratton, New York, pp 93–118
30. Karliner JS, Williams D, Gorwit J, Crawford MH, O'Rourke RA (1977) Left ventricular performance in patients with left ventricular hypertrophy caused by systemic arterial hypertension. Br Heart J 39:1239–1245
31. Keats TE, Enge IP (1965) Cardiac measuration by the cardiac volume method. Radiology 85:850–855
32. Kennedy JW, Reichenbach DD, Baxley WA, Dodge HT (1967) Left ventricular mass: a comparison of angiocardiographic measurements with autopsy weight. Am J Cardiol 19:221–224
32a. Koren MJ, Devereux RB, Casale PN, Savage DD, Laragh JH (1991) Relation of left ventricular mass and geometry to morbidity and mortality in uncomplicated essential hypertension. Ann Intern Med 114:345–352
33. Levy D, Savage DD, Garrison RJ, Anderson KM, Kannel WB, Castelli WP (1987) Echocardiographic criteria for left ventricular hypertrophy: The Framingham Heart Study. Am J Cadiol 59:956–960
34. Morgenroth J, Maron BJ, Henry WL, Epstein SE (1975) Comparative left ventricular dimensions in trained athletes. Ann Intern Med 82:521–524
35. Morris JJ Jr, Estes EH, Whales RE, Thompson HK, McIntosh HD (1964) P-wave analysis in valvular heart disease. Circulation 29:242
36. Reichek N, Devereux RB (1981) Left ventricular hypertrophy: Relationship of anatomic, echocardiographic and electrocardiographic findings. Circulation 63:1391–1398
37. Romhilt DW,Bove KE, Norris RJ et al. (1969) A critical appraisal of electrocardiographic criteria for the diagnosis of left ventricular hypertrophy. Circulaltion 40:185–194
38. Romhilt DW, Estes EH Jr (1968) A point-score system for the ECG diagnosis of left ventricular hypertrophy. Am Heart J 75:752–758
39. Romhilt DW, Greenfield JC Jr, Estes EH Jr (1968) Vectorcardiographic diagnosis of left ventricular hypertrophy. Circulation 38:15–19
40. Safar ME, Lehner JP, Vincent MI, Plainfosse MT, Simon AC (1979) Echocardiographic dimensions in borderline and sustained hypertension. Am J Cardiol 44:930–935
41. Sahn DJ, de Maria A, Kisslo J, Weyman A (1978) Recommendations regarding quantitation in M-mode echocardiography: results of a survey of echocardiographic measurements. Circulation 58:1072–1080
42. Savage DD, Drayer JIM, Henry WL et al. (1979) Echocardiographic assessment of cardiac anatomy and function in hypertensive subjects. Circulation 59:623–632
43. Schieken RM, Clarke WR, Mahoney CT, Lauer RM (1979) Measurement or criteria for group echocardiographic studies. Am J Epidermiol 110:504–514
44. Sokolow M, Lyon TP (1949) The ventricular complex in left ventricular hypertrophy as obtained by unipolar precordial and limb leads. Am Heart J 37:161–186
45. Sokolow M, Perloff D (1961) The prognosis of essential hypertension treated conservatively. Circulation 23:697–713
46. Tyroler HA (1983) Race, education, and 5 year mortality in HDFP stratum I referred-care males. In: Gross F, Strasser T (eds) Mild hypertension: recent advances. Raven, New York, pp 163–175
47. Ungerleider HE (1947) Cardiac enlargement. Radiology 48:129–147
48. Valdez RS, Motta JA, Condon E et al. (1979) Evaluation of the echocardiogram as an epidemiologic tool in an asymptomatic population. Circulation 60:921–929
49. Veterans Administration Cooperative Study Group on Antihypertensive Agents (1967) Effects of treatment on morbidity in hypertension I. Results in patients with diastolic blood pressures averaging 115 through 129 mmHg. JAMA 202:1028–1034

50. Veterans Administration Cooperative Study Group on Antihypertensive Agents (1970) Effects of treatment on morbidity in hypertension. II. Results in patients with diastolic blood pressure averaging 90 through 114 mmHg. JAMA 213:1143–1152
51. Wallerson DC, Devereux RB (1987) Reproducibility of echocardiographic left ventricular measurements. Hypertension [Suppl II] 9:II-6-II-18
52. Woythaler JN, Singer SL, Kwan OL et al. (1983) Accuracy of echocardiography versus electrocardiography in detecting left ventricular hypertrophy: Comparison with postmortem mass measurements. J Am Coll Cardiol 2:305–311

Validität unterschiedlicher Methoden in der Diagnostik der renovaskulären Hypertonie

B. Kutkuhn, B. Grabensee

Einleitung

Die renovaskuläre Hypertonie ist die häufigste Form der heilbaren sekundären Hypertonien, deshalb kommt ihrer Diagnose größte Bedeutung zu. Morphologisches Substrat einer renovaskulären Hypertonie ist in aller Regel eine Nierenarterienstenose; jedoch bedingt nicht jede Nierenarterienstenose eine renovaskuläre Hypertonie, so daß nicht automatisch ein Kausalzusammenhang zwischen der morphologischen Diagnostik einer Nierenarterienstenose und einer gleichzeitig vorhandenen arteriellen Hypertonie hergestellt werden darf. Diagnostisches Ziel bei Verdacht auf renovaskuläre Hypertonie muß also der Nachweis einer anatomischen Läsion und der Beweis eines ursächlichen Zusammenhangs dieser Läsion mit der bestehenden Hypertonie sein. Es ist bislang weder durch bildgebende noch durch endokrine oder renale Funktionsuntersuchungen gelungen, eine valide diagnostische Methode dauerhaft zu etablieren. Insbesondere die Wertigkeit der seitengetrennten Reninbestimmungen wird kontrovers diskutiert, obwohl sie seit ca. 20 Jahren in der Diagnostik der renovaskulären Hypertonie propagiert wird [4].

Diagnostik

Klinische Diagnostik

Sichere Hinweise auf eine renovaskuläre Hypertonie liefern weder Anamnese noch klinischer Befund, so daß aufgrund dieser Parameter eine differentialdiagnostische Beurteilung unmöglich ist [5].

Funktionsdiagnostik

Eine vermehrte fraktionelle Reabsorption von Natrium und Wasser bei Vorliegen einer Nierenarterienstenose war die Grundlage für die Entwicklung seitengetrennter Nierenfunktionsuntersuchungen mittels Ureterenkatheterisierung in verschiedenen Testmodifikationen.

Diese Methoden sind aufwendig, patientenbelastend und in ihrer Aussagefähigkeit begrenzt, so daß sie heute in den Hintergrund getreten sind [3].

Die mangelnde Ausscheidungsfunktion der stenosierten Niere kann auch im Frühurogramm in Form einer verzögerten Kontrastmittelausscheidung erkennbar sein.

Indirekte Hinweise ergeben sich auch hier durch den Seitenvergleich. Die unzureichende Sensitivität (75%) und Spezifität (86%; [17]) des Ausscheidungsurogramms in der Erfassung einer hämodynamisch wirksamen unilateralen Nierenarterienstenose begrenzen seinen Einsatz in der primären Diagnostik. Nuklearmedizinische Untersuchungen nehmen breiten Raum in der Nierendiagnostik ein. Isotopennephrographie, Sequenzszintigraphie und Hippuranclearance werden häufig gemeinsam in der Diagnostik der renovaskulären Hypertonie eingesetzt. Leider ist die Sensitivität (etwa 80%) und Spezifität (etwa 90%; [17]) nicht wesentlich besser als beim Frühurogramm, so daß ihr primärer Einsatz als Screeninguntersuchung ebenfalls unbefriedigend bleibt.

Primäre Angiographie

Die peripher-venöse digitale Subtraktionsangiographie wird in der Diagnostik der Nierenarterienstenose nur mit einer Sensitivität von 88% und Spezifität von 89% angesiedelt [17]; deshalb ist bei einer primären Angiographie die arterielle Übersichtsangiographie vorzuziehen [5]. Selbst bei morphologischem Nachweis einer Nierenarterienstenose ist allerdings noch nicht die Frage der hämodynamischen Relevanz und damit der Ursache einer renovaskulären Hypertonie beantwortet.

Endokrine Untersuchungen

Peripheres Renin

Die unmittelbaren Reaktionen des Renin-Angiotensin-System (RAS) auf Schwankungen des Wasser- und Elektrolythaushalts, Änderungen des Blutdrucks sowie die Beeinflußbarkeit durch verschiedenste Medikamente erlauben nur eine sehr begrenzte Diskriminierung der renovaskulären Hypertonie durch Bestimmung lediglich des peripheren Renins [17]. Die von Laragh et al. [6] vorgeschlagene zusätzliche Bestimmung der Kochsalzausscheidung im 24-h-Urin erhöht zwar die Zuverlässigkeit der Methode, ist jedoch für den Routinebetrieb zu aufwendig und störanfälllig, insbesondere unter dem Aspekt einer Screeninguntersuchung.

Renin im Nierenvenenblut

Die seitengetrennte Bestimmung des Renins im Nierenvenenblut wird seit ca. 20 Jahren in der Diagnostik der renovaskulären Hypertonie propagiert [4]. Um die Aussagefähigkeit dieser Methode zu erhöhen, sind verschiedene Berechnungsmodelle, z. B. die Bestimmung des Reninquotienten, der Reninindizes, sowie unterschiedliche Stimulationsversuche [1, 8, 10, 12, 14, 17] eingeführt worden. Trotz dieser Modifikationen wird aufgrund der relativ vielen falsch-negativen Ergebnisse der Stellenwert des seitengetrennten Renins kontrovers beurteilt [7].

Captoprilstimuliertes Renin

Captopril hemmt kompetitiv die Konvertierung von Angiotensin I zu Angiotensin II; neben den sich daraus ergebenden Veränderungen des Blutdrucks wird im Rahmen eines negativen Feedbackmechanismus die Reninsekretion stimuliert [15].

Die diagnostische Einmalapplikation von Captopril soll die Sensitivität und Spezifität der differenten Reninbestimmung im Nierenvenenblut steigern [17].

Die periphere Reninbestimmung vor und nach Gabe von 25 mg Captoril („Captoriltest", s. unten) soll ebenfalls zu guten Ergebnissen in der Diagnostik der renovaskulären Hypertonie führen [11, 13].

Obwohl im Mittel die Höhe des Reninanstiegs nach Captoprilgabe zwischen Patienten mit primärer und renovaskulärer Hypertonie signifikant unterschiedlich ist, [2, 5, 11, 12, 14, 17], ist bislang keine zuverlässige Testvalidierung publiziert worden. Dies liegt v. a. in der erheblichen Streuung und Überlappung der Einzelwerte, so daß auch aufgrund der bislang kleinen Fallzahlen eine zuverlässige statistische Aussage über Sensitivität und Spezifität des Captopriltests fehlt. Eine weitere Unsicherheit ergibt sich dadurch, daß zur Durchführung des Captopriltests immer von allen Untersuchern das Absetzen der antihypertensiven Medikation gefordert wurde [2, 11, 17].

Eigene Untersuchungen

Um die Aussagefähigkeit verschiedener endokriner Methoden in der Diagnostik der renovaskulären Hypertonie zu überprüfen, untersuchten wir 118 Patienten mit arterieller Hypertonie, davon 74 Patienten mit primärer Hypertonie und 44 Patienten mit unilateraler Nierenarterienstenose und postinerventionell nachgewiesener renovaskulärer Hypertonie. Neben dem Captopriltest wurde bei allen Patienten eine Renovasographie durchgeführt.

Durchführung des Captopriltests

- Fortführung der antihypertensiven Medikation mit Ausnahme von ACE-Hemmern,
- normale Kochsalzzufuhr;
- vor der ersten Blutabnahme Ruhephase von 60 min, in liegender Position;
- nach der ersten Blutabnahme beim nüchternen Patienten Gabe von 25 mg Captopril p. o.;
- zweite Blutabnahme nach 60 min, zwischenzeitliche Blutdruckkontrollen (15minütlich);
- Bestimmung der Plasmareninaktivität in beiden Blutproben.

Die antihypertensive Medikation der Patienten wurde prinzipiell fortgeführt, lediglich ACE-Hemmer wurden mindestens 6 Wochen vor Durchführung des Captopriltests abgesetzt. Renin wurde indirekt bestimmt (Plasmareninaktivität, PRA) als Generierung von Angiotensin I bei einem pH-Wert von 6,0 (kommerzieller Kit, Baxter Deutschland München; Intra- und Interassayvarianz <10%). Das Ergebnis wird in ng/ml × h Angiotensin I angegeben.

Die Ergebnisse des Captopriltests wurden ausgewertet aus den peripheren Reninwerten vor und 1 h nach der Gabe von 25 mg Captopril. Zur vergleichenden Auswertung zwischen den verschiedenen Hypertonieformen wurden der relative Anstieg der PRA nach Captoprilgabe in Prozent und der absolute Anstieg (ng/ml × h) gewählt.

Zur seitengetrennten Reninbestimmung erfolgte die selektive Nierenvenenblutabnahme durch einen in die V. femoralis communis eingeführten 5F-Cobra-Katheter. Zusätzlich wurden je eine Blutprobe aus der V. cava inferior und der V. femoralis communis gewonnen. Nach oraler Gabe von 25 mg Captopril wurden die Blutabnahmen nach 1 h in gleicher Weise wiederholt.

In Anlehnung an die Literatur wurden für die Auswertung der erhaltenen Werte die traditionelle Reninratio sowie die Renindizes nach Laragh benutzt [16, 17].

Die Eignung jeder einzelnen Variablen für eine korrekte Zuordnung der Patienten in die entsprechende Gruppe wurde mittels quadratischer Diskriminanzanalyse untersucht.

Ergebnisse

In Tabelle 1 werden die Ergebnisse der Diskriminanzanalyse hinsichtlich Sensitivität, Spezifität und totaler Irrtumswahrscheinlichkeit der einzelnen und gekoppelten Variablen für die peripheren Reninwerte dargestellt. Im Rahmen der Diskriminanzanalyse wird bei der Beurteilung des Captopriltests eine Untergruppe von Patienten

Tabelle 1. Darstellung der Sensitivität, Spezifität und Gesamtirrtumswahrscheinlichkeit für die Variablen absoluter und relativer Anstieg nach ACE-Hemmung

Reninanstieg	Sensitivität [%]	Spezifität [%]	Totale Irrtumswahrscheinlichkeit [%]
mit Diuretika			
absolut	50	93	28
relativ	38	92	34
absolut und relativ	47	92	30
ohne Diuretika			
absolut	89	97	7
relativ	56	97	23
absolut und relativ	93	97	5

getrennt analysiert, die keine diuretische Therapie zum Zeitpunkt der Untersuchung aufwiesen (37 Patienten mit renovaskulärer Hypertonie und 51 Patienten mit primärer Hypertonie).

Die Ergebnisse der Diskriminanzanalyse erlauben eine sichere statistische Zuordnung jedes zukünftigen Patienten in die entsprechende Diagnosegruppe. Bezogen auf den absoluten Reninanstieg nach Captoprilgabe ist ein Anstieg von ≤ 1 ng/ml $\times$ h mit 98%iger Wahrscheinlichkeit einer primären Hypertonie zuzuordnen, während bei Werten von ≥ 3 ng/ml/· h mit nahezu 100%iger Wahrscheinlichkeit eine renovaskuläre Hypertonie vorliegt.

In Tabelle 2 sind die Ergebnisse der Diskriminanzanalyse hinsichtlich Sensivität, Spezifität und der gesamten Irrtumswahrscheinlichkeit für die seitengetrennten Reninabnahmen aufgeführt.

Tabelle 2. Vergleich der Sensitivität und Gesamtfehlerrate von Reninindizes und Reninratio vor und nach Captoprilgabe

Variable vor/nach ACE-Hemmung	Sensitivität [%]	Spezifität [%]	Totale Irrtumswahrscheinlichkeit [%]
Reninratio davor	23	96	40
danach	32	96	36
Sekretionsindex davor	20	91	45
danach	34	96	35
Ratio und Sekretion davor	39	96	33
danach	45	96	29
Sekretion und Suppression davor	52	61	30
danach	61	83	29

Diskussion

Captopriltest

Es wird ersichtlich, daß die Trennschärfe des Captopriltests deutlich von einer Diuretikatherapie abhängig ist (Tabelle 1). Sensitivität und Spezifität sind unter diuretischer Therapie erheblich reduziert. In Abwesenheit einer diuretischen Therapie ist der absolute Anstieg (als Differenz) nach Captoprilgabe als Einzelvariable mit einer Sensitivität von 89% und Spezifität von 97% noch aussagefähiger als der prozentuale Anstieg des Plasmarenins (Sensitivität 56% bei gleicher Spezifität). Beide Variablen zusammen reduzieren die totale Irrtumswahrscheinlichkeit auf 5%, ein Wert, der für eine klinische Screeningmethode akzeptabel ist.

Seitengetrenntes Renin

Unsere Daten bestätigen im wesentlichen die Erfahrungen anderer Untersucher: Reninratio und Reninsekretionsindizes zeichnen sich in den durch die Diskriminanzanalyse erhaltenen Ergebnissen bei durchgehend guter Spezifität durch eine unzureichende Sensitivität aus [9, 17]. Die Ergebnisse zeigen weiterhin, daß die Einmalapplikation von Captopril bei seitengetrennten Reninabnahmen keinen wesentlichen Vorteil bietet.

Der Eingriff in das RAS durch ACE-Hemmer bietet für seitengetrennte Studien keine nennenswerte Verbesserung der Ergebnisse. Dieser Punkt ist in der Literatur bislang kontrovers diskutiert worden. Offensichtlich eignet sich die akute ACE-Hemmung nur dazu, ein aktiviertes RAS, wie z. B. bei renovaskulärer Hypertonie, aufzudecken, dies erklärt die guten Erfolge bei der Durchführung des Captopriltests.

Bei den seitengetrennten Reninstudien liegt der diagnostische Schwerpunkt aber in der Seitendifferenz, die hierfür maßgebenden Variablen werden durch die ACE-Hemmung jedoch nicht entscheidend beeinflußt. Eine sichere Indikation zu seitengetrennten Reninabnahmen ergibt sich dann, wenn auf eine chronische Therapie mit Diuretika und/oder eine niedrige Kochsalzzufuhr nicht verzichtet werden kann und ein peripherer Captopriltest als diagnostische Maßnahme ausscheidet [5, 11].

Zusammenfassung

1. Die als Captopriltest bezeichnete Bestimmung der peripheren Reninkonzentrationen vor und 1 h nach Gabe von 25 mg Captopril eignet sich prinzipiell als Screeningmethode in der Diagnostik der renovaskulären Hypertonie. Unter diuretischer Therapie ist die Aussage des Captopriltests eingeschränkt.
2. In Übereinstimmung mit vielen anderen Berichten konnte auch diese Untersuchung zeigen, daß die invasive seitengetrennte Reninbestimmung eine schlechte Sensitivität besitzt. Diese Aussage trifft für Sekretionsindex und Reninratio gleichermaßen zu, es besteht kein Vorteil in der Anwendung des einen oder anderen Berechnungsmodells.
3. Sollte die Indikation zur primären Angiographie gestellt werden, halten wir sie nur im Rahmen einer arteriellen Übersichtsangiographie für sinnvoll.

Literatur

1. Amsterdam EA, Couch NP, Christlieb RA (1969) Renal vein renin activity in the prognosis of surgery for renovascular hypertension. Am J Med 47:860
2. Derkx FHM, Tan-Tjiong L, Wenting GJ, Boomsma F, Man in't Veld AJ, Schalekamp MADH (1987) Captopriltest for diagnosis of renal artery stenosis. In: Glorioso N, Laragh JH, Rappelli A (eds) Renovascular hypertension. Raven, New York, pp 295–304
3. Howard JE, Conner TB (1954) Use of differential renal function studies in the diagnosis of renovascular hypertension Am J Surg 107:58

4. Judsons WE, Helmer OM (1965) Diagnostic and prognostic values of renin activity in renal venous plasma in renovascular hypertension. Hypertension 13:79
5. Kutkuhn B, Torsello G, Kniemeyer H, Grabensee B (1988) Diagnostik der renovaskulären Hypertonie. Med Welt 39:663–667
6. Laragh JH, Sealey JE, Bühler FR, Vaughan ED, Brunner HR, Gavras H, Baer L (1975) The renin axis and vasoconstriction volume analysis for understanding and treating renovascular and renal hypertension. Am J Med 58:4–13
7. Lüscher T, Greminger FP, Kuhlmann U, Siegenthaler W, Largiadér F, Vetter W (1986) Renal venous renin determinations in renovascular hypertension. Nephron [Suppl 1] 44:17
8. Mannick JA, Huvos A, Hollander WE (1969) Post-hydralazine renin release in the diagnosis of renovascular hypertension. Ann Surg 170:409
9. Marks LS, Maxwell MH (1975) Renal vein renin value and limitaions in the prediction of operative results. Urol Clin North Am 2:311–325
10. Michelakis, AM, Simmons J (1969) Effect of posture on renal vein renin activity in hypertension. Its implications in the management of patients with renovascular hypertension. JAMA 208:695
11. Muller FB, Sealey JE Case DB (1986) The captopriltest for identifying renovascular disease in hypertensive patients. Am J Med 80:633–643
12. Re R, Novelline R, Escourrou MTH, Athanasoulis C, Burton J, Haber E (1978) Inhibition of angiotensin-converting enzyme for diagnosis of renal-artery stenosis. N Engl J Med 582–586
13. Salvetti A, Arzilli F, Nuccorini A, Mauro M, Giovannetti R (1987) Does humoral and hemodynamic response to acute ACE inhibition identify true renovascular hypertension? In: Glorioso N, Laragh JH, Rappelli A (eds) Renovascular hypertension. Raven, New York, pp 305–315
14. Strong CG, Hunt JC, Sheps SG, Tucker RM, Bernatz PE (1971) Renal venous renin activity. Enhancement of sensitivity of lateralization by sodium depletion. Am J Cardiol 27:602
15. Tobian LJ, Janaecek A, Tomboulian A (1959) Correlation between granulation of juxtaglomerular cells and extractable renin in rats with experimental hypertension. Proc Soc Exp 100:94
16. Vaughan ED Jr, Bühler FR, Laragh JH, Sealy JE, Baer L, Bard RH (1973) Renovascular hypertension: Renin measurements to indicate hypersecretion and contralateral suppression, estimate renal plasma flow, and score for surgical curability. Am J Med 55:402–414
17. Vaughan ED, Pickering TG, Laragh JH (1987) Identifying patients with renovascular hypertension. In: Kaplan N, Brenner BM, Laragh JH (eds) The kidney in hypertension. Raven, New York, pp 91–108

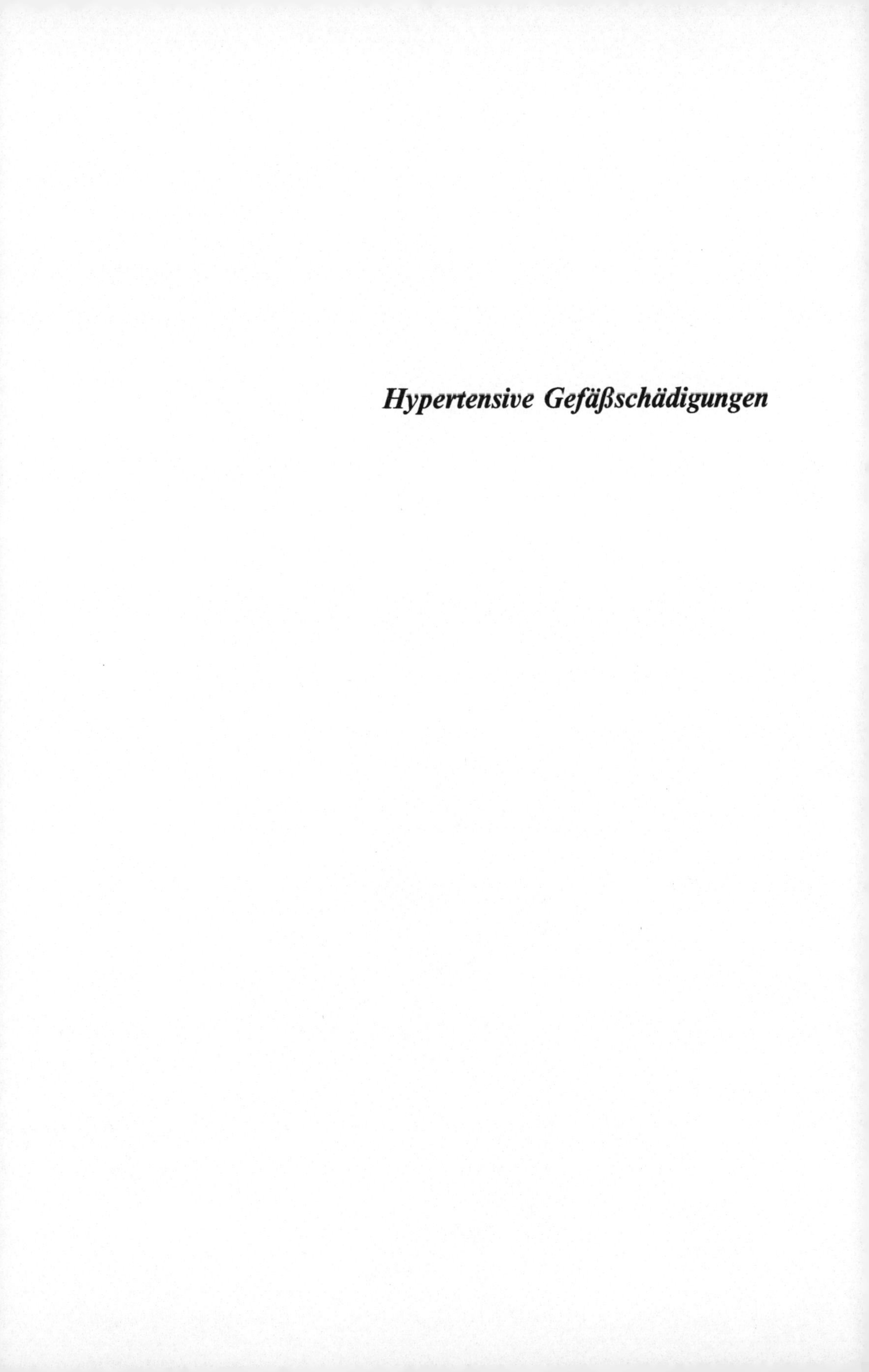

Hypertensive Gefäßschädigungen

Bluthochdruck und Organschäden: Die besondere Rolle des hormonalen und vaskulären Renin-Angiotensin-Systems

D. Ganten

Einleitung

Bluthochdruck ist auch deshalb eine weithin noch unterschätzte Krankheit, weil der Beginn, die sog. milde Hypertonie, schleichend und unsymptomatisch verläuft und erst die sekundären Organschäden zu klinischen Konsequenzen führen. Die Organschäden haben dann verhängnisvollerweise verstärkenden Charakter und setzen einen Circulus vitiosus in Gang, der zu immer höheren Blutdruckwerten, stärkeren Organschäden und wieder höherem Blutdruck führt.

Neben Herz und Gehirn sind besonders die Blutgefäße und die Niere betroffen. Hoher Blutdruck führt zu Nierenschäden, die über die Stimulation von Pressormechanismen und über Salz- und Volumenretention den Blutdruck weiter erhöhen. Auch die hypertoniebedingte Hypertrophie der Blutgefäßwände erhöht den peripheren Widerstand und damit wieder den Blutdruck. Dieser Amplifikationsfaktor wird noch verstärkt durch die höhere Ansprechbarkeit der hypertrophierten Blutgefäße auf pressorische Substanzen, z. B. die Überträgerstoffe des sympathischen Nervensystems, und unterhält damit den Circulus vitiosus.

Die besondere Rolle des Renin-Angiotensin-Systems (RAS) ergibt sich aus der Tatsache, daß es einerseits zu den primären Mechanismen der Blutdruckerhöhung beitragen kann, andererseits kommt es darüber hinaus aber auch lokal in jenen Organen vor, die von der Blutdruckerhöhung in Mitleidenschaft gezogen sind; es kann hier sekundär zur Verstärkung der Blutdruckerhöhung wie auch der Organschädigung beitragen. Von besonderer Bedeutung erscheint in diesem Zusammenhang der Effekt von Angiotensin II auf die Proliferation der glatten Muskulatur, die zur kardiovaskulären Hypertrophie beitragen kann. Therapeutische Hemmung des RAS führt daher gleichzeitig zu einer direkten Hemmung des pressorischen Effektes des hormonalen RAS und gleichzeitig, z. B. über die antiproliferative Wertung, zu einer Unterbrechung und Verhinderung der Organschäden durch Hemmung des lokalen Gewebe-RAS.

In diesem Beitrag sollen die Grundlagen des hormonalen Plasma-RAS und des vaskulären Gewebe-RAS besprochen werden. Auf umfassendere Übersichten zu diesem Thema wird verwiesen [3, 5, 8, 9, 13].

Das zirkulierende Renin-Angiotensin-System

Das hormonale Plasma-RAS ist in seinen Grundzügen weitgehend aufgeklärt. Renin ist ein proteolytisches Enzym mit einem Molekulargewicht von etwa 40000 Dalton*. Die Synthese erfolgt in den Zellen des juxtaglomerulären Apparates der Niere, von wo es in die Blutbahn sezerniert wird. Im Blut spaltet das Renin ein Dekapeptid, das Angiotensin I, von einem Präkusorprotein, dem Angiotensinogen ab. Angiotensinogen ist ein in der Leber gebildetes Glykoprotein mit einem Molekulargewicht von ca. 55000 Dalton. Das gebildete Angiotensin I stellt ein physiologisch weitgehend unwirksames Prohormon dar. Es wird durch ein weiteres Enzym, das Angiotensinkonversionenzym (ACE), durch Abspaltung eines Dipeptids in das Effektorpeptid des RAS, Angiotensin II, umgewandelt.

Das ACE ist eine Dipeptidyl-Carbopeptidase mit geringer Substratspezifität. Es spaltet nicht nur das terminale His-Leu-Fragment vom COOH-terminalen Ende des Angiotensin I ab, sondern kann eine ganze Reihe endogener Peptidsubstanzen mit unterschiedlicher Aminosäuresequenz angreifen. Physiologisch bedeutsam ist die Identität von ACE mit dem Enzym Kininase II, das gefäßerweiternde Kinine, wie z. B. Bradykinin, abbaut. Eine Interferenz von ACE mit anderen Peptidsystemen wie z. B. Opioidpeptiden und Substanz P ist ebenfalls beschrieben worden. Im Organismus findet sich ACE haupsächlich in den Gefäßendothelien der Lunge, aber auch im Blutplasma und einer Reihe anderer Gewebe, wie Niere, Nebenniere, Gefäße, Herz und Gehirn. Das ACE ist ein Glykoprotein mit einem Kohlehydratanteil von etwa 26% und einem Molekulargewicht von etwa 140000 Dalton. Für die enzymatische Aktivität ist ein Zinkatom je Molekül essentiell.

Beim Abbau des Angiotensin II durch die hydrolytische Wirkung von Angiotensinasen entsteht als erstes Abbauprodukt das Heptapeptid Angiotensin III, dem ebenfalls physiologische Wirkungen zugeschrieben werden. Die meisten Wirkungen von Angiotensin II stehen in direktem oder indirektem Zusammenhang mit der Regulation von Blutdruck, Wasser- und Elektrolythaushalt [2]. Angiotensin II bewirkt eine Vasokonstriktion durch direkte Stimulation der Angiotensin-II-Rezeptoren in den Blutgefäßen. Angiotensin II ist eine der pressorisch wirksamsten endogenen Substanzen. Die Pressorwirkung wird durch Salzbelastung erhöht und durch Salzverarmung erniedrigt.

Angiotensin II hat auch eine langsame blutdrucksteigernde Wirkung, die durch Infusion geringer Dosen über einen längeren Zeitraum hinweg erreicht werden kann. Es bewirkt eine Erhöhung der Sekretion und Plasmakonzentration von Aldosteron. Diese Erhöhung kann durch die Veränderung der Plasma-Angiotensin II-Konzentration innerhalb des physiologischen Bereichs erreicht werden und wird – wie die pressorische Wirkung – stark durch Veränderungen im Natriumstatus beeinflußt. Eine vermehrte Aldosteronfreisetzung durch Angiotensin II kann über eine erhöhte Natriumretention einen Blutdruckanstieg zur Folge haben.

Angiotensin II hat direkte Effekte auf die nierenständigen Angiotensin-II-Rezeptoren und modifiziert die Wasser- und Elektrolytexkretion. Die renalen

---

* 1 Dalton = $1{,}6601 \cdot 10^{-27}$ kg.

Effekte müssen nicht von Veränderungen des zirkulierenden Angiotensin II abhängen, da das Peptid auch lokal in der Niere gebildet werden kann.

Eine Angiotensin-II-induzierte Potenzierung der sympathischen Vasokonstriktion wurde von vielen Gruppen berichtet [19]. Die Erleichterung der Noradrenalinfreisetzung an sympathischen Nervenendigungen, eine Hemmung der Wiederaufnahme von Adrenalin sowie eine Verstärkung der postsynaptischen Wirkung des freigesetzten Transmitters werden als mögliche Mechanismen diskutiert. Zirkulierendes Angiotensin II kann seine Wirkung auch auf zentrale Kerne des Gehirns, deren Rezeptoren außerhalb der Blut-Hirn-Schranke liegen, ausüben. Zu diesen Strukturen zählen das subfornikale Organ, das Organum vasculosum der Lamina terminalis und die Area postrema. Ein Angriff auf diese Hirnareale ruft Blutdruckanstiege, Durst und Salzappetit hervor, löst Trinkverhalten aus und bewirkt die Ausschüttung der Hypophysenhormone ACTH, Vasopressin sowie Oxytozin.

Die lokalen parakrinen Renin-Angiotensin-Systeme

Viele Studien haben Hinweise auf eine lokale Synthese von Angiotensin in Geweben erbracht. Die Mechanismen der Synthese scheinen ganz oder teilweise unabhängig vom zirkulierenden RAS zu sein. Der Nachweis von reninartigen Enzymen in extrarenalem Gewebe gelang erstmals in der Arterienwand und in der Submaxillardrüse der Maus. Seither konnte Renin in vielen extrarenalen Organen nachgewiesen und von der unspezifischen reninähnlichen Aktivität Kathepsin-D-ähnlicher Proteasen getrennt werden. Für den Blutdruck und die Volumenregulation sind 4 extrarenale Renin enthaltende Organe besonders wichtig, die auch Zielorgane des Angiotensin darstellen: das Gehirn, die Nebenniere, das Herz und die Blutgefäßwand, aber auch das lokale RAS in der Niere müßte dazu gezählt werden (Übersichten bei [3, 4, 8]). Die vorliegende Arbeit beschränkt sich auf eine Diskussion des Gefäß-RAS.

Das vaskuläre Renin-Angiotensin-System

Die Existenz eines lokalen RAS in der Blutgefäßwand wurde durch biochemische, immunhistochemische und zellbiologische Daten belegt [6–8]. Reninähnliche Aktivität wurde in großen und kleinen Arterien (Aorta, Nieren-, Koronar-, Mesenterialarterien und Karotiden) sowie in Venen gefunden. Das vaskuläre Renin scheint unabhängig vom zirkulierenden System zu sein. Bei nephrektomierten Ratten kann in der Aorta eine reninähnliche Aktivität noch viele Stunden nach dem Abfall der Plasmareninaktivität bestimmt werden. Diese Daten lassen vermuten, daß Angiotensin II an Stellen außerhalb des Plasmas gebildet und in die Zirkulation abgegeben werden kann. Eine lokale Synthese von Angiotensin II in der Gefäßwand ließen auch Daten von Thurston et al. [22] und Dzau [6] vermuten, die u. a. zeigten, daß die Menge an Angiotensinantiserum, die benötigt wurde, um den Effekt von exogenem Angiotensin II in Ratten zu hemmen, höher war als aufgrund der Plasmawerte vorhergesagt. Sie führten diesen Effekt nicht nur auf Veränderungen der Angiotensinrezeptoren oder der Sensitivität zurück, sondern auch auf eine lokale Synthese von Angiotensin II in der Gefäßwand. Eine vaskuläre Angiotensinsynthese wurde später in der Tat durch direkte Nachweismethoden bestätigt [10].

Auch Angiotensinogen, immunreaktives Angiotensin, ACE und Angiotensinrezeptoren, die weiteren essentiellen Komponenten des RAS, konnten in der Gefäßwand nachgewiesen werden. Angiotensinrezeptoren sind zum überwiegenden Teil an den glatten Gefäßmuskelzellen lokalisiert und über das gesamte Gefäßsystem verteilt. Außerdem sind sie auch auf noradrenergen Nervenendigungen, die die Gefäße innervieren, sowie auf Gefäßendothelzellen zu finden. ACE ist im ganzen Gefäßsystem, hauptsächlich auf den Gefäßendothelzellen, nachweisbar. Daten von Velletri u. Bean [25] zeigen außerdem die ACE-Lokalisation in der Tunica media der Gefäßwand.

Die Lokalisation von Renin in den Blutgefäßen wurde mit immunhistochemischen Studien an Hund und Maus untersucht. In der Aorta, kleinen Arterien und Arteriolen konnte in der gesamten Gefäßwand eine intensive Anfärbung mit Antireninantikörpern beobachtet werden. In großen und mittleren Arterien war die Färbung hauptsächlich in der Intima und den äußeren 2 Dritteln der Media zu sehen. Immunreaktives Renin wurde in Zellkulturen glatter Gefäßmuskelzellen der Aorta von Rind und Kaninchen sowie in kultivierten Zellen von Rattenmesenterialarterien gemessen. In kultivierten Aortaendothelzellen des Rindes konnte neben immunreaktivem Renin auch Angiotensinogen sowie Angiotensin I, II und III nachgewiesen werden [12]. Endothelzellen sind darüber hinaus vermutlich in der Lage, Angiotensin I und II zu sezernieren.

Ein weiterer wichtiger Hinweis für eine lokale Synthese von Angiotensinogen und Renin in Gefäßen ist der Nachweis ihrer m-RNA in der Aorta [21]. Die Komponenten des RAS scheinen danach in den Endothel- und glatten Muskelzellen der Blutgefäße lokalisiert zu sein. Damit ist die Möglichkeit einer lokalen Angiotensin-II-Synthese in der Gefäßwand grundsätzlich gegeben. Neben der lokalen Synthese gibt es auch Hinweise für eine Aufnahme von Renin und Angiotensinogen aus dem Blut. Loudon et al. [16] zeigten, daß in bilateral nephrektomierten Ratten exogen gegebenes Renin von den Blutgefäßen aufgenommen wird und lokale Wirkungen zeigt. Weiterhin besteht die Möglichkeit einer Aufnahme von Prorenin durch das Endothelium mit nachfolgender Aktivierung zu Renin. Eine lokale Synthese von Angiotensin könnte wichtige physiologische, pathophysiologische und pharmakologische Folgen haben. Vaskuläres Renin-Angiotensin könnte in den Blutgefäßen in Konzentrationen akkumulieren, die jene im Plasma weit übertreffen. Lokales Angiotensin könnte eine Reihe autokriner oder parakriner Einflüsse auf den Gefäßtonus ausüben und durch Aktivierung der Rezeptoren auf glatten Gefäßmuskelzellen die Vasokonstriktion stimulieren. Eine Akkumulation von Angiotensin in der Umgebung der noradrenergen Nervenendigungen könnte den sympathischen Gefäßtonus durch erleichterte Freisetzung von Katecholaminen aus den Nervenenden erhöhen. Weiterhin ist ein Einfluß von vaskulärem Angiotensin auf die endotheliale Prostazyklinsynthese möglich, die wiederum zu einer Vasodilatation führt.

Von besonderem Interesse ist die Wirkung von Angiotensin II auf die Proliferation der glatten Muskulatur und damit der vaskulären Hypertrophie.

Hinweise für eine physiologische Bedeutung von lokalem Gefäßangiotensin für die Kontrolle des Blutdrucks und des Gefäßtonus kommen von Messungen des vaskulären RAS bei hypertensiven Tieren, ferner von Studien über Inhibitoren des RAS im Tier und beim Menschen. So beobachteten Assad und Antonaccio [1] bei spontan hypertensiven Ratten (SHR) eine enge Korrelation des systolischen Blutdrucks mit der Reninkonzentration in der Aorta, nicht jedoch im Plasma. Eine erhöhte Renin-Angiotensin-Aktivität könnte direkt oder indirekt einen höheren Gefäßtonus verursachen. Kawasaki et al. [11] zeigten, daß die Stimulation der noradrenergen Neurotransmission und die vasokonstriktorische Antwort auf Isoproterenol in SHR signifikant höher waren als in normotonen Kontrolltieren. In einem weiteren experimentellen Hochdruckmodell mit niedriger bis normaler Plasmareninkonzentration, der chronischen Phase des Hochdruckes nach einseitiger Nierenarterienstenose, kann eine anhaltende Saralasininfusion den Hochdruck korrigieren [20]. Okamura et al. [18] zeigten an diesem Hochdruckmodell eine erhöhte ACE-Aktivität im Gefäßgewebe und eine erhöhte konstriktorische Antwort von isolierten Arterien auf Angiotensin I. Mit dem ACE-Hemmer Enalapril und einem Angiotensin-II-Antagonisten konnte der Blutdruck trotz normalem Plasmareninspiegel gesenkt werden. In SHR wurde die Bedeutung des gewebeständigen ACE für die blutdrucksenkende Wirkung von ACE-Inhibitoren im Vergleich zum Serum-ACE untersucht [23, 24]. In diesen Studien korrelierten das Ausmaß und die Dauer der Blutdrucksenkung besser mit der ACE-Inhibition in verschiedenen Geweben als mit der ACE-Hemmung im Plasma. Beispielsweise normalisierte eine Ramipril- bzw. Enalaprilbehandlung über mehrere Wochen den Blutdruck und hemmte die ACE-Aktivität im Plasma und in verschiedenen Geweben. Nach Absetzen der Mittel normalisierte sich die ACE-Aktivität im Plasma innerhalb eines Tages, während der Blutdruck weitere 2 Wochen erniedrigt blieb. Die Dauer der antihypertensiven Antwort war begleitet von einer anhaltenden Hemmung des ACE in der Niere und der Aorta- und Mesenterialgefäßwand [24]. Diese Befunde zeigen, daß die anhaltende antihypertensive Wirkung von ACE-Inhibitoren unabhängig von der ACE-Hemmung im Plasma und in der Lunge sein kann, und daß Korrelationen mit der anhaltenden ACE-Hemmung in Nieren und Gefäßwand bestehen.

Schlußfolgerungen

Neben dem vaskulären RAS ist die lokale Angiotensin-II-Synthese auch in anderen Geweben, wie Herz, Nebenniere, Niere und Gehirn, von größerer Bedeutung, als noch vor Jahren angenommen wurde. Die Tatsache, daß transgene Ratten mit einem zusätzlichen Reningen hohen Blutdruck, aber niedriges Plasmarenin aufweisen, unterstreicht und bestätigt diese Schlußfolgerung [17]. Wir beginnen erst die Bedeutung der Geweberenine für die Pathophysiologie des Bluthochdrucks und für die Entstehung von Organschäden zu verstehen. Die Erkenntnis, daß proliferative Effekte durch Angiotensin hervorgerufen und durch Angiotensinhemmung verhindert werden könne, ohne daß hämodynamische Wirkungen beteiligt sind, spricht für eine direkte Funktion von Angiotensin als Wachstumsfaktor [14, 15]. Differenzierte therapeutische Eingriffe in das Plasma-RAS und Gewebe-RAS werden in Zukunft von zunehmender Bedeutung sein, um den Bluthochdruck zu therapieren, aber auch um lokale Gewebsreaktion und Organschäden zu vermeiden.

Literatur

1. Assad MM, Antonaccio MJ (1982) Vascular wall renin in spontaneously hypertensive rats: potential relevance to hypertension maintenance and antihypertensive effect of captopril. Hypertension 4:487–493
2. Brown JJ, Leckie BJ, Lever AF, Melntyre G, Morton JJ, Semple PF, Robertson JIS (1983) The renin-angiotensin system and the regulation of the circulation. In: Robertson JIS (ed) Clinical aspects of essential hypertension. Elsevier, Amsterdam (Handbook of hypertension, vol 1, pp 278–323)
3. Campbell DJ (1987) Circulating and tissue angiotensin system. J Clin Invest 79:1–6
4. Deboben A, Inagam T, Ganten D (1983) Tissue renin. In: Genest J, Kuchel O, Hamet P, Cantin M (eds) Hypertension. McGraw-Hill, New York, pp 194–209
5. Dzau VJ (1984) Vascular renin-angiotensin: a possible autocrine or paracrine system in control of vascular function. J Cardiovasc Pharmacol 6:2377–2382
6. Dzau VJ (1986) Significance of the vascular renin-angiotensin pathway. Hypertension 8:553–559
7. Ganten D, Hayduk K, Brecht HM, Boucher R, Genest J (1979) Evidence for renin release or production in splanchnic territory. Nature 226:51–552
8. Ganten D, Manwen J, Hellmann T, Wilhelm M, Hackenthal E, Lindpaintner K (1989) Das Renin-Angiotensin-System: Neue Aspekte zur Molekularbiologie, Lokalisation und Regulation. Nieren Hochdruckkrankh 18/2:48–54
9. Gohlke P, Ganten D, Lang RE, Unger RE (1988) Das Renin-Angiotensin-System: Systemische und lokale Bedeutung . Z Kardiol [Suppl 3] 77:1–12
10. Hilgers KF, Kuczera M, Wilhelm MJ, Wiecek A, Ritz E, Ganten D, Mann JFE (1989) Angiotensin formation in the isolated rat hindlimb. J Hypertens 7:789–798
11. Kawasaki H, Cline WH Jr, Su C (1984) Involvement of the vascular renin-angiotensin system in β-adrenergic receptor-mediated facilitation of vascular neurotransmission in spontaneously hypertensive rats. J Pharmacol Exp Ther 231:23–32
12. Kifor I, Dzau VJ (1987) Endothelial renin-angiotensin pathway: evidence for intracellular synthesis and secretion of angiotensins. Circ Res 60:422–428
13. Klett C, Hellmann W, Hackenthal E, Ganten D (1990) Pathophysiologie des Renin-Angiotensinsystems. Wien Med Wochenschr 1/2:2–12
14. Linz W, Schölkens BA, Manwen J, Wilhelm M, Ganten D (1986) The heart as a target for converting enzyme inhibitors: Studies in ischaemic isolated working rat hearts. J Hypertens 4:S477–S479
15. Linz W, Schölkens BA, Ganten D (1989) Converting enzyme inhibition specifically prevents the development and induces regression of cardiac hypertrophy in rats. Clin Exp Hypertens [A] 11/7:1324–1350
16. Loudon M, Bing RF, Thurston H, Swales JD (1983) Arterial wall uptake of renal renin and blood pressure control. Hypertension 5:629–634
17. Mullins JJ, Peters J, Ganten D (1990) Fulminant hypertension in transgenic rats harbouring the mouse Ren-2 gene, Nature 344:541–544
18. Okumura T, Myazaki M, Inagami T, Toda N (1986) Vascular renin-angiotensin system in two-kidney, one clip hypertensive rats. Hypertension 8:560–565
19. Peach MJ(1977) Renin-angiotensin system: biochemistry and mechanism of action. Physiol Rev 57:313–370
20. Riegger AJG, Lever AF, Millar JA, Morton JJ, Slack B (1977) Correction of renal hypertension in the rat by prolonged infusion of angiotensin inhibitors. Lancet II:1317–1319

21. Samani NJ, Morgan K, Brammar WJ, Swales JD (1987) Detection of renin messenger RNA in rat tissues: increased sensitivity using an RNAse protection technique. J Hypertens [Suppl 2] 5:19–21
22. Thurston H, Swales JD, Bing RF, Hurst BC, Marks EF (1979) Vascular renin-like activity and blood pressure maintenance in the rat. Hypertension 1:643–649
23. Unger T, Ganten D, Lang RE, Schölkens BA (1984) Is tissue converting inhibition a determinant of the antihypertensive efficacy of converting enzyme inhibitors. Studies with the two different compounds, Hoe 498 and MK421, in spontaneously hypertensive rats. J Cardiovasc Pharmacol 6:872–889
24. Unger T, Ganten D, Lang RE, Schölkens BA (1985) Persistent tissue converting enzyme inhibition following treatment with Hoe 498 and MK 421 in spontaneously hypertensive rats. J Cardiovasc Pharmacol 7:3641
25. Velletri P, Bean BL (1982) The effects of captopril on rat aortic angiotensin-converting enzyme. J Cardiovasc Pharmacol 4:315–325

Hämodynamische Veränderungen in den verschiedenen Stadien der essentiellen Hypertonie

P. Baumgart, K. H. Rahn

Einleitung

Bluthochdruck ist Ausdruck einer komplexen Störung der hämodynamischen Regulation, in welcher der mittlere Blutdruck (MBD), das Herzzeitvolumen (HZV) und der periphere Gefäßwiderstand (PGW) voneinander abhängig sind:

$$MBD = HZV \cdot PGW$$

Hypertonie entsteht demnach durch Steigerung des Herzzeitvolumens und/oder durch Erhöhung des Gefäßwiderstandes.

Beim einzelnen Hypertoniker hängen die weiteren hämodynamischen Veränderungen von einer Anzahl von Faktoren ab: Außer der Schwere und Dauer der Hypertonie bestimmen z. B. das Lebensalter, das Geschlecht, das Gewicht und die Rasse [24] neben evtl. vorhandenen Begleiterkrankungen das invididuelle hämodynamische Profil.

In Längsschnittanalysen konnte gezeigt werden, daß sich die Hämodynamik im Verlauf der Hochdruckerkrankung vom Frühstadium zur langjährig-chronischen Hypertonie in charakteristischer Weise ändert. Aus praktischer Sicht erscheint es deshalb sinnvoll, die hämodynamischen Veränderungen in der Frühphase und im Stadium der langjährigen essentiellen Hypertonie gesondert zu betrachten.

Hämodynamik im Frühstadium der Hypertonie

Zahlreiche Untersuchungen haben gezeigt, daß für Patienten mit nur leichter oder noch nicht lange bestehender Blutdruckerhöhung oft ein gesteigertes Herzeitvolumen charakteristisch ist [12, 17, 29]. Dies wird auf Steigerungen des Schlagvolumens oder der Herzfrequenz oder auf beides zurückgeführt [18, 25, 34]. Der Steigerung des Herzzeitvolumens entspricht in der peripheren Strombahn eine vermehrte Durchblutung der Muskulatur, während die Durchblutung der Niere und der Leber unverändert bleibt [1, 46].

Das Herzzeitvolumen ist abhängig vom Verhältnis:

Gesamtblutvolumen : mittlere Blutumlaufzeit.

Bei leichter Hypertonie ist das Gesamtblutvolumen nicht vermehrt [19]. Daraus folgt, daß die initiale Steigerung des Herzzeitvolumens allein auf einer Verkürzung der mittleren Umlaufzeit beruht.

Allerdings konnte zumindest bei Patienten mit milder Hypertonie eine Volumenverschiebung aus den peripheren Venen in die pulmonalen Kapazitätsgefäße beobachtet werden [9, 36], woraus eine Steigerung des kardiopulmonalen Blutvolumens resultiert.

Die Beschleunigung des Blutkreislaufs kann entweder auf einer Beschleunigung des peripheren venösen Rückstroms oder auf einer Steigerung der Pumpleistung des Herzen beruhen.

Ein beschleunigter mittlerer venöser Rückstrom kann aus einer gesteigerten Perfusion solcher Gefäßprovinzen (z. B. Muskulatur) entstehen, in denen der venöse Rückstrom besonders schnell verläuft. Solche Gefäßprovinzen liegen hauptsächlich in der Muskulatur. Tatsächlich konnte gezeigt werden, daß die anteilige Perfusion der Brachialarterie im Vergleich zur Steigerung des Herzzeitvolumens überproportional zunimmt [23, 28].

Gleichzeitig gibt es verschiedene Hinweise darauf, daß auch die Pumpleistung des Herzens bei beginnender Hypertonie gesteigert ist: Das Verhältnis von Auswurfleistung zum kardiopulmonalen Blutvolumen nimmt zu [43]. Schon bei Kindern, Jugendlichen und jungen Männern mit Grenzwerthypertonie lassen sich Zeichen der linksventrikulären Hypertrophie nachweisen [7, 16, 39, 49].

Der in Ruhe liegend gemessene periphere Widerstand bleibt im Frühstadium bzw. bei leichter Ausprägung der Hypertonie zunächst niedrig oder normal [18, 34]. Unter Belastung ist die Abnahme des peripheren Widerstandes bei Grenzwerthypertonikern allerdings geringer als bei Normotonikern [38]. Der Gefäßwiderstand ist im Verhältnis zum Herzzeitvolumen höher als bei Normotonikern [14]. Aus diesen Befunden wurde gefolgert, daß der Gefäßwiderstand dem erhöhten Herzzeitvolumen nicht ausreichend angepaßt ist [18].

Es ergaben sich zahlreiche Hinweise darauf, daß Regulationsstörungen des sympathoadrenergen Systems von zentraler pathogenetischer Bedeutung für die hämodynamischen Veränderungen im Frühstadium der Hypertonie sind.

In der Mehrzahl der Studien an Patienten mit Grenzwerthypertonie oder mit milder Hypertonie ließen sich Katecholaminerhöhungen im Urin und im Plasma nachweisen [13]. Ebenso zeigte sich eine verstärkte Katecholaminantwort auf mentale Streßbelastung und auf Orthostase [6, 10]. Die vaskuläre Reaktivität auf Noradrenalin kann gegenregulatorisch abgeschwächt sein [21, 35].

Zusätzlich können Regulationsstörungen des Barorezeptorreflexes an der Pathogenese beteiligt sein [8]. Trotz der großen Zahl von Einzelbefunden aus vielen Untersuchungen ist die Pathogenese der hämodynamischen Veränderungen im Frühstadium der Hypertonie noch nicht vollständig aufgeklärt.

Hämodynamik nach langjähriger Hypertonie

In Langzeitstudien [26, 48] konnte gezeigt werden, daß sich das hämodynamische Profil nach langjährigem Verlauf der Hypertonie ändert: Das zuvor erhöhte

Herzzeitvolumen nimmt wieder ab. Diese Abnahme des Herzzeitvolumens wird auf eine Verringerung der Herzfrequenz [48] oder des Schlagvolumens [26] zurückgeführt. Das herausragende Ergebnis der Längsschnittuntersuchungen aber ist, daß mit der Abnahme des Herzzeitvolumens ein Anstieg des peripheren Gefäßwiderstandes einhergeht, wodurch die Hypertonie unterhalten wird [26, 48].

Dementsprechend konnte in zahlreichen Querschnittsuntersuchungen gezeigt werden, daß für jüngere Hypertoniker ohne kardiovaskuläre Begleiterkrankungen ein erhöhtes Herzzeitvolumen charakteristisch ist [12, 17, 29], während für Patienten mittleren Alters ein normales Herzzeitvolumen bei erhöhtem Gefäßwiderstand typisch ist [31]. Ältere Hypertoniker haben einen hohen Gefäßwiderstand bei reduziertem Herzzeitvolumen [20, 21, 30]. Auch im Vergleich mit älteren Normotonikern ist das Herzzeitvolumen erniedrigt, der periphere Widerstand erhöht [20, 21, 47].

Die Zunahme des peripheren Widerstandes und die Abnahme des Herzzeitvolumens sind nicht primär altersbedingt [33]. Untersuchungen bei normotonen Patienten ergaben keine wesentlichen Veränderungen der Herzleistung zwischen der dritten und der fünften Altersdekade [27, 41, 48].

Bei Patienten mit chronischer essentieller Hypertonie ist das Herzzeitvolumen in Ruhe normal, die Herzfrequenz im Mittel geringfügig erhöht, das Schlagvolumen normal [4, 27]. Unter Belastung ergibt sich bei Hypertonikern eine geringere Zunahme des Herzzeitvolumens und des Schlagvolumens, als es der Zunahme des O_2-Verbrauchs entspricht [27]. Dies wurde als Frühsymptom der hypertoniebedingten Funktionseinschränkung gedeutet [27]. Eine andere Erklärung liegt in der veränderten Geometrie des Myokards bei hypertoner Herzhypertrophie [11, 44]. Auch die periphere Vasokonstriktion nach längerer Hypertoniedauer setzt der kardialen Auswurfleistung einen erhöhten Widerstand entgegen und kann dadurch unmittelbar die Herzzeitvolumenreduktion verursachen [20, 21]. Die periphere Widerstandszunahme kann ihrerseits sowohl durch eine Wandverdickung und Rigiditätszunahme der großen und kleinen Gefäße als auch durch verstärkte vasokonstriktorische oder abgeschwächte vasodepressorische Mechanismen hervorgerufen werden [5, 42].

Mehrere Untersuchungen ergaben reduzierte Gesamtvolumina von Blut und Plasma bei Patienten mit Hypertonie [15, 32, 40]. Blutdruck und Gefäßwiderstand haben negative Korrelationen zum Plasmavolumen [45]. Das Verhältnis von Blutdruck (oder Gefäßwiderstand) zum Plasmavolumen steigt bei Normotonie steiler als bei Hypertonie [37]. Auch der Quotient aus Plasmavolumen und interstitiellem Volumen nimmt mit steigendem Blutdruck ab [40]. Deshalb ist dieser Quotient bei milder Hypertonie noch normal [2], bei fortgeschrittener Hypertonie dagegen erniedrigt [15]. Daraus folgt, daß bei langdauernder Hypertonie die Fähigkeit zur kompensatorischen Volumenkontraktion zunehmend eingeschränkt wird.

Die regulatorischen Vorgänge, welche die periphere Widerstandszunahme und Herzzeitvolumenabnahme bei langjähriger Hypertoniedauer hervorrufen, sind bislang nicht aufgeklärt. Die Sympathikusaktivität und das Renin-Angiotensin-System sind wahrscheinlich nicht für die periphere Widerstandszunahme verantwortlich [20, 21]. Die Plasmareninaktivitäten und die Aldosteronkonzentrationen unterscheiden sich bei chronischer Hypertonie nicht grundsätzlich von den entsprechenden Werten normotoner Personen [22]. Die Reninaktivität nimmt mit dem Alter ab [22]. Die Empfindlichkeit β-adrenerger Rezeptoren auf Stimulation mit Isoprenalin ist negativ mit dem Alter und mit der Blutdruckhöhe korreliert [3, 20, 21]. Der fortschreitende Sensitivitätsverlust des Barorezeptorreflexes ist nicht hochdruckspezifisch, sondern altersabhängig und kommt demzufolge bei Normotonikern gleichermaßen vor [20, 21].

Schlußfolgerungen

Im langjährigen Verlauf der Hochdruckerkrankung unterliegt das hämodynamische Profil des essentiellen Hypertonikers charakteristischen Veränderungen. In der Frühphase ist das Herzzeitvolumen gesteigert, und der periphere Gefäßwiderstand ist niedrig oder normal. Das kardiopulmonale Blutvolumen ist vermehrt.

Mit zunehmender Schwere und Dauer der Hypertonie nimmt das Herzzeitvolumen ab, gleichzeitig wird der periphere Gefäßwiderstand erheblich gesteigert. Dabei kommt es zu einer zunehmenden Kontraktion des intravasalen Volumens.

Die Beteiligung neuronaler und humoraler Faktoren an der Pathogenese hämodynamischer Veränderungen im Langzeitverlauf der Hochdruckerkrankung ist noch nicht vollständig aufgeklärt.

Literatur

1. Amery A, Bossaert E, Verstraete M (1969) Muscle blood flow in normal and hypertensive subjects: influence of age, exercise, and body position. Am Heart J 78:211–216
2. Bauer JH, Brooks CS (1979) Volume studies in men with mild to moderate hypertension. Am J Cardiol 44:1163–1169
3. Bertel O, Bühler FR, Kiowski W et al. (1980) Decreased beta-adrenoceptor responsiveness as related to age, blood pressure, and plasma catecholamines in Hypertension 2:130–138
4. Birkenhager WH, Schalenkamp MADH, Drauss XH et al. (1972) Systemic and renal haemodynamics, body fluids and renin in benign essential hypertension with special reference to natural history. Eur J Clin Invest 2:115–121
5. Chobanian AV (1983) Pathophysiologic considerations in the treatment of the elderly hypertensive patient. Am J Cardiol 52:49D–53D
6. Cuche UD, Kuchel O, Barbeau A et al. (1974) Autonomic nervous system and benign essential hypertension in man II. Circulatory and hormonal responses to upright posture. Circ Res 35:290–298
7. DeLeonardis V, DeScalzi M, Falchetti A et al. (1988) Echocardiographic evaluation of children with and without family history of essential hypertension. Am J Hypertens 1:305–208
8. Eckberg DL (1979) Carotid baroreflex function in young men with borderline blood pressure elevation. Circulation 59:632–636
9. Ellis EN, Julius S (1973) Role of central blood volume in hyperkinetic borderline hypertension. Br Heart J 35:450
10. Esler MD, Nistel PJ (1973) Renin and sympathetic nervous system responsiveness to adrenergic stimuli in essential hypertension. Am J Cardiol 32:643–649
11. Fogari R, Zoppi A (1989) Heart and hypertension. Am J Hypertens 2:16s–23s
12. Frohlich ED, Kozul VJ, Tarazi RC, Dustan HP (1970) Physiological comparison of labile and essential hypertension. Circ Res 27:55

13. Goldstein DS (1983) Plasma catecholamines and essential hypertension. Hypertension 5:86–99
14. Guyton AC, Jones CE, Coleman TG (1973) Circulatory physiology. I. Cardiac output and its regulation. Saunders, Philadelphia London Toronto
15. Ibsen H, Leth A (1973) Plasma volume and extracellular fluid volume in essential hypertension. Acta Med Scand 194:93–96
16. Johnson GL, Kotchen JM, Mc Kean HE et al. (1983) Blood pressure related echocardiographic changes in adolescents and young adults. Am Heart J 105:113–119
17. Julius S, Pascual AV, Sannerstedt R, Mitchell C (1971) Relationship between cardian output and peripheral resistance in borderline hypertension. Circulation 43:382
18. Julius S, Schork MA (1971) Borderline hypertension: a critical review. J Chronic Dis 23:723–724
19. Julius S, Esler MD, Randall OS (1975) Role of the autonomic nervous system in mild human hypertension. Clin Sci Mol Med 48:243s–252s
20. Kawamoto A, Shimada K, Matzubayashi K, Chikamori T, Kuzume O, Hisakazu O, Ozawa T (1989) Cardiovascular regulatory functions in elderly patients with hypertension. Hypertension 13:401–407
21. Kawano Y, Fukiyama K, Takeya Y et al. (1982) Elevated plasma catecholamines without alteration in cardiovascular responsiveness in young men with borderline hypertension. Am Heart J 104:1351–1362
22. Laragh JH (1981) Renin-sodium profiling is helpful for modern management of hypertensive patients. In: Rapaport E (ed) Current controversies in cardiovascular disease. Saunders, Philadelphia, pp 521–548
23. Levenson JA, Simon ACh, Safar ME (1985) Elevatin of brachial artery blood velocity and volumic flow, mediated by peripheral beta-adrenoceptors, in patients with borderline hypertension. Circulation 71:663–668
24. Liu K, Ballew C, jacobs DR et al. and the CARDIA Study Group (1989) Ethnic differences in blood pressure, pulse rate and related characteristics in young adults. Hypertension 14:218–226
25. Lund-Johansen P (1967) Hemodynamics in early essential hypertension. Acta Med Scand 482:1–105
26. Lund-Johansen P (1978) Spontaneous changes in central hemodynamics in essential hypertension – a 10 year follow-up study. In: Onesti G, Kim KE (eds) Hypertension: Determinants, complications and intervention. Grune & Stratton, New York, pp 201–209
27. Lund-Johansen P (1973) Hemodynamic alterations in essential hypertension. In: Onesti G, Kim KE, Moyer JH (eds) Hypertension mechanisms and management. Grune & Stratton, New York, pp 43–49
28. Mark AL, Kerber RE (1982) Augmentation of cardiopulmonary baroreflex control of forearm vascular resistance in borderline hypertension. Hypertension 4:39–46
29. Messerli FH, DeCarvalho JG, Christie B, Frohlich ED (1978) Systemic and regional hemodynamics in low, normal, and high cardiac output borderline essential hypertension Circulation 58:441
30. Messerli FH, Ventura H, Glade L, Sundgaard-Riise K, Dunn F, Frohlich E (1983) Essential hypertension in the elderly: Haemodynamics, intravascular volume, plasma renin activity and circulating catecholamine levels. Lancet II:983
31. Messerli FH (1981) Individualization of antihypertensive therapy: An approach based on hemodynamics and age. J Clin Pharmacol 21:517
32. Parving HH, Gyntelberg F (1973) Transcapillary escape rate of albumin and plasma volume in essential hypertension. Circ Res 32:643–651
33. Rodeheffer RJ, Gerstenblith G, Becker LC, Fleg JL, Weisfeldt ML, Lakatta EG (1984) Exercise cardiac output is maintained with advancing age in healthy human subjects: Cardiac dilatation and increased stroke volume compensate for a diminished heart rate. Circulation 69:203–213
34. Safar M, Weiss Y, Levenson J et al. (1975) Hemodynamic study of 85 patients with borderline hypertension. Am J Cardiol 31:315–319
35. Safar ME, London GM, Weiss YA et al. (1975) Vascular reactivity to norepinephrine and hemodynamic parameters in borderline hypertension. Am Heart J 89:480–486

36. Safar ME, Weiss YA, London GM et al. (1974) Cardiopulmonary blood volume in borderline hypertension. Clin Sci Mol Med 47:153–164
37. Safar ME, Chau NPh, Weiss YA et al. (1976) The pressure-volume relattionship in normotensive and permanent essential hypertensive patients. Clin Sci Mol Med 50:207–212
38. Sannerstedt R, Julius S (1972) Systemic haemodynamics in borderline arterial hypertension: Response to static exercise before and under the influence of propranolol. Cardiovasc Res 6:398
39. Schieken Rm, Clarke WR, Lauer RM (1981) Left ventricular hypertrophy in children with blood pressures in the upper quintile of the distribution: the Muscatine study. Hypertension 3:669–675
40. Simon ACh, Safar ME, Levenson JA (1979) Extracellular fluid volume and renal indices in essential hypertenslion. Clin Exp Hypertens 5:556–576
41. Sivertsson R (1984) Structural adaptation in borderline hypertension. Hypertension III-6:103–107
42. Sowers JR (1987) Hypertension in the elderly. Am J Med [Suppl 1B]82:1–8
43. Tarazi RC, Ibrahim MM, Dustan HP et al. (1974) Cardiac factors in hypertension. Circ Res [Suppl 1] 34/35:213–221
44. Tarazi RC, Ferrario CM, Dustan HP (1976) The heart in hypertension. In: Genest J, Koiw E, Kuchel O (eds) Hypertension: Physiopathology and treatment. Mc Graw-Hill, New York p 738
45. Tarazi RC (1976) Hemodynamic role of extracellular fluid in hypertension. Circ Res [Suppl 2] 38:73–83
46. Temmar MM, Safar ME, Levenson JA et al. (1981) Regional blood flow in borderline and sustained, essential hypertension. Clin Sci Mol Med 60:653–658
47. Terasawa F, Kuramoto K, Hon Ying L, Suzuki T, Kuramochi M (1972) The study on the hemodynamics in old hypertensive subjects. Acta Gerontol Jpn 56:47–55
48. Weiss YA, Safar ME, London GM et al. (1978) Repeat hemodynamic determinations in borderline hypertension. Am J Med 64:382–387
49. Zahka KG, Neili CA, Kidd L et al. (1981) Cardiac involvement in adolescent hypertension: echocardiographic determination of myocardial hypertrophy. Hypertension 3:664–668

Zerebraler Kreislauf bei Hypertonie: Risiken und therapeutische Bedeutung

O. B. PAULSON, S. STRANDGAARD

Einführung

Die Hypertonie ist ein Hauptrisikofaktor für zerebrovaskuläre Erkrankungen, und zu den wesentlichen Vorteilen der modernen antihypertensiven Behandlung gehört die Prävention des Schlaganfalls. Die Hypertonie verursacht eine ausgeprägte strukturelle und funktionelle Adaptation der zerebralen Widerstandsgefäße. Gelegentlich können diese Veränderungen zur Entwicklung einer zerebralen Ischämie beitragen, wenn der Blutdruck unbeabsichtigt zu massiv gesenkt wird. In dem vorliegenden Beitrag wird erörtert, wie sich die Hypertonie und ihre Behandlung auf die zerebralen Gefäße und den Gehirnkreislauf auswirken.

Regulation des zerebralen Kreislaufs

Eine begrenzte Anzahl physiologischer Faktoren reguliert oder beeinflußt bekanntlich die zerebrale Durchblutung (CBF).

Metabolische Regulation:
Als metabolische Regulation des CBF wird die enge Koppelung zwischen Hirndurchblutung und Hirnstoffwechsel bezeichnet, die über einen bisher nicht geklärten Mechanismus erfolgt [1]. So rufen epileptische Anfälle eine globale massive Steigerung der Hirndurchblutung hervor, im Koma ist die Hirndurchblutung hingegen vermindert. Eine umschriebene Aktivierung von Neuronen, z. B: in einem Areal des motorischen Kortex, geht mit einer fokalen massiven Steigerung der Hirndurchblutung einher.

Chemische Regulation:
Die chemische Regulation wird bekanntlich über eine Reihe von Faktoren vermittelt; der zerebrale extrazelluläre pH-Wert ist der bestuntersuchte dieser Faktoren. Eine hyperkapnie- und/oder hypoxieinduzierte Gewebeazidose führt zu einem Anstieg der Hirnduchblutung; eine Gewebealkalose aufgrund einer hyperventilationsbedingten Hypokapnie hat dagegen eine Abnahme der Hirndruchblutung zur Folge [2]. Darüberhinaus wird die Hirndurchblutung auch durch extrazelluläres Kalium und Adenosin beeinflußt [3, 4].

Autoregulation:
Unter Autoregulation versteht man die intrinsische Fähigkeit eines Organs oder eines Gefäßbettes, auch bei wechselndem Perfusionsdruck eine konstante Durchblutung aufrechtzuerhalten. Die Autoregulation hat eine untere und eine obere Blutdruckgrenze [5, 6] und reagiert auch auf intrakranielle Druckschwankungen. Der Mechanismus der Autoregulation der Hirndurchblutung ist nicht geklärt: möglicherweise handelt es sich um eine Kombination aus myogenen und metabolischen Faktoren. Die Grenzen der Autoregulation werden von der zerebralen Durchblutungsrate beeinflußt. Bei starker Hirndurchblutung, z. B. während Hyperkapnie, ist der Autoregulationsbereich verkürzt; dabei verschiebt sich die untere Grenze zu höheren und die obere Grenze zu niedrigeren Druckwerten. Umgekehrt verbreitert sich der Autoregulationsbereich bei geringer Durchblutung [7]. Die Grenzen der Autoregulation werden darüber hinaus durch α-adrenerge perivaskuläre Nerven und durch das Renin-Angiotensin-System (RAS) beeinflußt.

Neurogene Regulation:
Es ist immer noch umstritten, inwieweit als gesichert gelten kann, daß die perivaskulären α-adrenergen Nerven, obgleich sie den Gefäßtonus unter Ruhebedingungen nicht beeinflussen, bei Blutdruckspitzen aktiviert werden können und zu einer Konstriktion der größeren Widerstandsgefäße der Einflußbahn führen [8]. Während einer blutungsbedingten Hypotonie wirkt die α-adrenerge Konstriktion der größeren Widerstandsgefäße der autoregulatorischen Dilatation der kleineren Gefäße somit entgegen: daraus resultiert letztendlich eine Verschiebung der unteren Grenze der zerebralen Autoregulation in Richtung höherer Druckwerte und eine Tendenz zu ungleichmäßiger Gewebeperfusion [9]. Bei endogenen Druckanstiegen, z. B. während des Koitus oder bei isometrischer Muskelarbeit, verschiebt sich die obere Grenze der zentralen Autoregulation aufgrund einer Sympathikusaktivierung wahrscheinlich ebenfalls in Richtung höherer Druckwerte – ein Effekt, der experimentell durch Elektrostimulation des Halssympathikus nachgeahmt werden kann [10]. Einige experimentelle Daten lassen darauf schließen, daß möglicherweise weitere neurogene Mechanismen an der Regulation des Hirnkreislaufs beteiligt sind [11].

Renin-Angiotensin-System:
Bei akuter Hemmung des Renin-Angiotensin-Systems durch Captopril werden untere und obere Grenze der zerebralen Autoregulation zu niedrigeren Druckwerten hin verschoben [12]; dies beruht möglicherweise auf einer Beeinflussung des vaskulären Reninsystems in den größeren Widerstandsgefäßen. (Dieses Thema wird weiter unten ausführlicher diskutiert).

Hämoglobinkonzentration des Blutes:
Bei Anämie ist die zerebrale Durchblutung hoch, bei Polyzythämie niedrig. An der Regulation scheinen die Sauerstoffbindungskapazität des Blutes, die Oxyhämoglobindissoziationskurve und bis zu einem bestimmten Grad die Blutviskosität beteiligt zu sein [13].

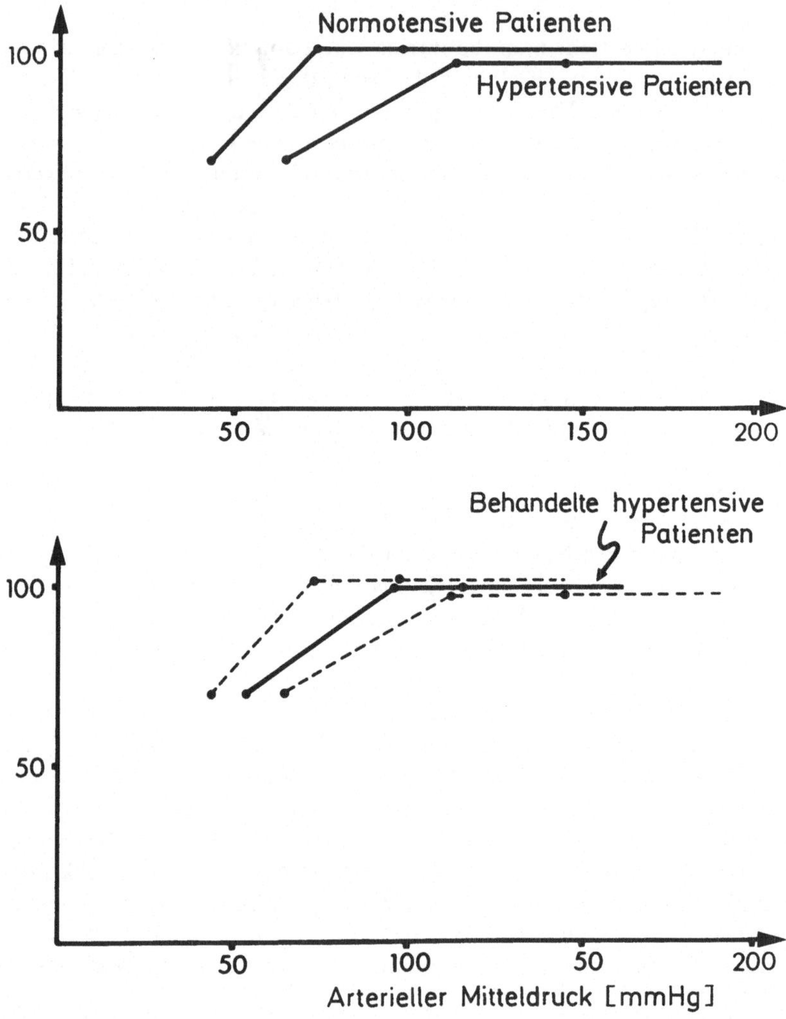

Abb. 1. Mittlere Autoregulationskurven von Normotensiven, unbehandelten und unkontrollierten Hypertonikern und wirksam behandelte Hypertoniker. Der Blutdruck wurde langsam mit einer Trimetephan-Infusion in Kopfhochlage gesenkt. Die *Punkte* der Kurven markieren von rechts nach links den Ruheblutdruck, die untere Grenze der Autoregulation und den niedrigsten tolerierten Blutdruck, bei dem leichte Symptome einer zerebralen Mangeldurchblutung beobachtet werden konnten. (Aus [18])

Adaptation der zerebralen Autoregulation an die Hypertonie

Die absolute Rate der zerebralen Durchblutung ist bei Hypertonikern und Normotonikern gleich hoch [14]. Bei Hypertonie ist folglich der Gefäßwiderstand im Gehirn ebenso erhöht wie im übrigen Organismus. Dieser anhaltend erhöhte Gefäßwiderstand geht mit einer Wandverdickung und Lumeneinengung in den

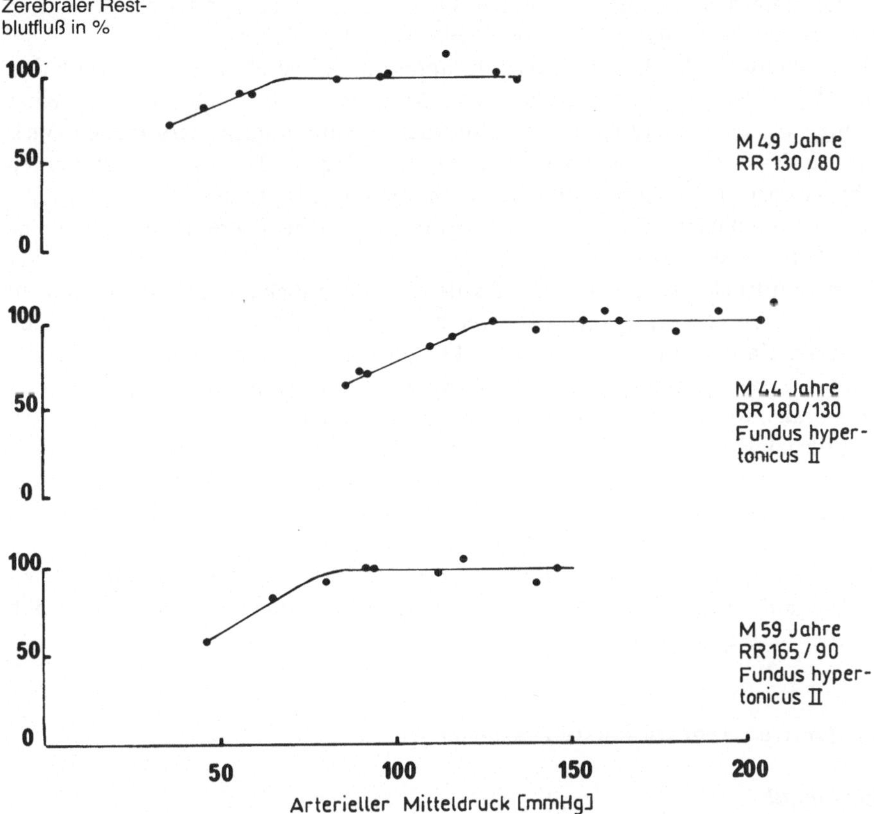

Abb. 2. Individuelle Autoregulationkurven einer normotensiven Person (*oben*), eines Hypertonikers mit schwerer Hypertonie (*Mitte*) und eines wirksam behandelten Hypertonikers (*unten*). (*RR* Blutdruck) (Aus [37])

kleinen Arterien und Arteriolen einher. Bei hypertensiven Ratten scheinen die perivaskulären sympathischen Nerven eine Rolle bei der Entwicklung dieser zerebrovaskulären Adaptation zu spielen [15]. Sobald sich die hypertensive Gefäßadaptation jedoch etabliert hat, kommt es zu strukturellen Veränderungen, welche die Kapazität der Gefäße, sich maximal zu erweitern, beeinträchtigt. Bei Hypertonikern ist daher die Toleranz gegenüber einer Blutdrucksenkung herabgesetzt; die Autoregulation der Hirndurchblutung wird in Richtung höherer Werte auf der Blutdruckskala verschoben.

1965 veröffentlichte Gottstein Daten aus der Literatur über Messungen der Hirndurchblutung bei kontrollierter Hypotonie und äußerte die Vermutung, daß sich bei Hypertonie das untere Ende der Autoregulationskurve verschiebt [16]. Diese Verschiebung wurde in Lassens klassischer Arbeit von 1959 vorausgesagt [5].

Anfang der 70er Jahre wurde die hypertensive Adaptation des unteren Endes der zerebralen Autoregulationskurve bei einzelnen Hypertonikern (Abb. 1 und 2; [17,

18]) und später bei Pavianen mit renovaskulärer Hypertonie [19]] sowie bei Ratten mit spontaner und renaler Hypertonie [20, 21] nachgewiesen.

Der Nachweis der hypertensiven Adaptation der zerebralen Autoregulation beim Menschen und in experimentellen Modellen sollte nicht im Sinn einer Warnung vor einer therapeutischen Blutdrucksenkung interpretiert werden. Vielmehr ist das Gehirn, wie oben erwähnt, das Organ, das von der modernen antihypertensiven Therapie eindeutig am meisten profitiert hat.

Es gibt möglicherweise 3 Gründe, warum eine solche Therapie nur selten eine zerebrale Ischämie verursacht:

1. Der Blutdruck konnte in einer Akutstudie an unbehandelten oder schlecht eingestellten Hypertonikern trotz der hypertensiven Adaptation der zentralen Autoregulation um ca. 25% gesenkt werden, ehe die untere Grenze der Autoregulation erreicht war, und um weitere 25%, ehe leichte Symptome einer zerebralen Minderdurchblutung nachweisbar waren.
2. Blutdruckwerte, die geringfügig unterhalb der unteren Autoregulationsgrenze liegen, werden deshalb gut vertragen, weil das Gehirn bei einer Verminderung der zerebralen Durchblutung den Stoffwechsel unverändert aufrechterhalten kann, indem es mehr Sauerstoff aus dem Blut extrahiert.
3. Die Autoregulation der zerebralen Durchblutung kann sich im Laufe der Zeit wieder auf normale Werte einstellen; niedrigere Blutdruckwerte werden dadurch wieder besser toleriert.

Hypertensive zerebrovaskuläre Erkrankungen

Schlaganfall

Etwa die Hälfte der Patienten, bei denen sich ein Schlaganfall entwickelt, leidet in der Vorgeschichte an einer Hypertonie [22–24]. Im akuten Stadium eines Schlaganfalls ist die Hypertonie sogar noch häufiger. Berichten zufolge soll der Blutdruck bei etwa 70% der Patienten aufgrund einer akuten Hirnschädigung bei Werten von 170/110 oder darüber liegen [25].

Der Schlaganfall bei Hypertonie kann auf einer Atherothrombose, einem lakunären Syndrom oder einer intrazerebralen Blutung beruhen. Atherothrombotische ischämische Insulte werden durch eine Arteriosklerose und durch einen plötzlich auftreten thromboembolischen Verschluß einer hirnversorgenden Arterie verursacht. Gelegentlich kann ein hämodynamischer Mechanismus wirksam werden, wenn der Blutdruck bei Vorliegen einer schweren Stenose in einer zerebralen Endarterie gesenkt wird. Lakunäre Schlaganfälle beruhen auf kleinen, zuweilen multiplen Läsionen, die häufig tief in der weißen Substanz der Hemisphären lokalisiert sind [26]. Sie haben wahrscheinlich verschiedene Ursachen: kleine ischämische Läsionen, kleine, bereits resorbierte Blutungen oder lokalisierte hypertoniebedingte Schädigungen aufgrund hypertensiver Episoden mit begleitender Funktionsstörung der Blut-Hirn-Schranke.

Intrazerebrale Blutungen können spontan auftreten, häufig entstehen sie jedoch auf dem Boden von Charcot-Bouchard-Mikroaneurysmen kleiner intrazerebraler

Arterien oder in selteneren Fällen aufgrund einer größeren Gefäßmißbildung. Erwähnenswert ist, daß sich diese Mikroaneurysmen von den sackförmigen Aneurysmen größerer Zerebralarterien, die im folgenden Abschnitt („Subarachnoidalblutung") besprochen werden, erheblich unterscheiden.

Zu den Hauptvorteilen der modernen antihypertensiven Therapie gehört die Prävention des Schlaganfalls [27–30]. Es wurde diskutiert, ob die antihypertensive Therapie alle 3 Formen des Schlaganfalls verhüten kann [31–33]. Man könnte annehmen, daß v.a. die Inzidenz von Lakunarinfarkten und von intrazerebralen Blutungen unter einer antihypertensiven Therapie abnimmt, da die Hypertonie eng mit der vaskulären Lipohyalinose und der Bildung von Mikroaneurysmen verbunden ist. Wenn die antihypertensive Therapie die Progredienz der Arteriosklerose in den größeren Arterien verhindert, könnte auf lange Sicht auch mit einer rückläufigen Inzidenz thromboembolischer Schlaganfälle gerechnet werden.

Subarachnoidalblutung

Bei Subarachnoidalblutungen erfolgt die Blutung direkt in den Subarachnoidalraum. Es bestehen gewisse Überschneidungen mit den oben besprochenen intrazerebralen Blutungen. Ursache der Subarachnoidalblutung ist bei etwa 70% der Fälle ein rupturiertes Aneurysma sacciforme im Bereich der Bifurkation größerer Zerebralarterien; bei 10% der Fälle ist die Ursache eine Blutung aus einer arteriovenösen Gefäßmißbildung, bei den übrigen 20% eine Ruptur eines scheinbar normalen Gefäßes.

Die Subarachnoidalblutung tritt meist in Situationen auf, in denen es zu einem vorübergehenden physiologischen Blutdruckanstieg kommt, wie etwa beim Koitus, bei isometrischen Training usw. Anzumerken ist, daß die sackförmigen arteriellen Aneurysmen und die Gefäßmißbildungen durch die zerebrale Autoregulation nicht vor hypertensiven Blutdruckepisoden geschützt werden, da sie sich in der Mehrzahl der Fälle in größeren Widerstandsgefäßen entwickeln.

Erwartungsgemäß müßte die chronische arterielle Hypertonie die Entwicklung sackförmiger intrakranieller Aneurysmen begünstigen und das Risiko einer Subarachoidalblutung erhöhen. Epidemiologische Untersuchungen erhärten diese Annahme. In der Framingham-Studie [34] wurde eine eindeutige Korrelation zwischen der Ruptur intrakranieller Aneurysmen und der Hypertonie nachgewiesen. In einer Bevölkerungs-Fall-Kontroll-Studie [35] wurde bei Hypertonikern ein erhöhtes Risiko für Subarachnoidalblutungen festgestellt.

Akute hypertensive Enzephalopathie

Bei der akuten hypertensiven Enzephalopathie handelt es sich genau genommen um eine vaskuläre zerebrale Krise mit akutem Beginn und stürmischem Verlauf. Bei den Patienten entwickeln sich starke Kopfschmerzen, Übelkeit und Erbrechen, Krämpfe, objektive und subjektive neurologische Herdsymptome und zunehmende Bewußtseinsstörungen. Der Blutdruck ist hoch, er kann jedoch v.a. bei kleinen

Kindern und schwangeren Frauen nur mäßig erhöht sein. Unbehandelt führt das Syndrom zum Tod im Koma, bei sachgerechter Behandlung kann eine erstaunlich gute Wiederherstellung der zerebralen Funktionen erreicht werden.

Die Pathogenese der akuten hypertensiven Enzephalopathie stand viele Jahre lang zur Diskussion; heute ist allgemein anerkannt, daß das entscheidende auslösende Ereignis eine forcierte zerebrale Vasodilatation mit Hyperämie ist.

Die Hypothese der forcierten Vasodilatation kann folgendermaßen formuliert werden [36, 37]: Hoher Blutdruck (entweder ein akuter Blutdruckanstieg oder ein peristierender stark erhöhter Blutdruck oder beides) verursacht eine lokalisierte und im weiteren Verlauf möglicherweise eine globale zerebrale Vasodilatation und eine starke zerebrale Durchblutung; damit verbunden ist ein Austritt von Plasmaproteinen aus den Gefäßen; das resultierende Hirnödem ist anfänglich lokalisiert, später kommt es zum generalisierten Hirnödem. Dieses Hirnödem ruft die klinischen Symptome hervor. Wenn sich das Hirnödem weiter entwickelt und der Patient komatös wird, sinkt die zerebrale Durchblutung auf ein niedriges Niveau. Neben der Kontrolle des Blutdrucks ist es in solchen Fällen wichtig, vor allem eine Hyperkapnie und Hypoxie zu vermeiden. Es sollten keine Opiate zur Sedierung eingesetzt werden, bei Bedarf ist eine künstliche Beatmung einzuleiten. Während der initialen Behandlungsphase muß besonders darauf geachtet werden, eine abrupte Blutdrucksenkung zu vermeiden; anzustreben ist eine schonende Blutdrucksenkung, keine sofortige Normalisierung des Blutdrucks.

Klinische Bedingungen, unter denen ein echtes Risiko besteht, die Hypertonie zu forciert zu behandeln und eine zerebrale Ischämie hervorzurufen

Bei der überwiegenden Mehrheit der Hypertoniker kann eine antihypertensive Therapie angewendet werden, ohne das Risiko einer durch die Blutdrucksenkung induzierten zerebralen Ischämie berücksichtigen zu müssen. Die möglichen Gründe dafür, daß die adaptiven hypertensiven Veränderungen im Bereich des Hirnkreislaufs so selten klinische Probleme verursachen, wurden bereits diskutiert. Es gibt jedoch eine Reihe klinischer Bedingungen, unter denen tatsächlich das Risiko besteht, durch eine zu forcierte Blutdrucksenkung eine zerebrale Ischämie zu verursachen. In vielen Fällen ist das Risiko vorhersagbar und daher vermeidbar.

- *Initiale oder intensivierte Behandlung der malignen Hypertonie*

In einer ganzen Reihe von Berichten der letzten 10–15 Jahre wird beschrieben, wie bei Patienten mit schwerer Hypertonie durch einen abrupten Blutdruckabfall eine zerebrale Ischämie hervorgerufen wurde [38–42]. Die Symptomatik umfaßte Erblindung und Lähmungen, sogar Todesfälle wurden beschrieben. Bei vielen veröffentlichten Fällen wurden „Bolusdosen" Diazoxid angeschuldigt, im allgemeinen wurde jedoch angegeben, daß der Blutdruck mit den verschiedensten Medikamenten zu forciert gesenkt worden sei (Abb. 3 und 4). Bei Patienten mit hypertensiver Krise sollte immer eine mäßige Blutdrucksenkung angestrebt werden, vorzugsweise durch eine orale Behandlung mit herkömmlichen Medikamenten.

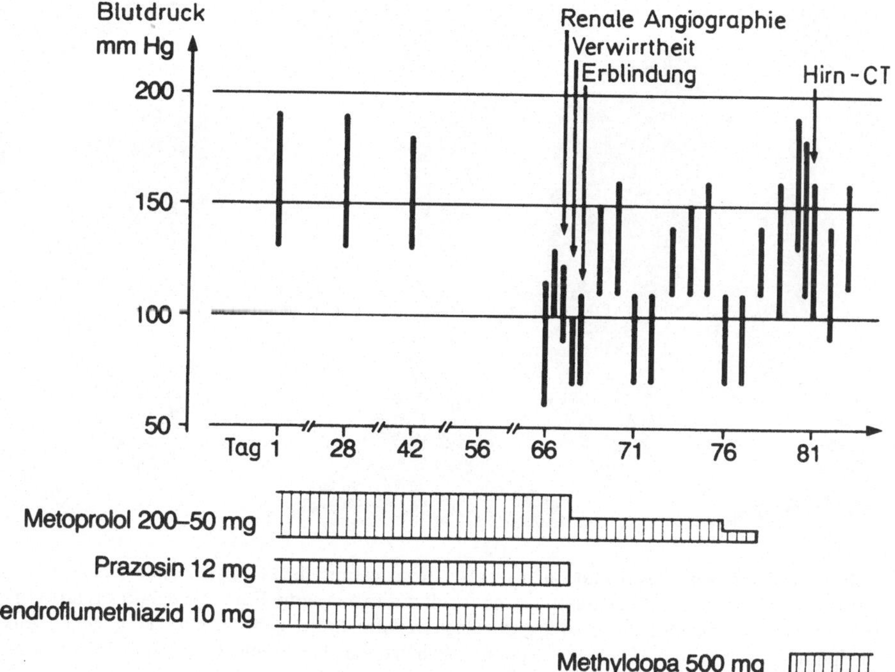

Abb. 3. Klinischer Verlauf bei einem 28 Jahre alten Mann mit renovaskulärer Hypertonie und behandlungsbedingter zerebraler Ischämie. Während ambulanter Kontrolle war der Blutdruck hoch, wahrscheinlich wegen geringer Medikamentencompliance. Bei stationärer Aufnahme (Tag 66) war der Blutdruck normal. Die einige Tage später durchgeführte renale Angiographie verursachte eine vorübergehende Hypotension mit konsekutiver irreversibler Erblindung. (Aus [42])

- *Ältere Patienten*

Bei älteren Patienten ist die Hypertonie ebenfalls ein Risikofaktor für einen Schlaganfall. Bei diesen Patienten besteht jedoch vermutlich eher die Gefahr einer „Überbehandlung" mit Antihypertensiva als bei jüngeren [43–44]. Bei älteren Patienten kann nicht davon ausgegangen werden, daß sich die hypertoniebedingten Gefäßveränderungen zurückbilden; wenn also ein älterer Patient infolge Blutdrucksenkung an zunehmendem Schwindel leidet, kann der Blutdruck ohne Bedenken auf Werte eingestellt werden, die etwas oberhalb des Normbereichs liegen.

- *Patienten mit transitorischen ischämischen Attacken hämodynamischer Genese*

Die meisten transitorischen ischämischen Attacken (TIA) werden durch Thromboembolien verursacht. Gelegentlich tritt die TIA aufgrund hämodynamischer Veränderungen auf, wenn etwa ein orthostatischer Blutdruckabfall zerebrale Symptome verursacht, die ihren Ursprung in einem Hirnareal haben, das von einer stenosierten Endarterie versorgt wird. Bei solchen Patienten kann eine antihypertensive Therapie gefährlich werden; unter Umständen ist jedoch eine gefäßchirurgi-

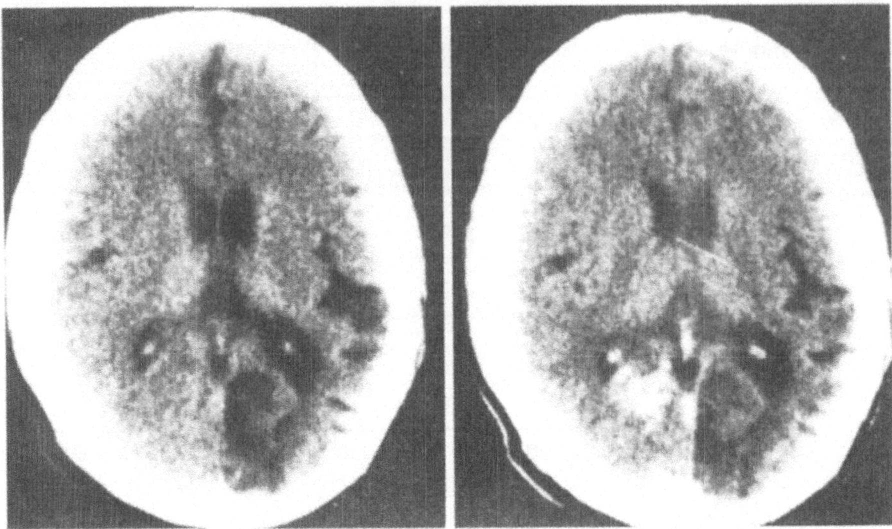

Abb. 4. Hirn-CT vor (*links*) und nach (*rechts*) Kontrastmittelgabe des in Abb. 3 beschriebenen Patienten 17 Tage nach einem hypotensiven Insult mit Erblindung. Ein ausgedehnter Infarkt findet sich im rechten okzipitalen Hirnlappen. Nach Kontrastmittelgabe kommt es auch im linken okzipitalen Lappen zu einer Dichtezunahme. Wahrscheinlich ist auch hier ein Infarkt aufgetreten. (Aus [42])

sche Behandlung, einschließlich einer extra-intrakraniellen Bypassoperation indiziert [45].

- *Hypotensionsanästhesie bei behandelten Hypertonikern*

Patienten, deren Hypertonie effizient behandelt wird und bei denen sich die Autoregulation der zerebralen Durchblutung noch nicht wieder vollständig auf normale Werte eingestellt hat, vertragen möglicherweise keine weitere Blutdrucksenkung. Wenn bei solchen Patienten eine Hypotensionsanästhesie durchgeführt wird, während der die zerebrale Reaktion auf die Hypotonie nicht überwacht werden kann, kann sich eine zerebrale Ischämie entwickeln. Es liegt zumindest ein Bericht über einen derartigen Fall vor [42].

- *Patienten mit akutem Schlaganfall und schwerer Hypertonie*

Bei etwa 50% der Patienten, die eine Schlaganfall erleiden, ist anamnestisch eine Hypertonie eruierbar. Bei etwa 70% besteht bei der Klinikaufnahme eine Hypertonie [25]. Die Frage, ob diese Patienten antihypertensiv behandelt werden sollen, wurde sehr kontrovers diskutiert [46, 47]. Bei ischämischem Insult konnte eine Blutdrucksenkung die Durchblutung in minderperfundierten, aber lebensfähigen Gewebebezirken in der Umgebung des Infarkts beeinträchtigen; andererseits könnte jedoch ein ungezügelter, extrem hoher Blutdruck die Entwicklung von Ödemen um den Infarktbezirk herum begünstigen oder eine sekundäre Blutung in das infarzierte Areal verursachen. Bei sehr schweren Formen des Schlaganfalls – mit ausgedehnten Blutungen und massiven Infarzierungen mit Ödembildung – besteht die Möglichkeit einer intrakraniellen Drucksteigerung; eine Blutdrucksenkung kann dann zwar die Entwicklung von Ödemen hemmen und ein Blutungsrezidiv verhüten, sie kann jedoch den Perfusionsdruck auch auf ein kritisch niedriges Niveau senken. Es wird daher kaum bezweifelt, daß eine ausgeprägte abrupte Blutdrucksenkung im akuten Stadium des Schlaganfalls schädlich sein kann, da sie zu einer Verschlechterung der Symptomatik führen und den Tod des Patienten mitverursachen kann [48]. Dies gilt auch dann, wenn die Hypertonie vorübergehend auftritt und eher eine Folge als die Ursache des Schlaganfalls ist. Einige Autoren empfehlen bei Patienten mit Schlaganfall eine schonende Blutdrucksenkung [46], andere empfehlen hingegen ein konservatives Vorgehen; die antihypertensive Therapie wird dabei bis zum Rekonvaleszenzstadium aufgeschoben, also bis zu einem Zeitpunkt, zu dem bereits körperliche Rehabilitationsmaßnahmen eingeleitet wurden [47, 49]. Das Joint Committee for Stroke Facilities of the American Heart Association [50] gibt keine eindeutigen Ratschläge, empfiehlt jedoch die Behandlung eines stark erhöhten Blutdrucks. Die Autoren des vorliegenden Beitrags vertreten folgendes Therapiekonzept:

- Patienten mit akutem Schlaganfall, deren diastolischer Blutdruck einige Stunden nach der Klinikaufnahme noch bei einem Wert von 130–135 mmHg oder darüber liegt, werden antihypertensiv behandelt.
- Nach Möglichkeit werden die Antihypertensiva oral verabreicht.
- Bei exsikkierten Patienten unterbleibt eine Behandlung mit Diuretika.
- Ansonsten werden die herkömmlichen Antihypertensiva eingesezt.

ACE-Hemmer sind möglicherweise von Vorteil, da sie die untere Grenze der Autoregulation in Richtung niedrigerer Werte verschieben. Auf die parenterale Behandlung mit zerebralen Vasodilatanzien wie Dihydralazin oder Natriumnitroprussid sollte verzichtet werden, da sie zu einer intrakraniellen Drucksteigerung führen können und einen „Stealeffekt" im erkrankten Gewebe hervorrufen. Die Rolle, die den Kalziumantagonisten in diesem Therapiebereich zukommt, ist nicht geklärt.

Zerebrovaskuläre Pharmakologie antihypertensiver Medikamente

Bei einer akuten medikamentösen Blutdrucksenkung treten im zerebralen Kreislauf erwartungsgemäß 2 verschiedene Wirkungen auf:

Erstens hängt die Reaktion der Hirndurchblutung vom Ausmaß der Blutdrucksenkung ab. Bei einer mäßigen Blutdrucksenkung bewirkt die Autoregulation eine Konstanterhaltung der Hirndurchblutung; bei einem ausgeprägteren Blutdruckabfall, der die untere Grenze der Autoregulation unterschreitet, kommt es zu einer Verminderung der Hirndurchblutung.

Zweitens kann es aufgrund der spezifischen pharmakologischen Wirkungen, welche die Antihypertensiva in den zerebralen Blutgefäßen hervorrufen, zu einer Modifikation dieser Reaktion kommen; ein Vasodilatans wie Dihydralazin kann die zerebrale Durchblutung erhöhen und gleichzeitig den Blutdruck senken; Vasodilatanzien und auch ACE-Hemmer können eine normale zerebrale Durchblutung weit unterhalb der unteren Grenze der Autoregulation aufrechterhalten.

Klassifikation von Medikamenten zur Behandlung des hypertensiven Notfalls

Ausgehend von ihrer Wirkung auf den zerebralen Kreislauf lassen sich die Medikamente, die zur akuten Blutdrucksenkung eingesetzt werden, in mindestens 4 verschiedene Gruppen einteilen, auf die nachfolgend eingegangen wird.

Medikamente ohne pharmakologische Wirkung in den Hirngefäßen

Diaoxid ist das bestuntersuchte Medikament dieser Gruppe. Bei intravenöser Verabreichung einer kleinen Dosis Diaoxid kommt es zu einer mäßigen Blutdrucksenkung; die zerebrale Durchblutung wird nicht beeinflußt. Wenn die einst klinisch favorisierte „Bolusdosis" von 5 mg/kg KG an Ratten mit spontaner oder renaler Hypertonie verabreicht wurde, fiel der Blutdruck in weniger als 30 s auf etwa die Hälfte ab, die zerebrale Durchblutung wurde im Durchschnitt auf 70% der unter Ruhebedingungen vorliegenden Werte vermindert. Ein Vergleich mit Autoregulationskurven, die bei Ratten durch kontrollierte Blutentnahmen gewonnen wurden, zeigten, daß die zerebrale Durchblutung nach Gabe von Diaoxid auf das Niveau abgefallen war, das nach einer Blutdrucksenkung unter den unteren Grenzwert der Autoregulation zu erwarten war [51]. Wenn nach einer Diazoxid-induzierten Hypertonie ein blutdrucksteigerndes Medikament verabreicht wurde, kam es zur Wiederherstellung der zerebralen Durchblutung, und die Autoregulation war intakt [52]. Beim Menschen verursachte eine kleine Dosis Diazoxid keine Veränderungen der zerebralen Durchblutung, höhere Dosen bewirkten hingegen eine Abnahme der zerebralen Durchblutung, sobald der Druck unter die angenommene untere Grenze der Autoregulation abfiel [53]. Wie in einem früheren Abschnitt erwähnt, wurde in vielen veröffentlichten Studien über die zerebrale Ischämie aufgrund einer antihypertensiven Therapie Diazoxid als Ursache angeschuldigt. Man hat eingesehen, daß der steile, massive Blutdruckabfall, der durch eine Therapie mit „Bolusdosen" Diazoxid hervorgerufen wird, unnötige Risiken mit sich bringt. Bei wiederholter Verabreichung kleiner Dosen (z. B. 1,5 mg/kg) oder bei intravenöser Infusion scheint die Anwendung dieses Medikaments ziemlich sicher zu sein [54].

Zerebrale Vasodilatanzien

Dihydralazin erhöht die zerebrale Durchblutung und senkt gleichzeitig den Blutdruck, wie ältere Studien am Menschen ergaben [55]. Später wurde bei neurochirurgisch behandelten Patienten aufgezeigt, daß Dihydralazin darüber hinaus zu einem ausgeprägten Anstieg eines bereits erhöhten intrakraniellen Drucks führt [56]. Bei gesunden Katzen verursachte Dihydralazin eine geringe Erhöhung des intrakraniellen Drucks, die mit einer Dilatation von Arteriolen der Pia mater einherging; die

Venolen der Pia mater wurden durch das Medikament nicht erweitert [57]. Bei Ratten mit spontaner oder renaler Hypertonie verursachten steigende Dosen Dihydralazin einen allmählichen Abfall des Blutdrucks, wobei die zerebrale Durchblutung auch unterhalb der unteren Grenze der Autoregulation unverändert blieb. Bei den niedrigsten Druckwerten nahm die zerebrale Durchblutung gewöhnlich zu [58]. Wenn nach einer Dihydralazin-induzierten Hypotonie ein blutdrucksteigerndes Medikament verabreicht wurde, kam es zu einer massiven Zunahme der zerebralen Durchblutung, woraus auf eine Ausschaltung der Autoregulation geschlossen werden kann [52]. Der intrakranielle Druck wurde in diesen Studien an Ratten nicht gemessen.

Natriumnitroprussid erweitert bei niedrigem Blutdruck zumindest bei narkotisierten Patienten die zerebralen Widerstandsgefäße [59]. Das Medikament erhöht den intrakraniellen Druck; diese Wirkung scheint jedoch mit zunehmender Hypotonie nachzulassen [60]. Wenn bei einer Natriumnitroprussid-induzierten Hypotonie blutdrucksteigernde Medikamente verabreicht werden, läßt sich eine Ausschaltung der zerebralen Autoregulation aufzeigen [61, 62]. Beim wachen Menschen verursacht die Natriumnitroprussid-induzierte Hypotonie paradoxerweise eine Abnahme der zerebralen Durchblutung aufgrund einer Hyperventilation und einer α-adrenergen Aktivierung [63].

Kalziumantagonisten erweitern die zerebralen Widerstandsgefäße und erhöhen die zerebrale Durchblutung [64–66]. Neuere Studien haben ferner aufgezeigt, daß der Kalziumantagonist Nimodipin die zerebrale Autoregulation beeinträchtigt [67–69]. Ob verschiedene Kalziumantagonisten den Gehirnkreislauf und seine Regulation unterschiedlich beeinflussen, ist derzeit noch nicht bekannt.

Zerebrale Vasodilatanzien sollten bei Patienten mit akuten Hirnläsionen oder Patienten, bei denen der Verdacht auf eine Hirndrucksteigerung aufgrund anderer Ursachen besteht, nicht angewendet werden. Dazu gehören auch Patienten mit ophthalmoskopischen Symptomen einer malignen Hypertonie [70] und Patienten mit akutem Schlaganfall. Eine fokale zerebrale Ischämie kann durch zerebrale Vasodilatanzien sogar verschlimmert werden, da diese Medikamente die Durchblutung u. U. nur in gesundem Gewebe erhöhen und dadurch einen „Stealeffekt“ in ischämischem Gewebe (Abnahme der Durchblutung) hervorrufen können. Andererseits beschränkt sich das Risiko, das mit den unerwünschten Wirkungen der Medikamente verbunden ist, auf diese wenigen Patientengruppen und sollte daher ihre Anwendung bei den anderen Patientengruppen nicht ausschließen. Natriumnitroprussid ist somit ein wirksames Medikament zur Induktion einer Hypotonie während einer Anästhesie.

α-Rezeptorenblocker und Ganglienblocker

Diese Medikamente verbessern gewöhnlich die Autoregulation bei niedrigen Druckwerten, da sie der schwachen α-adrenergen, konstriktorischen Wirkung auf die größeren zerebralen Widerstandsgefäße der „Einflußbahn“ entgegenwirken. Dies wurde bei Pavianen unter dem α-Blocker Phenoxybenzamin aufgezeigt [71], der in der klinischen Praxis selten eingesetzt wird. Der Ganglienblocker *Trimeta-*

phan wird zur schonenden Blutdrucksenkung bei neurochirurgischen Patienten empfohlen, da er keine intrakranielle Drucksteigerung verursacht [60]. α-Rezeptorenblocker, wie etwa Chlorpromazin und Labetalol, werden in der klinischen Praxis zur Behandlung des hypertensiven Notfalls eingesetzt. Ihre Wirkung auf die zerebrale Durchblutung, deren Autoregulation und den intrakraniellen Druck ist unbekannt.

ACE-Hemmer

Die Wirkung, die *Captopril* auf die zerebrale Durchblutung hat, wurde bei Ratten und beim Menschen umfassend untersucht. Wie bereits oben (Abschnitt über die Modulation der Autoregulation) erwähnt, wurde bei der Ratte die untere Grenze der Autoregulation durch die intravenöse Verabreichung von Captopril zu niedrigeren Druckwerten hin verschoben [12]. Bei Normotonikern und Hypertonikern war nach einer Akutdosis Captopril ebenfalls eine Tendenz zu einer derartigen Verschiebung – wenn auch weniger ausgeprägt – feststellbar [72]. Bei Patienten mit einer Herzinsuffizienz verursachte Captopril eine ausgepräte Blutdrucksenkung, ohne eine Veränderung der zerebralen Durchblutung hervorzurufen; dies läßt auf eine akute Verschiebung der Autoregualtion in Richtung niedriger Druckwerte schließen [73]. Es wurde die Vermutung geäußert, daß diese Wirkung durch eine Aufhebung des Angiotensin-II-abhängigen Tonus der größeren Widerstandsgefäße vermittelt wird. Die intravenöse Verabreichung von Captopril an spontan hypertensive Ratten führte nicht nur zu einer Verschiebung der unteren, sondern auch der oberen Grenze der Autoregulation in Richtung niedriger Druckwerte [12]. Die Autoregulation wurde nicht blockiert, es kam jedoch zu einer beträchtlichen Einengung des Autoregulationsbereichs. In einer späteren Studie an Ratten, denen Captopril oral verabreicht wurde, war die Verschiebung der unteren Grenze noch nachweisbar, die Verschiebung der oberen Grenze war jedoch zum größten Teil behoben [74]. Untersuchungen bei mittelschwerer kontrollierter Hypertonie beim Menschen haben gezeigt, daß die obere Grenze der Autoregulation nach oraler Gabe von Captopril nicht leicht erreicht wird [72].

Zwischen dem sympathischen Nervensystem und dem Renin-Angiotensin-System können Wechselbeziehungen auftreten. Durch eine Stimulation des Halssympathikus kann bei der Ratte daher verhindert werden, daß sich die obere Grenze der Autoregulation nach Gabe von Captopril nach unten verschiebt [75]. Bei Ratten mit chronischer sympathischer Denervation ist die Abwärtsverschiebung der Autoregulation hingegen noch nachweisbar; dies läßt erkennen, daß das Renin-Angiotensin-System per se einen Einfluß auf die Regulation der zerebralen Durchblutung hat [76].

Auswahl von Medikamenten zur Behandlung des hypertensiven Notfalls

Bei der Angabe von Medikamenten zur Behandlung des hypertensiven Notfalls ist es einfacher, die Medikamente zu nennen, die der Arzt vermeiden sollte, anstatt

Medikamente zu empfehlen, die vorzugsweise eingesetzt werden sollten. *Erstens* sollte man wissen, daß eine abrupte Senkung auch sehr hoher Blutdruckwerte durch eine intravenöse medikamentöse Behandlung in vielen klinischen Situationen kontraindiziert ist. Wenn ein Patient keine Symptome aufweist und zufällig ein sehr hoher Blutdruck festgestellt wird, z. B. anläßlich einer Routineuntersuchung, ist es nahezu immer gerechtfertigt, den Patienten zu überwachen und wiederholte Blutdruckkontrollen durchzuführen. Wenn eine Blutdrucksenkung als notwendig erachtet wird, so sollte sie i. allg. vorzugsweise durch eine orale und anfangs niedrigdosierte Behandlung mit herkömmlichen Antihypertensiva erfolgen.

Wenn hingegen ein *hypertensiver Notfall* vorliegt, muß von einigen Maßnahmen abgeraten werden:

Bei der Anwendung zerebraler Vasodilatanzien, v. a. von Dihydralazin, ist äußerste Vorsicht geboten, wenn der Verdacht auf eine intrakranielle Drucksteigerung besteht, z. B. bei maligner Hypertonie oder bei einem akuten Schlaganfall. Vor allem sollte die Dosis nicht beliebig erhöht werden, wenn der Blutdruck auf eines dieser Medikamente nicht anspricht, da sich eine Ausschaltung der zerebralen Autoregulation zusammen mit einem persistierenden sehr hohen Blutdruck möglicherweise verheerend auswirkt. Außerdem sollte ein abrupter Blutdruckabfall, wie er etwa durch „Bolusdosen" Diazoxid verursacht wird, vermieden werden, da das Risiko einer therapieinduzierten zerebralen Ischämie unannehmbar hoch ist.

Zusammenfassung

Unter den oben angeführten Medikamenten weisen α-Rezeptorenblocker und ACE-Hemmer bezüglich der zerebralen Durchblutung das günstigste hämodynamische Profil auf. Leider liegen uns bisher keine aussagekräftigen Studien beim Menschen oder bei Tieren vor, aus denen hervorgeht, wie sich α-Blocker, wie etwa Labetalol, auf die zerebrale Durchblutung auswirken.

Literatur

1. Mazziotta JC, Phelps ME (1984) Human sensory stimulation and deprivation: positron emission tomographic results and strategies. Ann Neurol [Suppl] 15:S50–S60
2. Fencl V, Vale JR, Broch JA (1969) Respiration and cerebral blood flow in metabolic acidosis and alkalosis in humans. J Appl Physiol 27:67–76
3. Paulson OB, Newman EA (1987) Does the release of potassium from astrocyte endfeet regulate cerebral blood flow. Science 237:896–898
4. Winn HR, Welsh JE, Rubio R, Berne RM (1980) Brain adenosine production in rat during sustained alteration in systemic blood pressure. Am J Physiol (Heart Circ Physiol 8) 239:H636–H41
5. Lassen NA (1959) Cerebral blood flow and oxygen consumption in man. Physiol Rev 39:183–238
6. Heistad DD, Kontos HA (1983) Cerebral circulation. In: Shepherd JT, Abbourd FM (eds) The cardiovascular system. American Physiological Society, Bethesda (Handbook of physiology, vol 3, sect 2, pp 137–182)

7. Häggendal E, Johanson B (1965) Effects of arterial carbon dioxide tension and oxygen saturation on cerebral blood flow autoregulation in dogs. Acta Physiol Scand [Suppl 258] 66:27–53
8. MacKenzie ET, McGeorge AP, Graham DI, Fitch W, Edvinsson L, Harper AM (1979) Effects of increasing arterial pressure on cerebral blood flow in the baboon: influence of the sympathetic nervous system. Pfluegers Arch 378:189–195
9. Hamar J, Kov ch ABG, Reivich M, Ny ry I, Durity F (1979) Effect of phenoxybenzamine on cerebral blood flow and metalolism in the baboon during haemorrhagic shock. Stroke 10:401–407
10. Beausaug-Linder M, Bill A (1981) Cerebral circulation in acute arterial hypertension – protective effects of sympathetic nervous activity. Acta Physiol Scand III:193–199
11. Edvinson L (1987) Neurogenic control of cerebral circulation. In: Hartman A, Kuschinsky W (eds) Cerebral ischemia and hemorheologi. Springer, Berlin Heidelberg New York Tokyo, pp 13–23
12. Barry DI, Jarden JO, Paulson OB, Graham DI, Strandgaard S (1984) Cerebrovascular effects of converting enzyme inhibition. I: Effects of intravenous captopril in spontaneously hypertensive and normotensive rats. J Hypertens 2:589–597
13. Paulson OB, Parving H-H, Olesen J, Skinhøj E (1973) Influence of carbon monoxide and of hemodilution on cerebral blood flow and blood gases in man. J Appl Physiol 35:111–116
14. Kety SS, Hafkenschiel JH, Jeffers WA, Leopold IH, Shenkin HA (1948) The blood flow, vascular resistance, and oxygen consumption of the brain in essential hypertension. J Clin Invest 27:511–514
15. Hart MN, Heistad DD, Brody MJ (1980) Effect of chronic hypertension and sympathetic denervation on wall/lumen ratio of cerebral vessels. Hypertension 2:419–423
16. Gottstein U (1965) Physiologie und Pathophysiologie des Hirnkreislaufs. Med Welt 715–726
17. Strandgaard S, Olesen J, Skinhøj E, Lassen NA (1973) Autoregulation of brain circulation in severe arterial hypertension. Med J I:507–510
18. Strandgaard S (1976) Autoregulation of cerebral blood flow in hypertensive patients. The modifying influence of prolonged antihypertensive treatment on the tolerance to acute, drug-induced hypotension. Circulation 53:720–727
19. Jonnes JV, Fitch W, MacKenzie ET, Strandgaard S, Harper AM (1976) Lower limit of cerebral blood flow autoregulation in the baboon. Circ Res 39:555–557
20. Fujishima M, Omae T (1976) Lower limit of cerebral autoregulation in normotensive and spontaneously hypertensive rats. Experientia 32:1019–1021
21. Barry DI, Strandgaard S, Graham DI et al. (1982) Cerebral blood flow in rats with renal and spontaneous hypertension: resetting of the lower limit of autoregulation. J Cereb Blood Flow Metab 2:347–353
22. Brott T, Thalinger K, Hertzberg V (1986) Hypertension as a risk facfor for spontaneous intracerebral hemorrhage. Stroke 17:1078–1083
23. Schulte BP, Leyten AC, Herman B (1985) Pre-stroke and immediate post-stroke hypertension: neuroepidemiological data. Br J Clin Pract [Symp Suppl] 39:31–33
24. Roberts WC (1987) Frequency of systemic hypertension in various cardiovascular diseases. Am J Cardiol 60:1E–8E
25. Britton M, Carlsson A, de Faire U (1986) Blood pressure course in patients with acute stroke and matched controls. Stroke 17:861–864
26. Fisher CM (1969) The arterial lesions underlying lacunes. Acta Neuropathol (Berl) 12:1–15
27. Veterans Administration Cooperative Study Group on Antihypertensive Agents (1967) Effects of treatment on morbidity in hypertension. Results in patients with diastolic blood pressures averaging 115 through 129 mm Hg. JAMA 202:1028–1034
28. Veterans Administration Cooperative Study Group on Anrihypertensive Agents (1970) Effects of treatment on morbidity in hypertension. II: Results in patients with diastolic blood pressure averaging 90 through 114 mm Hg. JAMA 213:1143–1152
29. Management Committee of the Australian Hypertension Trial (1980) The Australian therapeutic trial in mild hypertension. Lancet I:1261–1267
30. Medical Research Council Working Party (1985) MRC trial of treatment of mild hypertension: principal results. Br Med J 291:97–104

31. Russell RWR (1975) How does blood-pressure cause stroke? Lancet II:1283–1285
32. Russell RW (1984) Pathological changes in small cerebral arteries causing occlusion and haemorrhage. J Cardiovasc Pharmacol 6:S691–S695
33. Spence JD (1986) Antihypertensive drugs and prevention of atherosclerotic stroke. Stroke 17:808–810
34. Sacco RL, Wolf PA, Bharucha NE et al. (1984) Subarachnoid and intracerebral hemorrhage: natural history, prognosis, and precursive factors in the Framingham Study. Neurology 34:847–854
35. Bonita R (1986) Cigarette smoking, hypertension and the risk of subarachnoid hemorrhage: a population-based case-control study. Stroke 17:831–835
36. Lassen NA, Agnoli A (1973) The upper limit of autoregulation of cerebral blood flow – on the pathogenesis of hypertensive encephalopathy. Scand J Clin Lab Invest 30:113–116
37. Strandgaard S (1978) Autoregulation of cerebral circulation in hypertension. Acta Neurol Scand [Suppl 66] 57:1–82
38. Graham DI (1975) Ischaemic brain damage of cerebral perfusion failure type after treatment of severe hypertension. Br Med J 4:739
39. Cove BH, Seddom M, Fletcher RF, Dukes DC (1979) Blindness after treatment for malignant hypertension. Br Med J II:245–246
40. Ledingham JGG, Rajagopalan B (1979) Cerebral complications in the treatment of accelerated hypertension. Q J Med 48:25–41
41. Hulse JA, Taylor DSI, Dillon MJ (1979) Blindness and paraplegia in severe childhood hypertension. Lancet II:553–556
42. Strandgaard S, Andersen GS, Ahlgreen P, Nielsen PE (1984) Visual disturbances anc occipital brain infarct following acute, transient hypotension and hypertensive patients. Acta Med Scand 216:417–422
43. Jackson G, Pierscianowski TA, Mahon W, Condon J (1976) Inappropriate antihypertensive therapy in the elderly. Lancet II:1317–1318
44. Jansen PAF, Gribnau FWJ, Schultz BPM, Poels EFJ (1986) Contribution of inappropriate treatment for hypertension to pathogenesis of stroke in the elderly. Br Med J 293:914–917
45. Ruff RL, Talman WT, Petito F (1981) Transient ischemic attacks associated with hypotension in hypertensive patients with carotid artery stenosis. Stroke 12:353–355
46. Spence JD, del Maestro RF (1985) Hypertension in acute ischemic stroke. Treat. Arch Neurol 42:1000–1002
47. Yatsu FM, Zivin J (1985) Hypertension in acute ischemic strokes. Not to treat. Arch Neurol 42:999–1000
48. Lavin P (1986) Management of hypertension in patients with acute stroke. Arch Intern Med 146:66–68
49. Bannan LT, Beevers DG, Jackson SD, Wright N (1980) ABC of blood pressure reduction. Special problems. Br Med J 281:1200–1202
50. American Heart Association (1973) Report of the Joint Committee for Stroke Facilities. VII. Medical and surgical management of stroke. Stroke 4:270–309
51. Barry I, Strandgaard S, Graham DI, Brændstrup O, Svendsen UG, Bolwig TG (1983) Effect of diaxozide induced hypotension on cerebral blood flow in hypertensive rats. Eur J Clin Invest 13:201–207
52. Barry DI, Strandgaard S (1985) Acute effects of antihypertensive drugs on autoregulation of cerebral blood flow in spontaneously hypertensive rats. Prog Appl Microcirc 8:206–212
53. Goldberg HI, Codario RA, Banka RS, Reivich M (1977) Patterns of cerebral disautoregulation in severe hypertension to blood pressure reduction with diazoxide. Acta Neurol Scand [Suppl 64] 56:64–65
54. Vidt DG (1986) Current concept in treatment of hypertension emergencies. Am Heart J 111:220–225
55. Rowe GG, Maxwell GM, Crumpton CW (1962) The cerebral haemodynamic response to administration of hydralazine. Circulation 25:970–972
56. Overgaard J, Skinhøj E (1975) A paradoxical cerebral haemodynamid effect of hydralazine. Stroke 6:402–404

57. Johansson BB, Auer LM, Trummer UG (1980) Pial vascular reaction to intravenous dihydralazine in the cat. Stroke 11:369–371
58. Barry DI, Strandgaard S, Graham DI, Svendsen UG, Brændstrup O, Paulson OB (1984) Cerebral blood flow response to intravenous dihydralazine in renal and spontaneously hypertensive rats. Stroke 15:102–107
59. Henriksen L, Thorshauge C, Harmsen A et al. (1983) Controlled hypotension with sodium nitroprusside: Effects of cerebral blood flow and cerebral venous blood gases in patients operated for cerebral aneurysms. Acta Anaesthesiol Scand 27:62–67
60. Turner JM, Powell D, Gibson RM, McDowall DG (1977) Intracranial pressure changes in neurosurgical patients during hypotension induced with sodium nitro prusside or trimetaphan. Br J Anaesthesiol 49:419–420
61. Keaney NP, McDowall DG, Turner JM et al. (1975) Cerebral blood flow autoregulation cerebrospinal fluid acid-base parameters and profound hypotension induced by sodium nitroprusside and deep halothane anaesthesia. In: Langfitt TW, McHenry LC, Reivich M, Wollman H (eds) Cerebral circulation and metabolism. Springer, Berlin Heidelberg New York, pp 21–23
62. Fitch W, Pickard JD, Tamura A, Graham DI (1988) Effects of hypotension induced with sodium nitroprusside on the cerebral circulation before, and one week after, the subarachnoid injection of blood. J Neurol Neurosurg Psychiatry 51:88–93
63. Henriksen L, Paulson OB (1982) The effects of sodium nitroprusside on cerebral blood flow and cerebral venous blood gases. II. Observations in awake man during successive blood pressure reduction. Eur J Clin Invest 12:389–393
64. Bertel O, Conen D, Radii EW, Mueller J, Lang C, Dubach U (1983) Nifedepine in hypertensive emergencies. Br Med J I:19–21
65. Mohamed AA, McCulloch J, Mendelow AD, Teasdale GM, Harper AM (1984) Effect of the calcium antagonist nimodipine on local cerebral blood flow: Relationship to arterial blood pressure. J Cereb Blood Flow Metab 4:206–211
66. Vorstrup S, Andersen A, Blegvad N, Paulson OB (1986) Calcium antagonist (PY 108-068) treatment may further decrease flow in ischemic areas in acute stroke. J Cereb Blood Flow Metabol 6:222–229
67. Harris RJ, Branston NM, Symon L, Bayhan M, Watson A (1982) The effects of a calcium antagonist/nimodipine/ upon physiological responses of the cerebral vasculatur and its possible influence upon focal cerebral ischemia. Stroke 13:759–760
68. Gaab MR, Höllerhage HG, Zumkeller M, Trost HA (1987) The effect of the Ca-antagonist nimodipine on cerebral blood flow autoregulation. J Cereb Blood Flow Metab [Suppl 1] 7:S 170
69. Kerckhoff W van den, Kazda S (1987) The autoregulation of cerebral blood flow is influenced by calcium antagonists. J Cereb Blood Flow Metab [Suppl 1] 7:S 169
70. Kincaid-Smith P, McMichael J, Murphy EA (1958) The clinical course and pathology of hypertension with papillo edema (malignant hypertension). Q J Med (New Series) 27:117–153
71. Fitch W, MacKenzie ET, Harper AM (1975) Effects of decreasing arterial blood pressure on cerebral blood flow in the baboon. Circ Res 37:550–557
72. Waldemar G, Schmidt JF, Andersen AR, Vorstrup S, Ibsen H, Paulson OB (1989) Angiotensin converting enzyme inhibition and cerebral blood flow autoregulation in normotensive and hypertensive man. J Hypertens 7:229–235
73. Paulson OB, Jarden JO, Vorstrup S, Holm S, Godtfredsen J (1986) Effect of captopril on the cerebral circulation in chronic heart failure. Eur J Clin Invest 16:124–132
74. Pedersen EV, Bobkiewicz-Kozlowska T, Waldemar G, Barry DI (1987) The renin angiotensin of cerebral arteries contributes to cerebrovascular resistance. Eur J Clin Invest 17:A 38
75. Waldemar G, Paulson OB, Barry DI, Knudsen GM (1989) Angiotensin converting enzyme inhibition and the upper limit of cerebral blood flow autoregulation: Effect of sympathetic stimulation. Circ Res 64:1197–1204
76. Waldemar G (1990) Acute sympathetic denervation does not eliminate the effect of angiotensin converting enzyme inhibition on CBF autoregulaton in spontaneously hypertensive rats. J Cereb Blood Flow Metab 10:43–47

Abnahme der arteriellen Compliance: Beurteilung und Behandlung

M. E. Safar, J. L. Cuche, B. M. Pannier

Die Hypertonie gilt seit vielen Jahren als Gefäßerkrankung, die sich haupsächlich auf das Kaliber kleiner Arterien auswirkt, woraus eine Zunahme des Gefäßwiderstands und sekundäre schädliche Folgen für das Herz resultieren. Die Tatsache, daß die Hypertonie alle Komponenten des kardiovaskulären Systems beeinflußt, wozu auch eine Abnahme der arteriellen und venösen Compliance gehört, blieb zum Teil unbeachtet [1]. Veränderungen der Compliance, v.a. im Bereich des arteriellen Systems, müssen jedoch für ein besseres Verständnis der kardiovaskulären Morbidität und Mortalität bei Patienten, die wegen einer Hypertonie behandelt werden, unbedingt in Betracht gezogen werden. Tatsächlich stehen kardiovaskuläre Ereignisse bei antihypertensiv behandelten Patienten hauptsächlich mit einer Durchblutungsstörung größerer Arterien in Zusammenhang [2].

In dem vorliegenden Artikel sollen Befunde beschrieben werden, die für Veränderungen der großen Arterien sowohl in der Frühphase als auch im Verlauf einer hypertensiven Gefäßerkrankung sprechen. Die Zusammenhänge zwischen dem Zustand großer Arterien und den Wirkungen einer medikamentösen Behandlung werden im zweiten Teil dieses Beitrags analysiert.

Grundlagen

Das arterielle System hat 2 verschiedene, jedoch zusammenhängende Funktionen [3]:

- Ausreichende Blutversorgung der Körpergewebe (Leitungsfunktion) und
- Ausgleich der Pulsationen, die aus der stoßweisen Ventrikelejektion resultieren (Windkesselfunktion).

Diese beiden Funktionen können anhand einer Betrachtung der statischen und pulsatorischen Blutdruck- und Strömungsphänomene unabhängig voneinander untersucht werden.

Nach der Fourier-Analyse gilt allgemein, daß ein periodisches Phänomen wie die Blutdruckkurve in einen Mittelwert und eine Anzahl von Sinusschwingungen mit zunehmender Frequenz zerlegt werden kann ([4]; Abb. 1). Die harmonische Schwingung 0 gibt den Mittelwert wieder, der eine Sinusschwingung mit unendlicher Periode darstellt. Die harmonische Schwingung 1 gibt die Herzfrequenz f wieder, harmonische Oberschwingungen haben die Frequenz 2f, 3f usw. Wie mit

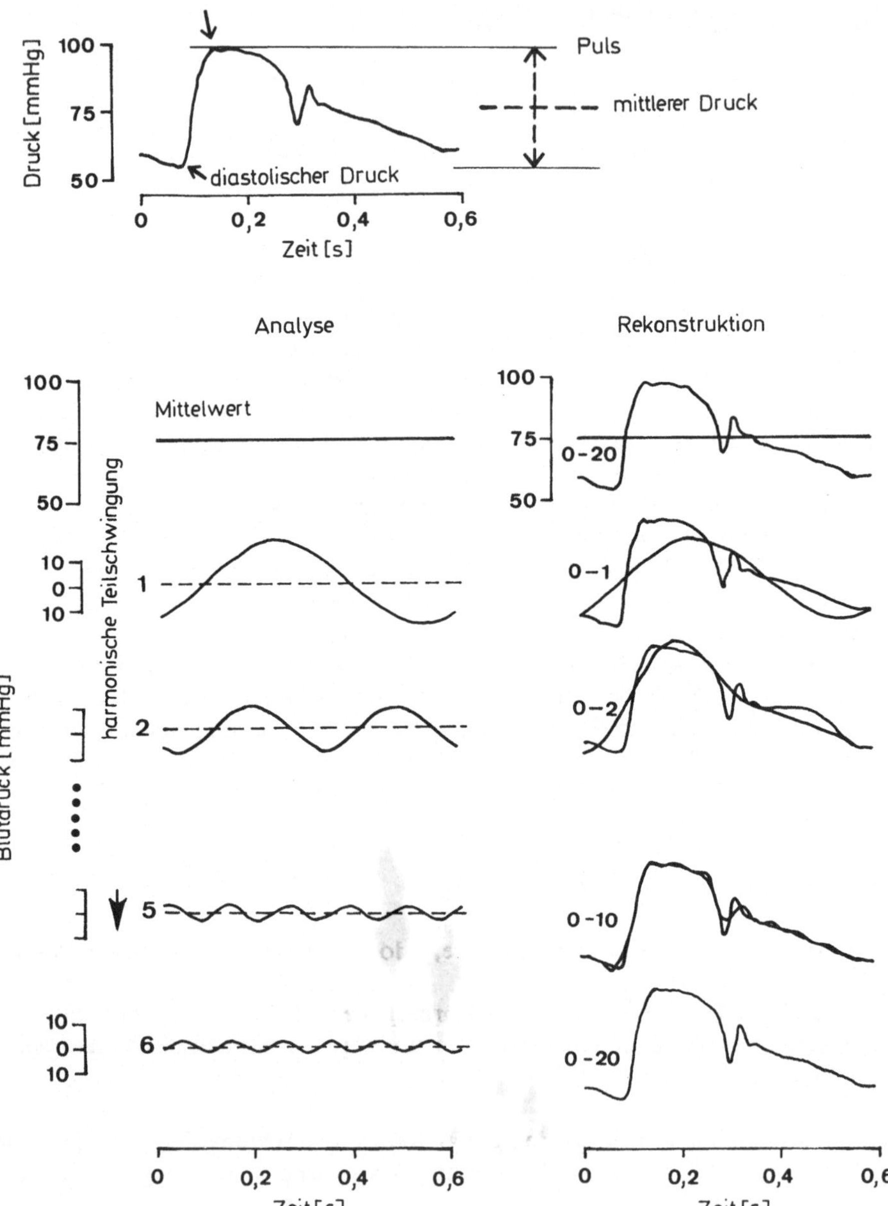

Abb. 1 a, b. Prinzip der Fourier-Analyse. Für die Analyse von pulsatorischem Druck und Strömung können die Signale zerlegt werden in einen Mittelwert plus einer Anzahl von Sinuswellen mit zunehmender Frequenz (erste harmonische Teilsschwingung bei Herzfrequenz f und höhere harmonische Teilschwingungen mit den Frequenzen 2f, 3f usw. [4]). Die Abbildung zeigt am Beispiel des Aortendruckes, wie diese Sinuswellen benutzt werden können, um das Originalsignal zu rekonstruieren. Zur Vereinfachung sind die harmonischen Teilschwingungen 3 und 4 nicht dargestellt

Hilfe von Digitalcomputern umfassend belegt wurde, reichen im Herz-Kreislauf-System etwa 20 harmonische Schwingungen für eine adäquate Rekonstruktion der Blutdruckkurve aus. Unter dieser Bedingung werden bei einer korrekten Charakterisierung des Blutdrucks nicht nur systolischer und diastolischer Blutdruck berücksichtigt (höchster bzw. niedrigster Punkt der periodischen Druckkurve), sondern es werden vielmehr der Mitteldruck und die Schwingungen um den mittleren Druck herum betrachtet (Abb. 1). Der mitttlere Blutdruck (meist berechnet aus diastolischem Druck plus ein Drittel der Blutdruckamplitude) hängt mit der statischen Strömung zusammen, während die Druckschwankungen (meist beschrieben als Blutdruckamplitude: Differenz aus systolischem und diastolischem Druck) mit der pulsatorischen Strömung zusammenhängen. Diese Charakterisierung ist für das Verständnis der beiden unterschiedlichen Funktionen der großen Arterien bei hypertensiven Gefäßerkrankungen von großer Bedeutung [3].

Die Funktion der Arterien als Blutleiter wird durch die statischen Komponenten mittlerer arterieller Druck und Strömung sowie durch deren Beziehung charakterisiert, die den peripheren Gefäßwiderstand definiert. Die Effizienz der Leitungsfunktion hängt von einem großen Arterienkaliber und der Konstanz der statischen Komponente der Druckwelle ab, wobei der mittlere Druckgradient zwischen Aorta ascendens und peripheren Arterien kaum wahrnehmbar ist [3, 4]. Eine gestörte Leitungsfunktion ist die Folge einer Verengung des arteriellen (oder arteriolären) Lumens und wirkt sich ungünstig auf Organe und Gewebe stromabwärts aus. Häufigste Ursache einer veränderten Leitungsfunktion sind Erkrankungen der Arterienintima, hauptsächlich die Atherosklerose.

Die Windkesselfunktion der Arterien wird durch die pulsatorischen Komponenten von Strömung und Druck und deren frequenzabhängiger Beziehung, d. h. der Gefäßimpedanz, charakterisiert [3, 4]. Die pulsatorischen Komponenten weisen in zentralen und peripheren Arterien unterschiedliche Amplituden auf und werden durch die geometrischen und elastischen Eigenschaften der großen Gefäße bestimmt. Die Effizienz der Windkesselfunktion wird v. a. durch eine Verhärtung der Gefäßwände sowie durch Veränderungen der elastischen Eigenschaften der Arterien modifiziert. Ungünstige Wirkungen werden hauptsächlich an den Organen und Geweben stromaufwärts beobachtet, also an Herz und Koronarkreislauf. Während die Leitungsfunktion der großen Arterien (d. h. das Herzminutenvolumen und dessen Verteilung) bei Hypertonie größtenteils erhalten bleibt, ist die Windkesselfunktion deutlich verändert, wie anhand der nachweisbar verminderten arteriellen Compliance ersichtlich wird [5].

Verminderte arterielle Compliance bei Hypertonie

Eine Analyse des Druckgradienten der Druck-Volumen-Kurve in einer bestimmten Arterie ermöglicht eine adäquate quantitative Bestimmung der viskoelastischen Eigenschaften der großen Arterien bei Hypertonie (Abb. 2; [3, 4, 6]). Der Druckgradient entspricht definitionsgemäß der arteriellen Compliance (dV/dP), d. h. dem Quotienten aus Anstieg des arteriellen Volumens (dV) und begleitendem Druckanstieg (dP). Da die Druck-Volumen-Beziehung nicht linear verläuft, kann

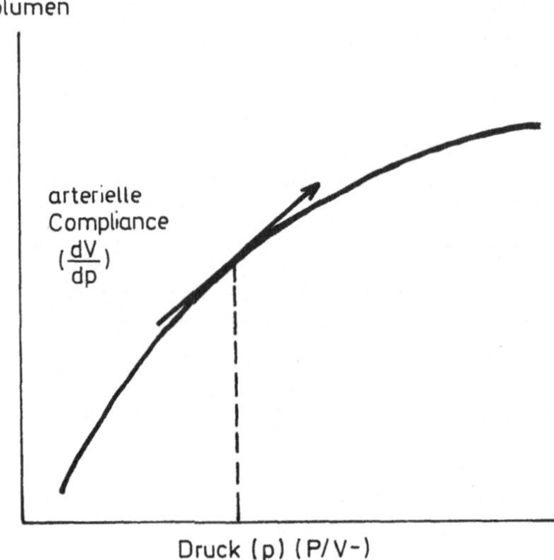

Abb. 2. Druck-Volumen-(p/V-) Beziehung einer großen Arterie: dV/dp ist die Steigung bei einem vorgegebenem Druck. Diese Steigung bestimmt die arterielle Compliance, ein quantitatives Maß der viskoelastischen Eigenschaften der arteriellen Wand

die arterielle Compliance nur für einen bestimmten Druck definiert werden (Abb. 2).

Die gebräuchlichste Methode zur Bestimmung der arteriellen Compliance bedient sich der Moens-Korteweg-Gleichung [3–6]. In dieser Gleichung wird der Elastizitätsverlust der Arterien durch 2 Größen charakterisiert: Volumendehnbarkeit und Elastizitätsmodul (Young-Modul). Die Volumendehnbarkeit (VD) mißt die prozentuale Volumenänderung eines Arteriensegments, die aus einer Änderung des Dehnungsdrucks um eine Einheit resultiert (dV/dp/V). Nach den Formeln von Bramwell und Hill [3–6] ergibt sich diese aus der Bestimmung der Pulswellengeschwindigkeit (PWG), also der Geschwindigkeit, mit der sich eine Pulswelle in einer bestimmten großen Arterie entlang bewegt:

$$VD = \left(\frac{3{,}57}{PWG}\right)^2.$$

Der Elastizitätsmodul ist hingegen ein Maß für die Druck-Spannungs-Beziehung an der Blutgefäßwand und ermöglicht eine quantitative Erfassung des Wandverhaltens bei einer Deformierung. Der Elastizitätsmodul hängt von der Volumendehnbarkeit sowie auch von der Gefäßgeometrie ab (d. h. vom Arterienvolumen). Schließlich kann die arterielle Compliance als Produkt aus arteriellem Volumen und Dehnbarkeit definiert werden [7]. In dieser Formel wird das Arterienvolumen (angegeben pro Längeneinheit) von der Bestimmung des Arterienkalibers abgeleitet. Verfügbare und reproduzierbare nichtinvasive Methoden, wie etwa die Echographie und die gepulste Doppler-Geschwindigkeitsmessung, wurden beschrieben und validiert, um das Kaliber großer Arterien, z. B. der zentralen Aorta, der A. brachialis und A. carotis communis, zu ermitteln [8–10].

In mehreren Studien wurde gezeigt, daß bei Hypertonie die arterielle Compliance sowohl im Systemkreislauf als auch im Bereich des Unterarmkreislaufs signifikant reduziert war [7]. Dieser Befund kann bei der isolierten systolischen Hypertonie älterer Patienten, bei persistierender systolisch-diastolischer Hypertonie bei Patienten mittleren Alters und sogar bei der Grenzwerthypertonie junger Patienten festgestellt werden. Aufgrund des nichtlinearen Verlaufs der Druck-Volumen-Beziehung in den großen Arterien (Abb. 2) könnte die meßbare verminderte arterielle Compliance jedoch die einfache mechanische Folge der Blutdruckerhöhung oder intrinsische hypertoniebedingte Veränderungen der Arterienwand oder eine Kombination aus beiden Faktoren zum Ausdruck bringen. Es ist daher wichtig, die arterielle Compliance bei Hypertonikern anhand eines Vergleichs mit Normotonikern mit vergleichbarem arteriellem Mitteldruck zu untersuchen.

Bei Patienten mit unbehandelter Hypertonie wurde die arterielle Compliance am Unterarm im Vergleich zu alters- und geschlechtsentsprechenden Normotonikern untersucht [7, 11]. Die Hypertonie wurde mit Hilfe einer ambulanten Blutdruckmessung diagnostiziert; dabei wurde ein konstanter diastolischer Blutdruck >95 mm Hg und/oder ein systolischer Blutdruck >160 mm Hg nachgewiesen. Die Hypertoniker wurden allerdings am 3. Tag des Klinikaufenthalts bei Einhaltung einer Diät mit 100 mEq Natrium/Tag untersucht. Somit konnten Hypertoniker ausgewählt werden, die denselben mittleren arteriellen Druck aufwiesen wie die Kontrollpersonen. Bei alten Patienten mit isolierter systolischer Hypertonie wurde im Vergleich zu Kontrollpersonen, die in bezug auf Alter und arteriellen Mitteldruck gut übereinstimmten, eine Reduktion der arteriellen Compliance festgestellt. Die Blutdruckamplitude war signifikant vergrößert; dies beruhte auf einer Erhöhung des systolischen Drucks sowie auch auf einer Abnahme des diastolischen Drucks. Auch bei Patienten mittleren Alters mit persistierender systolisch-diastolischer Hypertonie war die arterielle Compliance im Vergleich zu Kontrollpersonen, die in bezug auf Alter und mittleren arteriellen Druck gut übereinstimmten, signifikant vermindert – Ausdruck der intrinsischen Veränderungen der viskoelastischen Eigenschaften der Arterienwand bei Hypertonie. Neuere Studien an spontan hypertensiven Ratten zeigten, daß an derartigen intrinsischen Veränderungen der Arterienwand 2 verschiedene Komponenten beteiligt sind: eine funktionelle Komponente, die mit dem Tonus der glatten Muskulatur der Arterienwand zusammenhängt, und eine strukturelle Komponente, die mit der Masse der glatten Muskulatur der Arterienwand in Kombination mit den assoziierten Veränderungen des Kollagen- und Elastingehalts in Zusammenhang steht [12, 13]. Im Rahmen der modernen Hypertoniebehandlung ist es eine wichtige Aufgabe, zu klären, ob eine dieser Komponenten oder beide durch die antihypertensive Therapie beeinflußt werden können.

Antihypertensive Therapie und große Arterien

Der erste Hinweis darauf, daß die medikamentös induzierte Blutdrucksenkung möglicherweise mit unerwarteten Veränderungen der großen Arterien einhergehen könnte, resultierte aus Messungen des Durchmessers der A. brachialis nach Akutgabe von Vasodilatanzien [14]. Während Dihydralazin eine Konstriktion der A. brachialis hervorrief, führte Diltiazem zu einer leichten Zunahme des Arterienkalibers bei gleich starker Senkung des Blutdrucks. Nitrate verursachten eine noch ausgeprägtere Zunahme des Arterienkalibers [15].

Die Beobachtung, wonach in den großen Arterien nach Verabreichung von Antihypertensiva unerwartete Veränderungen auftreten, wurde durch eine Studie über Veränderungen der Dehnbarkeit der Aorta und der Unterarmgefäße noch ergänzt [16]. In diesen Studien wurde die PWG als Index des Elastizitätsverlusts der Arterien herangezogen. Während die Dihydralazin-ähnliche Substanz Cadralazin die PWG nicht modifizieren konnte, wurde sie durch die Dihydropyridin-Derivate Nicardipin und Nitrendipin und den ACE-Hemmer Captopril bei gleich starker Blutdrucksenkung vermindert [17]. Diese Veränderungen wurden auf die unterschiedlich relaxierenden Wirkungen der verschiedenen vasodilatatorischen Medikamente an der glatten Muskulatur der Arterien zurückgeführt.

Darüber hinaus konnte tatsächlich nachgewiesen werden, daß Kalziumantagonisten und ACE-Hemmer bei antihypertensiv behandelten Patienten eine stärkere relaxierende Wirkung auf den Tonus der glatten Muskulatur der Arterien ausübten als Nitrate oder α- und β-Blocker [18]. Die Blutdrucksenkung, die durch Akutgabe von Antihypertensiva hervorgerufen wird, ist somit nicht durchweg mit einer Verbesserung der arteriellen Compliance verbunden; der Effekt hängt vom Wirkungsmechanismus der verschiedenen Antihypertensiva ab.

Solche Überlegungen sind wichtig, da sie möglicherweise Konsequenzen für eine antihypertensive Langzeitbehandlung haben.

Medikamenteninduzierte Veränderungen im arteriellen System können die kardiale Belastung und daher die Rückbildungsfähigkeit der Herzhypertrophie beeinflussen (Abb. 3; [16]). Dihydralazin und verwandte Substanzen bewirken keine Veränderung von arterieller Compliance und Dehnbarkeit. Interessanterweise führen diese Substanzen zu einer nur geringfügigen Abnahme der Herzmuskelmasse. Kalziumantagonisten und ACE-Hemmer wirken sich hingegen bei gleicher Blutdrucksenkung sowohl auf die arterielle Compliance als auch auf die Herzhypertrophie günstig aus. Eine antihypertensive Langzeitbehandlung hat somit vermutlich einen unterschiedlichen Einfluß auf Struktur und Funktion des Herzens und der großen Gefäße, wie vor kurzem aus Studien über ACE-Hemmer hervorging [12, 19, 20].

Die durch ACE-Hemmer hervorgerufenen Veränderungen der arteriellen Compliance werden nicht nur durch eine Modifikation der Aktivität der glatten Muskulatur, sondern auch durch strukturelle Veränderungen der Arterienwand, v. a. der Wanddicke, beeinflußt. Bei tierexperimenteller Hypertonie wurde der Nachweis erbracht, daß die ACE-Hemmung die Herzmuskelmasse reduziert und darüber hinaus eine Zunahme der arteriellen Compliance und eine Abnahme der arteriellen Wanddicke bewirkt, d. h. die strukturelle Komponente der arteriellen Compliance günstig beeinflußt [12, 19]. Bei Hypertonikern sind entsprechende Beobachtungen erschwert. Ein interessantes Beispiel ist allerdings die Studie über Perindopril [20, 21]. Perindopril bewirkt bei Hypertonikern eine signifikante Reduktion der linksventrikulären Muskelmasse und gleichzeitig eine Zunahme der arteriellen Compliance; dies wurde auch von anderen ACE-Hemmern häufig berichtet. Vier Wochen nach Absetzen der Präparate blieb die Herzmuskelmasse jedoch weiterhin reduziert, während sich Blutdruck und arterielle Compliance

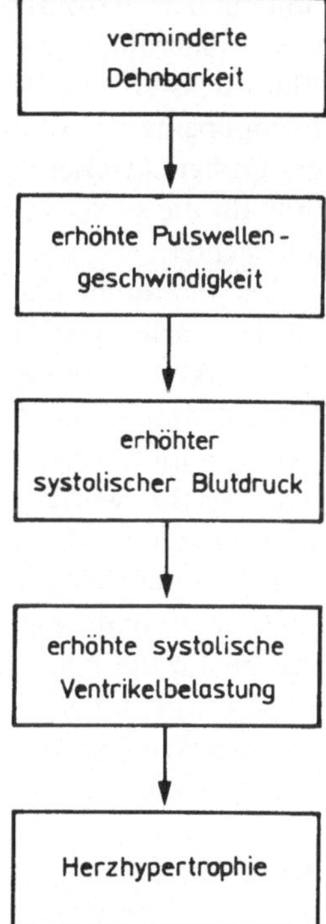

Abb. 3. Kardiale Auswirkungen von verminderter arterieller Dehnbarkeit und Compliance

wieder den Ausgangswerten angenähert hatten. Nachdem die Therapie erneut aufgenommen und ein Jahr fortgeführt wurde, nahm die Herzmuskelmasse weiter ab, die arterielle Compliance nahm hingegen zu, jedoch nicht mehr als zu Beginn der Therapie. Solche Befunde sind ein deutlicher Hinweis darauf, daß die Rückbildung kardialer und arterieller Veränderungen bei antihypertensiv behandelten Patienten 2 verschiedene Zeitkonstanten aufweist. Da die Rückbildung struktureller Veränderungen, was die vermehrte Herzmuskelmasse betrifft, eindeutig nachweisbar ist, kann eine Erklärung darin bestehen, daß die nach einer antihypertensiven Langzeitbehandlung eintretende Rückbildung struktureller Veränderungen in Herz und Gefäßen unterschiedlich abläuft [20].

Vergrößerte Blutdruckamplitude und arterielle Sklerose als eigenständige kardiovaskuläre Risikofaktoren bei Hypertonie

In vielen epidemiologischen Studien wurden die engen Korrelationen zwischen Höhe des Blutdrucks und Inzidenz kardiovaslulärer Erkrankungen hervorgehoben [2]. Der jeweilige Stellenwert von systolischem und diastolischem Blutdruck wurde ebenfalls untersucht [22]. Es konnte insbesondere der Nachweis erbracht werden, daß vor dem 45. Lebensjahr der diastolische Blutdruck enger mit dem kardiovaskulären Risiko korreliert ist, während nach dem 45. Lebensjahr eine engere Korrelation mit dem systolischen Blutdruck besteht. In solchen epidemiologischen Studien wurde allerdings nur die Höhe des systolischen, diastolischen oder mittleren Blutdruckwerts in Betracht gezogen. Der Gesichtspunkt, daß die pulsatorische Komponente des Blutdrucks selbst und damit die viskoelastischen Eigenschaften der großen Arterien „per se" unabhängig vom arteriellen Mitteldruck von Bedeutung für die kardiovaskuläre Morbidität und Mortalität sein könnten, blieb bisher unbeachtet.

Die Zusammenhänge zwischen den beiden Komponenten des Blutdrucks - mittlerer arterieller Druck und Blutdruckamplitude - und den kardiovaskulären Risikofaktoren sowie der kardiovaskulären Mortalität wurden vor kurzem bei 18336 Männern und 9351 Frauen um Alter von 40–69 Jahren untersucht [23]. Da zwischen mittlerem arteriellem Druck und Blutdruckamplitude eine enge Korrelation besteht, wurde eine Analyse der Hauptkomponenten durchgeführt, um 2 voneinander unabhängige Parameter zu erhalten: einen Index der statischen Komponente (SCI) und eine Index der pulsatorischen Komponente (PCI). Eine Querschnittanalyse ergab, daß die mit der SCI zusammenhängenden Befunde nahezu mit Befunden übereinstimmten, über die in den meisten epidemiologischen Hypertoniestudien bereits früher im Zusammenhang mit dem systolischen oder diastolischen Blutdruck berichtet wurde. Was die pulsatorische Blutdruckkomponente (PCI) betrifft, so war ein signifikanter Zusammenhang mit nur einem einzigen Parameter nachweisbar - mit der linksventrikulären Hypertrophie. Die spezifische Bedeutung des PCI als kardiovaskulärer Risikofaktor wurde durch eine Analyse der 10-Jahres-Überlebenszeit bestätigt. Bei Frauen über 55 Jahren war der PCI positiv mit dem koronaren Herztod und invers mit dem Schlaganfall korreliert. Dies war ein erster Hinweis darauf, daß die statische Komponente des Blutdrucks zwar der Hauptrisikofaktor für die kardiovaskuläre Mortalität bei beiden Geschlechtern ist, daß jedoch die pulsatorische Komponente einen eigenständigen Risikofaktor für den Herztod darstellt, wie hauptsächlich bei über 55jährigen Frauen beobachtet wurde.

Die spezifische Bedeutung einer vergrößerten Blutdruckamplitude als eigenständiges kardiovaskuläres Risiko läßt sich leicht auf der Basis einer klassischen Grundkenntnis erklären: Der Zustand der großen Arterien beeinflußt die kardiale Struktur und Funktion sowie die koronare Durchblutung [3, 16]. Tatsächlich kann eine verminderte arterielle Compliance, unabhängig vom atherosklerotischen Prozeß, über Veränderungen des Verhältnisses von Sauerstoffangebot und Sauerstoffbedarf schädliche Wirkungen auf das Herz und den Koronarkreislauf ausüben.

Der metabolische Bedarf des linken Ventrikels wird zum größten Teil durch die endsystolische Belastung und damit durch die Höhe des systolischen Drucks und die arterielle Dehnbarkeit bestimmt. Es wurde nachgewiesen, daß die Herzmuskelmasse bei Hypertonikern durch die Höhe des Gefäßwiderstands sowie auch durch das Ausmaß der Reduktion der arteriellen Compliance und Dehnbarkeit beeinflußt wird [16]. Zu einer unverhältnismäßig starken Erhöhung des systolischen Blutdrucks und einer weiteren Zunahme der endsystolischen Belastung tragen v. a. arterielle Veränderungen bei (Abb. 3). Alle angeführten Faktoren beeinflussen ihrerseits wieder den Sauerstoffbedarf des Herzens und den myokardialen Durchblutungsbedarf, die beide an der Entwicklung der Herzhypertrophie beteiligt sind.

Andererseits wird das metalolische Blutangebot vom diastolischen Blutdruck - der treibenden Kraft im Koronarkreislauf - beeinflußt. Häufig begegnet man der Meinung, daß der diastolische Blutdruck von der Elastizität der großen Arterien kaum beeinflußt wird, während das Kaliber der kleinen Arterien einen weitaus größeren Einfluß hat. In tierexperimentellen Studien wurde jedoch umfassend belegt, daß eine Abnahme der viskoelastischen Qualitäten der großen Arterien einen Anstieg des systolischen Blutdrucks sowie auch eine Abnahme des diastolischen Blutdrucks verursacht, wobei praktisch keine Veränderung des mittleren arteriellen Drucks und des Herzminutenvolumens auftritt [3, 4, 6]. Da bei einer Verminderung der Compliance der mittlere Blutdruck gleich bleibt und der diastolische Blutdruck abnimmt, kann es in der Folge zu einer Verminderung der treibenden Kraft im Koronarkreislauf kommen. Wenn der Sauerstoffbedarf gleich hoch bleibt oder unter verschiedenen Bedingungen ansteigt, wie etwa bei der Entwicklung einer Herzhypertrophie, kann sich das Verhältnis zwischen Angebot und Bedarf ändern. Allein aus diesem Grund kann eine verminderte systemische Compliance per se einen schädlichen Einfluß auf das Herz und die koronare Durchblutung ausüben. Es folgt nun eine interessante Hypothese, anhand derer sich erklären ließe, warum es nach einer antihypertensiven Therapie zu keiner Besserung der koronaren Herzkrankheit kommt [17]: Trotz einer ausreichenden Blutdrucksenkung könnte die ausbleibende Verbesserung der arteriellen Compliance dazu beitragen, daß die koronare Durchblutung weiterhin verändert bleibt.

Zusammenfassung

Die Hypertonie kann nicht als eine Erkrankung betrachtet werden, die aussschließlich die kleinen Arterien befällt und sich in der Folge schädlich auf das Herz auswirkt. An den Mechanismen, die die hypertensive Gefäßerkrankung auslösen und in Gang halten, sind auch die großen Arterien beteiligt. Die Frage, ob bestimmte Medikamente bei einer Langzeitbehandlung speziell den Zustand der großen Arterien verbessern könnten, bleibt zu diskutieren und bedarf weiterer Untersuchungen.

Literatur

1. Safar ME, London GM (1987) Arterial and venous compliance in sustained essential hypertension. Hypertension 10:133–139
2. Kannel WB, Stokes III (1985) Hypertension as a cardiovascular risk factor. In: Blupitt CJ (ed) Epidemiology of hypertension. Elsevier, Amsterdam (Handbook of hypertension, vol 6, pp 15–34)
3. O'Rourke MF (1982) Arterial function in health and disease. Churchill Livingstone, Edinburgh London Melbourne New York, pp 3–32, 53–93, 170–224
4. Westerhof N, Huisman RM (1987) Arterial haemodynamics of hypertension. Clin Sci 72:391–398
5. Safar ME (1985) Focus on the large arteries in hypertension. J Cardiovasc Pharmacol [Suppl 2] 7:S1–S4

6. Milnor WR (1982) Hemodynamics. Williams & Wilkins, Baltimore London, pp 11–48, 56–96, 192–239
7. Safar ME & Simon (1986) Hemodynamics in systolic hypertension. In: Zanchetti A, Tarazi RC (eds) Pathophisiology of hypertension, cardiovascular aspect. Elsevier, Amsterdam (Handbook of hypertension, vol 7, pp 225–241)
8. Safar M, Peronneau J, Levenson J, Simon A (1981) Pulsed Doppler: diameter, velocity and flow of brachial artery in sustained essential hypertension. Circulation 63/2:393–400
9. Laurent S, Lacolley P, London G, Safar M (1988) Hemodynamics of the carotid artery after vasodilatation in essential hypertension. Hypertension 11:134–1490
10. Isnard RN, Pannier BM, Laurent S, London GM, Diebold B, Safar ME (1989) Pulsatile diameter and elastic modulus of the aortic arch in essential hypertension: a noninvasive study. J Am Coll Cardiol 13:399–405
11. Safar ME, Laurent S, Pannier BM, London GM (1987) Structural and functional modifications of peripheral large arteries in hypertensive patients. J Clin Hypertens 3:360–367
12. Levy BI, Michel JB, Salzmann JL, Azizi M, Poitevin P, Safar M, Camilleri JP (1988) Effects of chronic inhibition of converting enzyme on mechanical and structural properties of arteries in rat renovascular hypertension. Circ Res 63:227–229
13. Cox RH (1979) Comparison of arterial wall mechanics in normotensive and spontaneously hypertensive rats. Am J Physiol 237/2:H159–H167
14. Safar ME, Simon A, Levenson JA, Cazor JL (1983) Hemodynamic effects of diltiazem in hypertension. Circ Res [Suppl 1] 52:169–173
15. Safar ME, Laurent S, Bouthier JA, London GM (1986) Comparative effects of captopril and isorbide dinitrate on the arterial wall of hypertensive human brachial arteries. J Cardiovasc Pharmacol 8:1257–1261
16. Safar ME, Toto-Moukouo JJ, Bouthier JA, Asmar RE, Levenson JA, Simon AC, London GM (1987) Arterial dynamics, cardiac hypertrophy, and antihypertensive treatment. Circulation [Suppl 1] 75:1–156–1–165
17. Safar ME (1988) Therapeutic trials and large arteries in hypertension. Am Heart J 115:702–710
18. Safar ME, London GM, Asmar RG, Hugues CJ, Laurent S (1986) An indirect approach for the study of the elastic modulus of the brachial artery in patients with essential hypertension. Cardiovasc Res 20:563–567
19. Levy BI, Michel JB, Salumann JL, Azizi M, Poitevin P, Camilleri JP, Safar ME (1988) Arterial effects of angiotensin converting enzyme inhibition in renovascular and spontaneously hypertensive rats. J Hypertens [Suppl 3] 6:S23–S25
20. Asmar RG, Pannier B, Santoni JP, Laurent S, London GM, Levy BI, Safar ME (1988) Reversion of cardiac hypertrophy and reduced arterial compliance after converting enzyme inhibition in essential hypertension. Circulation 789:941–950
21. Asmar RG, Journo HJ, Lacolley PJ, Santoni JP, Billaud E, Levy BI, Safar ME (1988) Treatment for one year with perindopril: effect on cardiac mass and arterial compliance in essential hypertension. J Hypertens [Suppl 3] 6:S23–S25
22. Kannel WB, Gordon T, Schwartz MJ (1971) Systolic versus diastolic blood pressure and risk of coronary heart disease: The Framingham Study. Am J Cardiol 27:335–346
23. Darne B, Girerd X, Safar M, Cambien F, Guize L (1989) Pulsatile versus steady component of blood pressure: A cross-sectional analysis and a prospective analysis on cardiovascular mortality. Hypertension 13:392–400

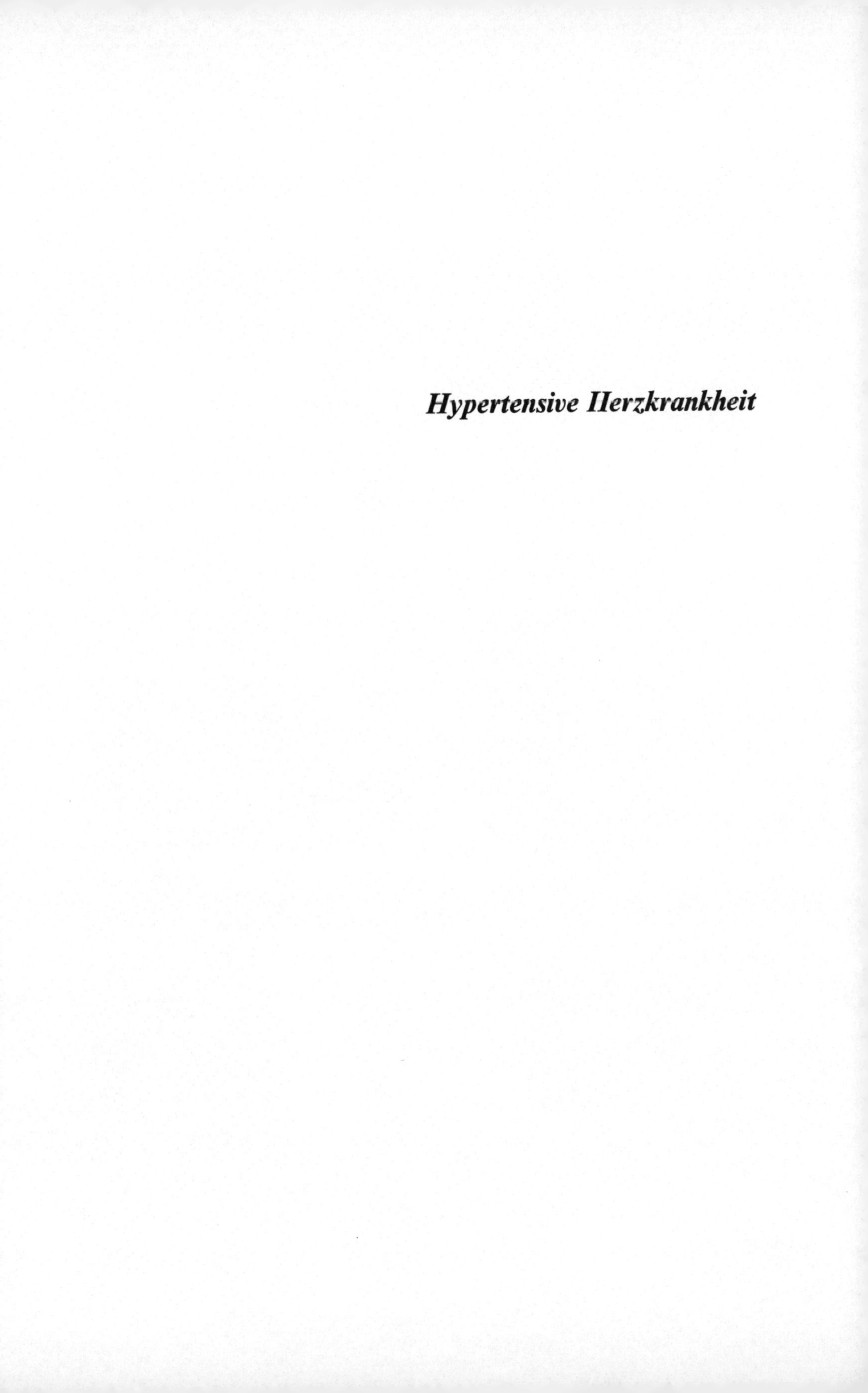

Hypertensive Herzkrankheit

Strukturelle Organadaptation des linken Ventrikels und des Koronargefäßsystems bei arterieller Hypertonie

B. E. Strauer, W. Motz, M. Vogt

Einleitung

Die Framingham-Studie [22] machte die Beziehung zwischen der arteriellen Hypertonie, der Linksherzhypertrophie und der Inzidenz einer Herzinsuffizienz deutlich. 75% aller Personen, die im Rahmen dieser Studie herzinsuffizient wurden, hatten als Grundkrankheit eine arterielle Hypertonie. Die restlichen 25% verteilten sich auf die koronare Herzkrankheit, Kardiomyopathien, entzündliche Herzerkrankungen und Vitien (Abb. 1). Hypertoniker mit definitiven Zeichen einer Linksherzhypertrophie im Elektrokardiogramm hatten ein 10fach höheres Risiko, eine Herzinsuffizienz zu entwickeln, als Hypertoniker ohne elektrokardiographische Hypertrophiezeichen. Somit ist die hypertensive Herzhypertrophie die häufig-

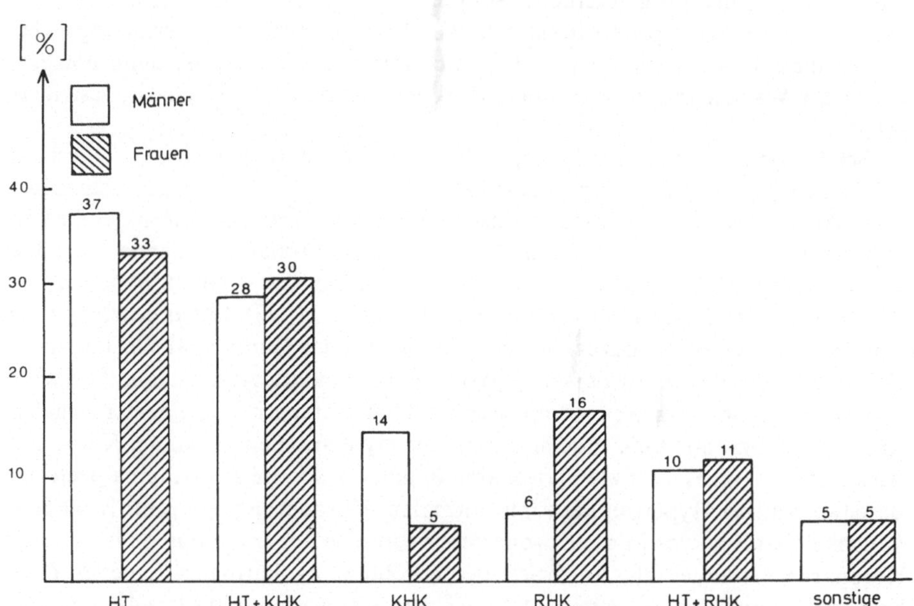

Abb. 1. Ursachen der Herzinsuffizienz (Framingham-Studie). 75% aller Personen, die im Rahmen der Framingham-Studie herzinsuffizient werden, hatten als Grundkrankheit eine arterielle Hypertonie [22]

ste Ursache einer Herzinsuffizienz, die trotz moderner Therapiemaßnahmen immer noch eine sehr schlechte Prognose, vergleichbar einem fortgeschrittenen Tumorleiden, hat.

Neue klinische Untersuchungen zeigen, daß bei Hypertonikern mit einer ausgeprägten Linksherzhypertrophie häufig ventrikuläre Rhythmusstörungen bestehen. McLenachan et al. [27] fanden mit zunehmender Linksventrikelmuskelmasse einen Trend zu höhergradigen Lown-Gruppen. Bethge et al. [2] fanden, daß insbesondere bei Hypertonikern mit ausgeprägter Ventrikeldilatation komplexe ventrikuläre Rhythmusstörungen auftraten. Aufgrund dieser Befunde ist es denkbar, daß Hypertoniker mit einer Linksherzhypertrophie u. U. auch ein erhöhtes Risiko haben, am plötzlichen Herztod zu sterben.

Myokardiale und koronare Auswirkungen des arteriellen Bluthochdrucks

Untersuchungen an Patienten mit druck- und volumenbelastetem linken Ventrikel zeigten, daß trotz einer extrem ausgeprägten Myokardhypertrophie die linksventrikuläre Pumpfunktion nicht eingeschränkt ist, solange die systolische Wandspannung, d. h. die linksventrikuläre Nachlast, nicht erhöht ist [41]. Durch die Wanddickenzunahme bleibt die systolische Wandspannung zumindest initial trotz exzessiv hoher systolischer Ventrikeldrücke normal [12, 18, 43, 44]. Gleichzeitig ist der myokardiale Sauerstoffverbrauch pro Gewichtseinheit Myokard dieser hypertrophierten Herzen normal. Dagegen ist bei Vorliegen einer erhöhten Wandspannung infolge einer progredienten Ventrikeldilatation die linksventrikuläre Auswurffraktion indirekt proportional zur Wandspannungszunahme erniedrigt. Der myokardiale Energieverbrauch pro Gewichtseinheit Myokard ist dann entsprechend der Wandspannungserhöhung, d. h. der Zunahme der Nachlast, gesteigert [41–44].

Bei der hypertensiven Herzhypertrophie ist die koronare Regulationsbreite auch bei Fehlen jeglicher Stenosen epikardialer Kranzarterien bereits deutlich eingeschränkt [41–44]. Der minimale koronare Widerstand nach intravenöser Gabe von Dipyridamol ist infolge einer Mediahypertrophie der koronaren Widerstandsgefäße – ein struktureller Anpassungsmechanismus analog der Myokardhypertrophie (Koronarfaktor) – um ca. 30% erniedrigt [10, 11, 17, 21, 23]. Entsprechend ist die Koronarreserve des Hochdruckherzens, die sich als der Quotient aus instantanem und minimalem Koronarwiderstand errechnet, vermindert (Abb. 2). Somit existiert bereits bei hämodynamisch kompensierten Hypertonikern mit einem normalen Koronarangiogramm eine Prädisposition zur myokardialen Ischämie. Klinischer Ausdruck der eingeschränkten koronaren Regulationsbreite sind Angina-pectoris-Beschwerden bei Hypertonikern mit normalem Koronarangiogramm. Liegt eine Ventrikeldilatation vor ist die Koronarreserve infolge des erniedrigten instantanen Koronarwiderstandes als Ausdruck des erhöhten myokardialen Sauerstoffverbrauchs (metabolische Komponente) noch weiter eingeschränkt [41–44].

Da die arterielle Hypertonie ein wesentlicher Risikofaktor der koronaren Herzkrankheit ist, besteht beim Hochdruckherzen häufig eine koronare Herzkrankheit als Zweiterkrankung [22, 56]: Die koronare Herzkrankheit stellt jedoch

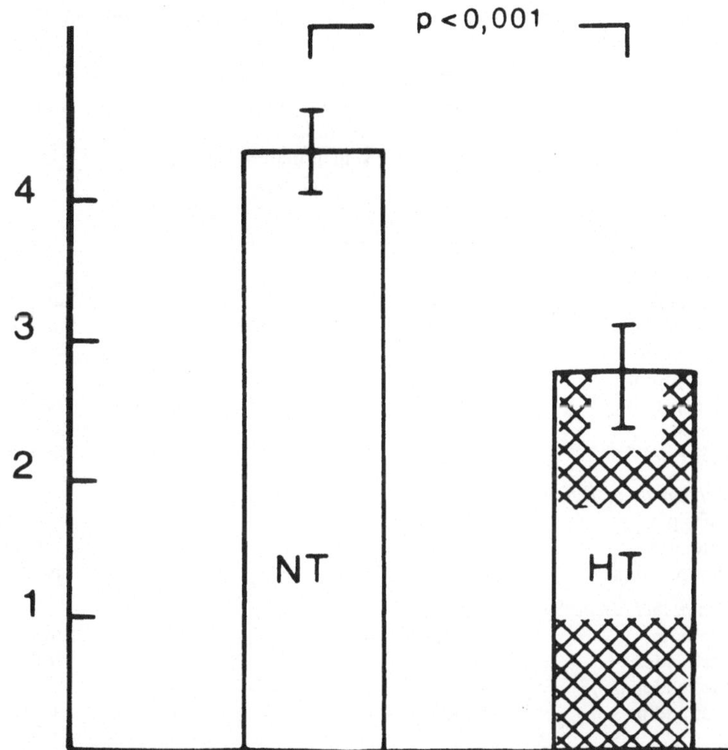

Abb. 2. Die Koronarreserve (Quotient aus instantanem und minimalem Koronarwiderstand) unter Dipyridamol. Bei Hypertonikern ist die Koronarreserve, d. h. die koronare Regulationsbreite, im Vergleich zu normotensiven Personen signifikant vermindert (*NT* Normotoniker, *HT* Hypertoniker). (Aus [41])

nosologisch eine Entität dar und sollte daher von der hypertensiven Herzkrankheit abgegrenzt werden, auch wenn häufig klinische Symptomatologie (Angina pectoris) und medikamentöse Therapie (β-Rezeptorenblocker, Kalziumantagonisten, Nitrate) für beide Krankheitsbilder ähnlich oder sogar identisch sind [4, 35].

Medikamentöse Rückbildung der Herzhypertrophie

Klinische und experimentelle Untersuchungen zeigten, daß nicht jede antihypertensive Therapie auch zu einer Regression der Myokardhypertrophie führt (Tabelle 1, Abb. 3). Nach einer chronischen Diuretikatherapie konnte trotz Senkung des arteriellen Blutdruckes in den Normbereich keine Regression der Herzhypertrophie nachgewiesen werden [31, 55]. Auch eine Therapie mit dem Phatalazinderivat Trimazosin, einer dem Hydralazin verwandten Substanz, führte trotz Senkung des Blutdruckes zu keiner Rückbildung der Herzhypertrophie [9a].

Tabelle 1. Vergleich der Wirkung verschiedener Arzneistoffe – Rückbildung einer Herzhypertrophie (publizierte Daten)

Arzzneistoff	Therapiedauer	Veränderung der linksventrikulären Muskelmasse [%]	Veränderung des systolischen Druckes [%]	Autor
β-Rezeptorenblocker:				
Atenolol	12 Monate	− 12	− 5	Sau [38]
Acebutolol	24 Monate	0	− 15	Sau [38]
Metoprolol	12 Monate	− 22	− 18	Franz [16]
Metoprolol	18 Monate	− 16	− 17	Corea [6]
Metoprolol	24 Monate	− 14	− 20	Wikstrand [54]
Timolol	4 Monate	− 10	− 12	Rowlands [36]
Labetolol	3 Monate	− 34	− 23	Kaul [24]
Kalziumantagonisten:				
Nifidipin	6 Monate	− 11	− 11	Strauer [45]
Nifedipin	3 Monate	− 13	− 16	Muiesan [32]
Verapamil	3 Monate	− 17	− 10	Muiesan [32]
Sympatholytische Substanzen:				
Clonidin	6 Monate	− 19	− 10	Strauer [46]
Methyldopa	18 Monate	− 22	− 20	Wollam [55]
Methyldopa	9 Monate	− 35	0	Fouad [13]
Methyldipa	2 Monate	− 53	− 28	Alcocer [1]
Vasodilatanzien:				
Prazosin	6 Monate	− 14	− 14	Strauer [46]
Trimazosin	18 Monate	+ 1	− 9	Drayer [9a]
Diuretika:				
Hydrochlorothiazid	18 Monate	− 3	− 18	Wollam [55]
Hydrochlorothiazid + Triamteren	18 Monate	− 4	− 11	Motz [31]
ACE-Hemmer:				
Enalapril	7 Monate	− 12	− 21	Nakashima [33]
Enalapril	9 Monate	− 12	− 12	Motz [30]
Captopril	3 Monate	− 13	− 14	Ventura [50a]

Unter Enalapril [29, 33], Captopril [50a], Nifedipin [28, 30, 32, 45], Prazosin [46] und Clonidin [46, 47] bildet sich dagegen parallel mit einer Blutdrucksenkung die Herzhypertrophie zurück. Nach der Clonidintheraphie war die Regression der Herzhypertrophie quantitativ ausgeprägter als nach Enalapril, Nifedipin und Prazosin. Nach additiver Gabe von α-Methyldopa zu einer bestehenden Diuretikatherapie konnte sogar bei einem Teil der von Fouad et al. untersuchten Patienten eine signifikante Muskelmassenabnahme ohne weitere Blutdrucksenkung, d. h. druckunabhängig, festgestellt werden [13]. Das Wirkungsspektrum einer pharmakotherapeutischen Blutdrucksenkung auf die Herzmuskelhypertrophie reicht somit von einer völligen Ineffizienz über eine weitgehende, druckpassive Muskelmassen-

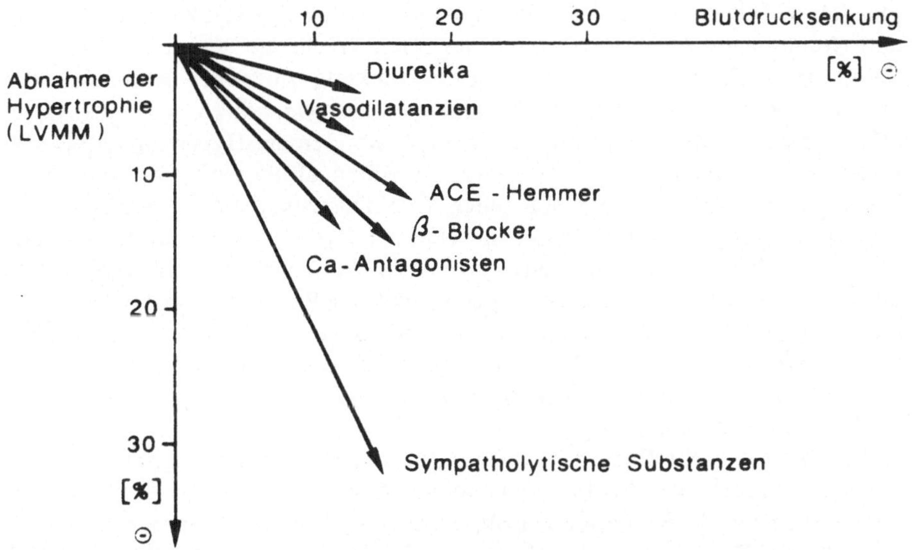

Abb. 3. Unterschiedliche Wirkung verschiedener antihypertensiver Medikamente auf Blutdrucksenkung und Regression der linksventrikulären Hypertrophie

abnahme (Enalapril, Nifedipin, Prazosin) bis zu einer eher druckunabhängigen Rückbildung der Myokardmasse (α-Methyldopa, Clonidin). Diese Divergenz zwischen dem Ausmaß der arteriellen Blutdrucksenkung und der Rückbildung der Myokardhypertrophie deutet darauf hin, daß möglicherweise neben dem arteriellen Blutdruck andere Faktoren wie

- der Sympathikotonus [26, 34, 40, 48, 49],
- Einflüsse des Renin-Angiotensin-Aldosteron-Systems [8, 39],
- eine genetische Disposition in Analogie zur Hypertonieentwicklung [11] und
- strukturelle Veränderungen im Myokard [5]

das Ausmaß der linksventrikulären Hypertrophie determinieren.
Da in der Therapie der arteriellen Hypertonie eine kausaltherapeutische Behandlung in der Mehrzahl der Fälle nicht möglich ist, muß der Blutdruck meist medikamentös gesenkt werden. Somit könnten pharmakospezifische Wirkungen auf das Myokard eine Hypertrophieregression entweder unterstützen oder umgekehrt einer solchen sogar entgegenwirken.

Sympathikoadrenerges System

Über die sympathische Innvervation des Herzens könnte jede Zunahme der Herzfrequenz und der myokardialen Kontraktilität als Folge einer Druck- und Volumenbelastung vermittelt werden [34]. Laks et al. [26] beschrieben Noradrenalin als ein „trophogenes Hormon“ des Herzens, weil eine chronische Infusion subhypertensiver Dosen von Noradrenalin beim Hund zu einer Linksherzhypertrophie führte. Simpson [40] konnte an isolierten, kultivierten Myokardzellen zeigen, daß Noradrenalin über Alpharezeptoren deren Wachstum stimuliert. Diuretika führen trotz einer ausgeprägten Blutdrucksenkung zu keiner Regression der Herzhypertrophie [31, 55], sondern stimulieren das sympathikoadrenerge System [25]. Nachdem Katecholamine eine trophische Rolle in der Hypertrophieentwicklung zu spielen scheinen, könnte der gesteigerte Sympathikotonus für das Ausbleiben einer Hypertrophieregression unter einer Diuretikatherapie verantwortlich gemacht werden [25, 31, 55]. Trimazosin, eine dem Hydralazin verwandte Substanz, führt ebenfalls zu einer Stimulation des sympathikoadrenergen Systems. Auch diese Substanz konnte unter klinischen Bedingungen keine Regression der Hypertrophie induzieren [9]. Dagegen wurde parallel zu einer Abnahme des Plasmanoradrenalinspiegels infolge einer zusätzliche Verabreichung von α-Methyldopa [13] ohne weitere Blutdrucksenkung – druckunabhängig – eine Abnahme der linksventrikulären Muskelmasse beobachtet.

Für die trophische Rolle des sympathikoadrenergen Systems spricht auch der Befund, daß nach einer Therapie mit Clonidin und α-Methyldopa die linksventrikuläre Muskelmasse im Verhältnis zur Blutdrucksenkung quantitativ stärker abnahm als nach einer Therapie mit ACE-Hemmern oder Kalziumantagonisten (vgl. Abb. 3, Tabelle 1).

Auch eine Behandlung mit β-Rezeptorenblockern müßte infolge der myokardialen β-Rezeptorenblockade zu einer Hypertrophieregression prädisponieren. Wirkstrand u. Trimarco [54] konnten nach 12 Monaten Therapie mit Metoprolol jedoch nur sehr protrahiert eine Regression der Herzhypertrophie nachweisen, während andere Autoren nach einer 3- bis 6monatigen Therapie mit Atenolol [38], Timolol [36], Metoprolol [1, 6, 16, 54] und dem kombinierten α- und β-Rezeptorenblocker Labetolol [24] eine Regression der Herzhypertrophie beschrieben. Bei der Rückbildung der Herzhypertrophie unter einer β-Rezeptorenblockertherapie scheint die intrinsische Aktivität eine wichtige Rolle zu spielen. Eine 12monatige Therapie mit Acebutolol, einem β-Rezeptorenblocker mit intrinsischer Aktivität, brachte keine Rückbildung der Herzhypertrophie, während nach Umstellung der Therapie auf Atenolol, einen β-Rezeptorenblocker ohne intrinsische Aktivität, sich bei vergleichbaren Blutdruckwerten eine Rückbildung der Herzhypertrophie bei denselben Patienten einstellte [38]. Die umstrittene Rolle der β-Rezeptorenblocker in der klinisch-therapeutischen Rückbildung der Herzhypertrophie könnte auch auf dem Umstand beruhen, daß das über Noradrenalin vermittelte Wachstum isolierter Myozyten nur durch Blockade von α-Rezeptoren und nicht durch β-Rezeptoren verhindert werden kann [40].

Renin-Angiotensin-Aldosteron-System

Da im Gegensatz zu einer Diuretikatherapie [31, 55] eine antihypertensive Therapie mit einem ACE-Hemmer zu einer Rückbildung der Herzhypertrophie führt [29, 33], könnte dem unter einer Diuretikatherapie regelhaft erhöhten Angiotensin-II-Spiegel auch eine trophische Rolle zukommen. Der unter Diuretika erhöhte Reninspiegel ist für die Ausbildung einer Linksherzhypertrophie sicher unerheblich, da es trotz der unter einer ACE-Hemmer-Therapie regelmäßig erhöhten Reninwerte zu einer Regression der Herzhypertrophie kommt [29,33]. Weiter fand Devereux [8], daß bei Hypertonikern das Ausmaß der Linksherzhypertrophie nicht mit der Höhe des Plasmareninspiegels korreliert.

Sen et al. [39] berichten, daß Angiotensin II die myokardiale Proteinbiosynthese stimuliert. Da Angiotensin II die Effekte des Sympathikotonus infolge einer peripheren und zentralen Wirkung auf das autonome Nervensystem verstärkt und die Sekretion von Katecholaminen im Nebennierenmark stimuliert, könnte die beobachtete trophische Wirkung von Angiotensin II sekundär katecholaminvermittelt sein [49]. Dafür sprechen Befunde von Sen et al., die zeigten, daß ein spezielles Angiotensin-II-Analogon, das zu keiner Freisetzung von Katecholaminen führt, auch keinen Einfluß auf die Myokardhypertrophie hat [48].

Genetische Determination

Bei der Diagnose einer linksventrikulären Hypertrophie im Echokardiogramm oder im Ventrikulogramm kann prinzipiell nie ausgeschlossen werden, daß es sich um eine pathologische, genetisch determinierte Hypertrophieform im Sinne einer hypertroph-obstruktiven (HOCM) oder hypertroph-nichtobstruktiven Kardiomyopathie (HNOCM) handelt. In der Regel sind die Patienten mit diesen Hypertrophieformen jedoch normotensiv. Eine ausgeprägte asymmetrische Septumhypertrophie wird jedoch zu ca. 14% auch bei Hypertonikern gesehen [43, 44], so daß eine asymmetrische Linksherzhypertrophie nicht spezifisch für eine HNOCM bzw. HOCM ist. Vielmehr ist diese Form der hypertensiven Herzhypertrophie bezüglich ihrer Prävalenz die häufigste Form einer asymmetrischen Hypertrophie überhaupt. Wegen seines größeren Kurvenradius scheint insbesondere das Kammerseptum bei einer systolischen Druckbelastung früher und ausgeprägter zu hypertrophieren als die Hinterwand und Vorderwand. Eine weitere Erklärungsmöglichkeit für die hohe Prävalenz der Septumhypertrophie bei Hypertonikern könnte auch die höhere regionale Katecholaminkonzentration im Kammerseptum sein [37].

Da die essentielle arterielle Hypertonie genetisch determiniert ist, erscheint es denkbar, daß auch die Eigenschaft des Herzens zu hypertrophieren zumindest teilweise genetisch determiniert sein könnte [11]. Entsprechend könnte der Vorgang der Linksherzhypertrophie als Antwort auf eine hypertensive Ventrikelbelastung genetisch verstärkt werden. Bei jeder hypertensiven Herzhypertrophie könnte interindividuell verschieden ausgeprägt eine genetische Komponente vorliegen und das unterschiedliche Ansprechen des Myokards der Patientin auf eine antihypertensive Therapie erklären helfen.

Strukturelle Veränderungen am hypertrophierten Myokard

Im Zeitverlauf einer Herzhypertrophie ereignen sich ausgeprägte strukturelle Veränderungen im Myokard [7, 19, 30], die den molekularen Abbauvorgängen im

Rahmen einer Hypertrophieregression nicht mehr zugänglich sein könnten. Insbesondere eine progressive Vermehrung des myokardialen Bindegewebes könnte potentiellen Rückbildungsvorgängen entgegenstehen [50]. Untersuchungen von Hess [9] an Patienten mit einer valvulären Aortenstenose nach Aortenklappenersatz zeigten, daß bei einer Rückbildung der Myokardhypertrophie die relative Bindegewebsmenge infolge einer Persistenz des Kollagens zunehmen kann. Aus diesem Grunde könnten kardiale Zweiterkrankungen wie z. B. eine koronare Herzkrankheit die Rückbildungsunfähigkeit einer Herzhypertrophie beeinflussen. So könnte eine Myokardfibrosierung als Folge einer chronischen myokardialen Ischämie im Rahmen einer koronaren Herzkrankheit für das Ausbleiben einer Hypertrophieregression verantwortlich sein. Weiterhin könnte das Vorliegen von Stoffwechselerkrankungen wie z. B. ein Diabetes mellitus über eine koronare Mikroangiopathie ebenfalls zu irreversiblen strukturellen Myokardveränderungen führen.

Therapie der hypertensiven Herzhypertrophie

Bei der hämodynamischen kompensierten Linksherzhypertrophie hat eine antihypertensive Therapie aus kardialer Sicht im Hinblick auf die spätere Myokardinsuffizienz vorwiegend präventiven und damit nahezu kausaltherapeutischen Charakter (Primärprävention). Die therapeutischen Maßnahmen zielen sowohl auf eine Regression der Myokardhypertrophie als auch auf eine Regression der koronaren Mikroangiopathie. Eine Steigerung der linksventrikulären Pumpfunktion wird bei dieser Hypertrophieform, die mit einer normalen bzw. hochnormalen Ventrikelfunktion einhergeht, nicht angestrebt.

Echokardiographisch oder ventrikulographisch findet man eine konzentrische Linksherzhypertrophie, d. h. eine deutliche Zunahme der linksventrikulären Muskelmasse, bei einem normalen bzw. sogar verkleinerten enddiastolischen Volumen des linken Ventrikels. Ventrikelgeometrisch ist diese Hypertrophieform durch eine hohe Masse-Volumen-Relation und eine normale systolische Wandspannung, d. h. Nachlast, charakterisiert. Zur Blutdrucksenkung sollten hier Substanzen gewählt werden, die auch eine Regression der Herzhypertrophie realisieren. In der ersten Stufe sollte eine Blutdrucksenkung und konsekutive Regression der Herzhypertrophie mit einem ACE-Hemmer (Captopril, Enalapril) oder alternativ einem Kalziumantagonisten versucht werden. Kann mit keiner dieser Substanzen in Monotherapie eine Blutdrucknormalisierung bzw. eine Regression der Herzhypertrophie nach 6 Monaten erreicht werden, ist als zweite Stufe eine Kombination dieser beiden Gruppen indiziert. Kann auch mit einer Kombinationstherapie keine Regression der Herzhypertrophie erzielt werden, empfiehlt sich in der dritten Stufe additiv eine sympathikolytische Substanz wie Clonidin oder α-Methyldopa. Wenn auch dann so Blutdruck nicht normalisiert werden kann, ist in der vierten Stufe eine additive Gabe von Vasodilatanzien, β-Rezeptorenblockern oder Diuretika zu empfehlen (Abb. 4). Da Diuretika zwar effektiv den Blutdruck senken, aber im Hinblick auf eine Hypertrophieregression nur wenig effizient sind, haben diese in der Therapie der hypertensiven Herzhypertrophie nur einen geringen Stellenwert,

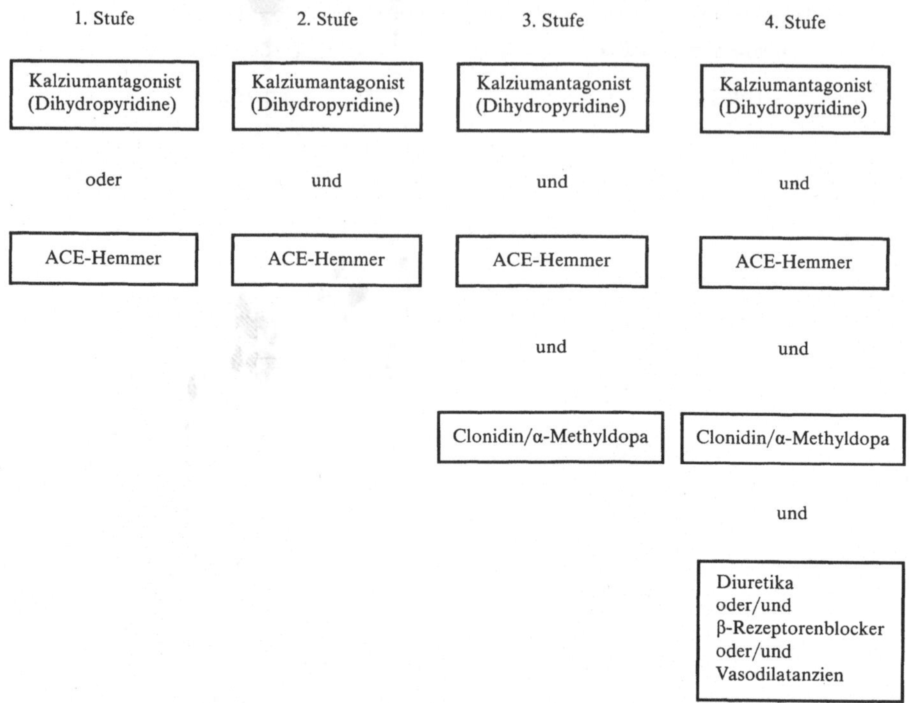

Abb. 4. Stufentherapie der hypertensiven Herzhypertrophie. Therapieprinzip der hypertensiven Herzhypertrophie ist eine antihypertensive Therapie mit Substanzen, die eine gesicherte Wirkung auf die Herzhypertrophie haben

während Substanzen wie ACE-Hemmer und Kalziumantagonisten in der Therapie des Hochdruckherzens Antihypertensiva der ersten Wahl sind.

Hypertrophierückbildung und diastolische Funktion

Bei hochdruckbedingten Herzhypertrophie besteht bereits bei einer noch normalen systolischen Pumpfunktion eine Störung der diastolischen Füllung. Echokardiographisch findet sich eine Zunahme des Relaxationszeitindexes als Hinweis auf eine verzögerte isovolumetrische Relaxation und eine reduzierte Maximalgeschwindigkeit der linksventrikulären diastolischen Durchmesserzunahme als Parameter einer herabgesetzten frühdiastolischen Füllung [15, 51].

Eine Hypertrophieregression nach einer 9- bis 12monatigen Langzeittherapie mit dem Dihydropyridin Nitrendipin und dem ACE-Hemmer Enalapril führte zu einer signifikanten Zunahme der Maximalgeschwindigkeit der diastolischen linksventrikulären Durchmesserzunahme, d.h. zu einer günstigen Beeinflussung der frühdiastolischen Füllung [51, 52]. Demgegenüber zeigten die echokardiographischen Parameter der isovolumetrischen Relaxation keine wesentliche Abnahme des

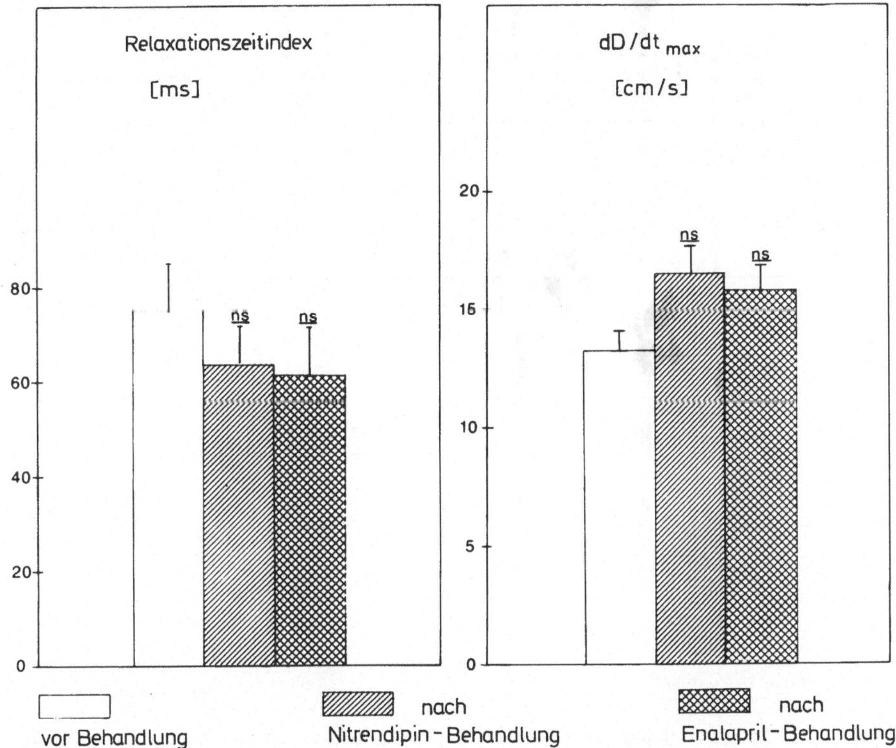

Abb. 5. Vergleich des Relaxationszeitindex (als Maß für die isovolumetrische Relaxation) und der Maximalgeschwindigkeit der Durchmesserzunahme des linken Ventrikels (als Maß für die frühe diastolische Füllung) vor und nach Rückbildung der Linksventrikelhypertrophie durch eine Therapie mit Kalziumantagonisten (Nitrendipin) und ACE-Hemmern-Therapie

Relaxationszeitindexes ([51, 52]; Abb. 5). Die Tatsache, daß eine Abnahme der linksventrikulären Relaxationsgeschwindigkeit immer zu einer Verkürzung der Relaxationszeit führt, deutet darauf hin, daß infolge der fehlenden Abnahme des Relaxationszeitindexes nach Hypertrophieregression und Drucksenkung keine Zunahme der tatsächlichen Relaxationsgeschwindigkeit eingetreten ist. Dieses Fehlen einer verbesserten isovolumetrischen Relaxation nach Hypertrophieregression spricht dafür, daß die gesteigerte frühdiastolische Füllung nach Hypertrophieregression auf einer verbesserten linksventrikulären Dehnbarkeit beruht. Im Vordergrund steht hierbei im wesentlichen die veränderte Ventrikelgeometrie im Sinne einer Reduktion der Masse-Volumen-Relaxation. d. h. des Verhältnisses von Muskelmasse zu enddiastolischem Volumen. Nachdem sich keine Unterschiede hinsichtlich des Relaxationszeitindexes und der Maximalgeschwindigkeit der diastolischen linksventrikulären Durchmesserzunahme zwischen Nitrendipin und Enalapril fanden [51], dürften substanzspezifische Effekte wie ACE-Hemmung und Kalziumkanalblockade keine Rolle spielen. Zusammenfassend zeigen die Untersuchungen, daß eine Rückbildung der konzentrischen Linksherzhypertrophie nach

Therapie mit Kalziumantagonisten (Nitrendipin) und ACE-Hemmern (Enalapril) in erster Linie zu einer funktionellen Verbesserung der linksventrikulären Dehnbarkeit führt.

Rückbildung der Mikrozirkulationsstörung durch Therapie

Da die Störung der koronaren Mikrozirkulation in der Myokardhypertrophie die zweite wesentliche kardiale Organschädigung der arteriellen Hypertonie darstellt, muß jede antihypertensive Therapie neben einer Rückbildung der Myokardhypertrophie auch eine Verbesserung der koronaren Mikrozirkulation anstreben.

Experimentelle Untersuchungen zeigten, daß bei der spontan hypertensiven Ratte eine Mediahypertrophie der kleinen Widerstandsgefäße und der Ebene der Mesenterialgefäße [11] und der koronaren Widerstandsgefäße [24a] nachweisbar ist. Funktionell führen diese morphologischen Veränderungen, die Ausdruck der hypertensiven Perfusion analog der Linksherzhypertrophie sind, zu einer Einschränkung der Durchblutungsreserve. Analog zur Einschränkung der Koronarreserve bei Patienten mit einer arteriellen Hypertonie fand sich bei der spontan hypertensiven Ratte eine Einschränkung der Maximaldurchblutung am modifizierten Langendorf-Präparat. Eine antihypertensive Therapie, die die Hypertrophieentwicklung verhinderte – Hypertrophieprävention –, und auch eine Therapie, die eine bestehende Hypertrophie zurückbildete – Hypertrophieregression –, führten bei der spontanhypertensiven Ratte funktionell zu einer Zunahme der koronaren Durchblutungsreserve [9b, 24a]. Morphologische Untersuchungen zeigten, daß eine Hypertrophieregression, induziert durch eine Langzeittherapie mit dem Kalziumantagonisten Felodipin, auch zu einer Rückbildung der strukturellen Veränderungen an den koronaren Widerstandsgefäßen der spontan hypertensiven Ratte führt. Im einzelnen fand sich eine signifikante Abnahme der Dicke der Media und der Anzahl der Muskelschichten [9b]. Diese Befunde zeigen, daß zumindest in der experimentellen Therapie der Nachweis einer funktionellen und strukturellen Verbesserung der koronaren Mikrozirkulation durch eine chronische Drucksenkung und gleichzeitige Regression der Myokardhypertrophie gelungen ist (Abb. 6).

Da bisher keine klinischen Untersuchungen hinsichtlich einer verbesserten Mikrozirkulation gibt, kann zum jetzigen Zeitpunkt nicht beurteilt werden, ob die von Fururyama [17] und James [2] beschriebenen strukturellen Veränderungen der koronaren Widerstandsgefäße durch eine chronische antihypertensive Therapie rückbildbar sind.

Zusammenfassung

Die Bemühungen bei der Therapie der hypertensiven Herzhypertrophie fokussieren insbesondere auf eine Rückbildung der Myokardhypertrophie und eine Verbesserung der koronaren Durchblutungsreserve durch Rückbildung der strukturellen Veränderungen im Bereich der koronaren Widerstandsgefäße. Während die Rück-

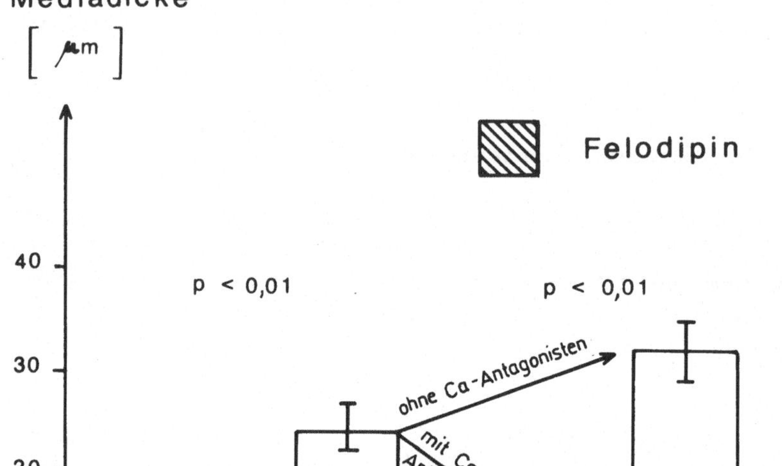

Abb. 6. Regression der Mediadicke isolierter koronarer Widerstandsgefäße nach einer 20wöchigen Therapie mit Kalziumantagonisten (Felodipin); *WKY 20 Wo:* 20 Wochen unbehandelte normotensive Wistar-Kyoto-Ratten; *SHR 20 Wo:* 20 Wochen alte, unbehandelte Hochdruckratten vor Therapie; *SHR 40 Wo (schraffierte Säule):* 40 Wochen alte, über 20 Wochen mit Felodipin behandelte Hochdruckratten, *SHR 40 Wo (nichts schraffierte offene Säule):* 40 Wochen alte, unbehandelte Hochdruckratten (Kontrollgruppe)

bildung der Myokardhypertrophie durch geeignete antihypertensive Substanzen wie Sympathikolytika, Kalziumantagonisten und ACE-Hemmer als gesichert angesehen werden kann, ist die Rückbildung der hypertensiven Gefäßveränderungen bisher nur experimentell belegt. Künftige klinische Untersuchungen müssen zeigen, ob auch dies analog der Rückbildung der Myokardhypertrophie realisierbar ist.

Literatur

1. Alcocer L, Aspe J (1979) The effect of antihypertensive treatment with alpha-methyldopa on left ventricular mass. In: Robertson JIS, Caldwell ADS (eds) Left ventricular hypertrophy in hypertension. Academie Press, London, Grune & Stratton, New York (Royal Society of Medicine International Congress and Symposium Series, no 9, pp 94–97)
2. Bethge C, Motz W, Hehn A von, Strauer BE (1987) Ventricular arrhythmias in hypertensive heart disease with and without heart failure. J Cardiovasc Pharmacol [Suppl C] 10:119–128

3. Bohn J, Rienmüller R, Seiderer M, Strauer BE (1983) Die nicht-invasive Bestimmung des enddiastolischen Volumens des linken Ventrikels. Eine vergleichende angiokardiographische, zweidimensionale echokardiographische, computertomographische und radionuklidventrikulographische Untersuchung. Z Kardiol 72:438–447
4. Braunwald E (1984) Heart disease. Saunders, Philadelphia
5. Cooper G IV, Marino TA (1984) Complete reversibility of cat right ventricular chronic progressive pressure overload. Circ Res 54:321–331
6. Corea L, Bentivoglio M, Verdecchia P, Providenza M, Motolese M (1984) Left ventricular hypertrophy regression in hypertensive patients treated with metoprolol. J Clin Pharmacol 22:363–370
7. Cutilletta AF, Dowell RT, Rudnik M, Arcilla RA, Zak R (1975) Regression of myocardial hypertrophy. I. Experimental model, changes in heart weigt, nucleic acids and collagen. J Mol Cell Cardiol 7:767–781
8. Devereux RB, Savage DD, Drayer JIM, Laragh JH (1982) Left ventricular hypertrophy and function in high, normal and low-renin forms of essential hypertension. Hypertension 4:524–531
9a. Drayer JIM, Garding JM, Weber MS, Aronow WS (1983) Cardiac muscle mass during vasodilatation therapy of hypertension. Clin Pharmacol Ther 33:727–732
9b. Eisenlohr H, Schmiebusch H, Strauer BE (1988) Regression of media hypertrophy in hypertensive coronary resistance vessels by antihypertensive therapy. Circulation 78:11–169
10. Folkow B (1975) The Fourth Volhard Lecture: Cardiovascular structural adaption: its role in the initiation and maintenance of primary hypertension. Clin Sci Mol Med 48:205s–414
11. Folkow B (1982) Physiological aspects of primary hypertension. Am Physiol Soc 62:347–504
12. Ford EF (1985) Heart size. Circ Res 39:297–303
13. Fouad FM, Nakashima Y, Tarazi RC, Salcedo EE (1982) Reversal of left ventricular hypertrophy in hypertensive patients treated with methyldopa. Lack with association with blood pressure control. Am J Cardiol 49:795–801
14. Fouad FM, Shimamatsu K, Hana MM, Khairallah PA, Tarazi RC (1985) impaired inotropic responses to alpha-adrenergic stimulation in experimental left ventricular hypertrophy. Circulation 71:1021–1028
15. Fouad F (1987) Left ventricular diastolic function in hypertensive patients. Circulation 75:1–48
16. Franz IW, Wiewel D, Behr M, Ketelhut R (1986) Rückbildung der Myokardhypertrophie Hochdruckkranker unter chronischer β-Rezeptorenblockade. Dtsch Med Wochenschr 111:530–534
17. Furuyama M (1962) Histometrical investigations of arteries in reference to arterial hypertension. Tohoku J Exp Med 76:388–314
18. Grossmann W, Jones D, McLaurin LP (1975) Wall stress and patterns of hypertrophy in the human left ventricle. J Clin Invest 56:56–64
19. Hess OM, Ritter M, Schneider J, Grimm K, Turina M, Krayenbühl HP (1984) Diastolic stiffness and myocardial structure in aortic valve disease before and after valve replacement. Circulation 69:865–885
20. Ibrahim MM, Madakour MA, Massallam R (1981) Factors influencing cardiac hypertrophy in hypertensive patients. Clin Sci 61:105a–198s
21. James TH (1977) Small arteries of the heart. Circulation 56:2–10
22. Kannel WB, Dawber TR (1973) Hypertensive cardiovascular disease. The Frammingham Study. In: Onesti G, Kim KE, Maya JH (eds) Hypertension: Mechanisms and management. Grune & Stratton, New York, pp 93
23. Kathke N (1955) Die Veränderungen der Koronararterienzweige des Myokards bei Hypertonie. Beitr Pathol Anat 155:405
24. Kaul U, Mohan JC, Bhatia ML (1984) Effects of labetalol on left ventricular mass and function in hypertension – an assessment by serial echocardiography. J Cardiol 5:561–469
24a. Klepzig M, Eisenlohr H, Steindl S, Schmiebusch H, Strauer BE (1986) Mediahypertrophy bei Koronargefäßen spontan hypertoner Ratten. 2 Kardiol [Suppl II] 75:32
25. Lake CR, Ziegler MG, Coleman MD, Kopin IJ (1979) Hydrochlorthiazide-induced sympathetic hyperactivity in hypertensive patients. Clin Pharmacol Ther 26:428–432

26. Laks MN (1976) Norepinephrine – the myocardial hypertrophy hormone? Am Heart J 91:674–675
26a. McKee P, Castelli WP, McNamara PM, Kannel WB (1971) The natural history of congestive heart failure: The Framingham Study. N Engl J Med 285:1441–1446
27. McLenachan JM, Henderson E, Morris K, Dargic HJ (1987) Ventricular arrhythmias in patients with hypertensive left ventricular hypertrophy. N Engl J Med 317:787–792
28. Motz W, Strauer BE (1984) Regression of structural cardiovascular changes by antihypertensive therapy. Hypertension 6:III 133-III 139
29. Motz W, Strauer BE (1988) Rückbildung der hypertensiven Herzhypertrophy durch chronische Angiotensin-Konversionsenzymhemmung. Z Z Kardiol 77:53–60
30. Motz W, Strauer BE (1989) Left ventricular function and collagen content after regression of hypertensive hypertrophy. Hypertension 13:43–50
31. Motz W, Klepzig M, Stellwaag M, Strauer BE (1987) Regression der Herzhypertrophie unter Saluretika? Klin Wochenschr [Suppl 165] 65:176
32. Muiesan G, Agabiti-Rosei E, Romanelli G, Muiesan ML, Castellano M, Beschi M: Adrenergic activity and left ventricular function during treatment of essential hypertension with calcium antagonists. Am J Cardiol 57:44D–49D
33. Nakashima Y, Fouad FM, Tarazi RC (1984) Regression of left ventricular hypertrophy from systemic hypertension by enalapril. Am J Cardiol 53:1044–1049
34. Ostman-Smith I (1981) Cardiac sympathetic nerves as the final common pathway in the induction of adaptive cardiac hypertrophy. Clin Sci 61:265–272
35. Riecker G (1982) Klinische Kardiologie. Krankheiten des Herzens, des Kreislaufs und der Gefäße. Springer, Berlin Heidelberg New York
36. Rowlands DB, Glover DR, Stallard TJ, Littler WA (1982) Control of blood pressure and reduction of echocardiographically assessed left ventricular mass with once-daily timolol. Br J Clin Pharmacol 14:89–95
37. Safar ME, Benessiano JR, Hornsyk AL (1982) Asymmetric septal hypertropy and bordeline hypertension. Int J Cardiol 2:103–108
38. Sau F, Seguro C, Merano G, Cherchi A (1986) Atenolol but not acebutolol revses left ventricular hypertrophy secondary to arterial hypertension. J Am Coll Cardiol 7:186
39. Sen S, Tarazi RC, Bumpus FM (1979) Cardiac effects of angiotensin-antagonists in normotensive rats. Clin Sci 56:439–444
40. Simpson P (1983) Norepineprine-stimulated hypertrophy of cultured rat myocardial cell in an alpha-1-adrenergic response. J Clin Invest 72:732–738
41. Strauer BE (1979) Myocardial oxygen consumption in chronic heart disease: role of wall stress, hypertrophy and coronary reserve. Am J Cardiol 44:730–740
42. Strauer BE (1980) Ventricular function and coronary hemodynamics in hypertensive heart disease. Am J Cardiol 44:999–1006
43. Strauer BE (1983) Hypertensive heart disease. Springer, Berlin Heidelberg New York Tokyo
44. Strauer BE (1983) Das Hochdruckherz, 2. Aufl. Springer, Berlin Heidelberg New York Tokyo
45. Strauer BE, Mahmoud MA, Bayer F, Bohn J, Motz U (1984) Reversal of left ventricular hypertrophy and improvement of cardiac fucntion in man by nifedipine. Eur Heart J [Suppl F] 5:53–60
46. Strauer BE, Bayer F, Brecht HM, Motz W (1985) The influence of sympathetic nervous activity on regression of cardiac hypertrophy. J Hypertens [Suppl 4] 3:S39–S44
47. Strauer BE (1985) Progression und Regression der Herzhypertrophie beim arteriellen Bluthochdruck: Pathophysiologie und Klinik. Z Kardiol [Suppl 7] 74:171–178
48. Tarazi RC, Sen S, Saragoca M, Kairrallah P (1982) The multifactorial role of catecholamines in hypertensive cardiac hypertrophy. Eur Heart J [Suppl A] 3:A103
49. Tarazi RC, Fouad FM (1984) Reversal of cardiac hypertrophy in man. Hypertension 6:III 140–III 146
50. Thiedemann KU, Holubarsch C, Medugorac I, Jacob R (1983) Connective tissue content and myocardial stiffness in pressure overload hypertrophy. A combined study of morphologic, morphometric, biochemical, and mechanical parameters. Basic Res Cardiol 78:140–155

50a. Ventura HO, Frohlich ED, Messerli FH, Kobrin I, Kardon MB (1985) Cardiovascular effects and regional blood flow distribution associated with angiotensin converting enzyme inhibition (captopril) in essential hypertension. Am J Cardiol 55, 1023–1026
51. Vogt M, Kreutz KK, Motz W, Strauer BE (1988) Diastolic function in patients with HOCM and hypertensive heart disease. Circulation 78:II539
52. Vogt M, Kreutz KK, Motz W, Strauer BE (im Druck) Hypertrophieregression nach Nitrendipin: Einfluß auf systolische and diastolische Funktion. Z Kardiol
53. Wallace JM (1975) Hemodynamic lesions in hypertension. Am J Cardiol: 36:670
54. Wirkstrand J, Trimarco B, Ricciardelli B, De Luca N, Volope M (1984) Reversal of cardiovascular changes during antihypertensive treatment: functional consequences and time course of reversal as judged from clinical studies. Hypertension 6:III348–III367
55. Wollam GL, Hall DW, Porter VD et al. (1983) Time course of regression of left ventricular hypertrophy in treated hypertensive patients. Am J Med 75 (3A) 100–110
56. World Health Organization (1962) Hypertension and coronary heart disease: classification and criteria for epidemiological studies. First Report of the Expect Committee on Cardiovascular Diseases and Hypertension. Tech Rep Sci 168

Systolische und diastolische Funktionsveränderungen bei der hypertensiven Herzkrankheit

V.-E. Smith, J. K. Rockstroh

Einleitung

In den letzten Jahren sind zunehmend Erkenntnisse über strukturelle Anpassungsmechanismen des linken Ventrikels an eine chronisch erhöhte Nachlast, wie sie bei der arteriellen Hypertonie vorliegt, gewonnen worden. Ein erhöhter Blutdruck im systemischen Kreislauf führt zu einer chronisch zunehmenden Arbeitsbelastung des linken Ventriles. Hämodynamisch gesehen liegt der arteriellen Hypertonie anfangs ein vermehrtes Herzminutenvolumen (HMV) bei bereits unangemessen erhöhtem total peripherem Widerstand (TPW) zugrunde, im weiteren Verlauf kommt es dann zu einer Normalisierung des Herzminutenvolumens und stetigem Anstieg des arteriellen Gefäßwiderstandes. Bleibt die Hochdruckkrankheit unbehandelt, führt die chronische Nachlasterhöhung schließlich unter der vermehrten Arbeitsbelastung des Ventrikels zu einer terminalen Herzinsuffizienz. Ergebnisse der Framinghamstudie zeigten, daß die arterielle Hypertonie neben der koronaren Herzkrankheit (KHK) die häufigste Ursache einer Herzinsuffizienz ist und einen unabhägigen Risikofaktor für das Entstehen einer Herzinsuffizienz darstellt [32, 37].

Adaptationsprozesse des Herzens

Das wichtigste hämodynamische Kennzeichen der arteriellen Hypertonie ist die chronische Nachlasterhöhung. Durch die Zunahme der Nachlast kommt es zu einer Erhöhung der endsystolischen und maximalen Wandspannung des linken Ventrikels, was als trophischer Stimulus zur Myokardhypertrophie angesehen wird [25]. In einer neueren Studie konnte ein erhöhtes enddiastolisches Volumen ebenfalls als Auslöser einer erhöhten Wandspannung identifiziert werden [22]. Hat sich eine Myokardhypertrophie entwickelt, so kommt es entsprechend dem Gesetz von La Place wiederum zu einer Normalisierung der systolischen Wandspannung des linken Ventrikels.

Solange sich ein Gleichgewicht zwischen Wanddickenzunahme und erhöhter myokardialer Arbeitsbelastung aufrechterhalten läßt, bleibt die systolische Wandspannung normal, was wiederum eine tendenziell günstige Auswirkung auf das Auswurfverhalten des Ventrikels und den myokardialen Sauerstoffverbrauch hat [43, 62]. Kommt es hingegen zu einem Ungleichgewicht zwischen adaptativer Myokardhypertrophie und Ventrikelwandspannung, ist der linke Ventrikel der

Arbeitsbelastung (Nachlasterhöhung) nicht gewachsen, und es zeichnet sich die Entstehung einer Herzinsuffizienz ab.

Neben den aufgeführten hämodynamischen Faktoren lassen sich auch nichthämodynamische Faktoren isolieren, die an der Pathogenese einer linksventrikulären Hypertrophie (LVH) entscheidend mitbeteiligt sein können: Alter, Geschlecht, Rasse, Körpergewicht, Blutviskosität und Salzzufuhr stellen allesamt pathogenetische Faktoren dar, die als Determinanten der Myokardhypertrophie identifiziert werden konnten [41, 50] und im Falle der milden bis mäßigen Hypertonie den hämodynamischen Einfluß der Nachlasterhöhung auf die Myokardhypertrophie mehr oder weniger stark modifizieren.

Wenngleich die Myokardhypertrophie eine physiologische Adaptation an die erhöhte Arbeitsbelastung des linken Ventrikels darstellt, ja sogar initial einen eher positiven Einfluß auf die Ventrikelfunktion ausübt [11, 12, 35,], so weist die LVH letztendlich doch pathologische Charakteristika auf. Bei Hypertonikern mit dem echokardiographischen Nachweis einer Linksherzhypertrophie fand sich gegenüber Hypertonikern ohne Linksherzhypertrophie eine Häufung an komplexen ventrikulären Rhythmusstörungen und eine Einschränkung der Koronarreserve [4, 6, 38, 42, 61]. Zusätzlich ist noch einmal hervorzuheben, daß die hypertensive Herzhypertrophie mit als die häufigste Ursache der verminderten Herzauswurfleistung (Herzinsuffizienz) gilt [3, 33]. Prospektive Studien an verschiedenen Zentren haben die LVH als unabhängigen Risikofaktor für die kardiovaskuläre Morbidität und Mortalität herausgehoben (S. Beitrag *„Plötzlicher Herztod und hypertensive Herzkrankheit“,* S. 130, in diesem Buch).

Im folgenden soll die Beziehung zwischen Myokardhypertrophie und systolsicher/diastolischer Funktion dargestellt und analysiert werden. Dabei liegt die Bedeutung in der Quantifizierung der linksventrikulären systolischen und diastolischen Funktionseinschränkung, da bei frühzeitigem Erkennen noch spezifische Therapiemöglichkeiten mit Aussicht auf Reversibilität ergriffen werden können.

Determinanten der kardialen Pumpleistung

Prinzipiell gibt es für jeden Muskel eine charakteristische Beziehung zwischen entwickelter Kontraktionskraft und Verkürzungsgeschwindigkeit, die durch drei Faktoren bestimmt wird. Die erste Determinante ist die jeweilige Vorlast (initiale Muskellänge), die via Frank-Starling-Mechanismus die Pumpleistung des Ventrikels beeinflußt. Echokardiographisch stellt der enddiastolische Durchmesser des linken Ventrikels einen Parameter zur Erfassung der Vorlast des linken Ventrikels dar, die zweite Determinante ist der momentane kontraktile Zustand des Muskels. In experimentellen Untersuchungen, in denen die Arbeit des menschlichen Herzmuskels in etwa nachgeahmt wurde, zeigte sich während isotonischer und isovolumetrischer Kontraktion der Myokardfasern, daß die Muskelfasern sich in einem geringeren Maße verkürzen, als gleichzeitig die Nachlast ansteigt [15]. Als Konsequenz steigt der Druck im Ventrikel an. Hierbei lassen sich sowohl intrinsische als auch extrinsische Einflüsse auf den Kontraktionszustand beschreiben [15, 36]. Als wichtige intrinsische Einflußgrößen auf das Kontraktionsverhalten des Myokards gelten Veränderungen im Verteilungsmuster der Myosinisozyme, eine erhöhte Dichte des mitochondrialen Volumens und Verlust oder Umstellung der kontraktilen Elemente. Katecholamine und Faktoren der Kammervorlast, wie etwa Gefäßfüllung und venöser Rückfluß, stellen wichtige extrinsische Einflüsse auf die kardiale Kontraktionsfunktion dar. Als dritte Determinante gilt die Nachlast, die das Ausmaß an Blutdruckerhöhung und Gefäßwiderstandserhöhung wiedergibt. Es ist daher nicht weiter überraschend, daß beim Menschen Faktoren wie intravasales Volumen und dessen Verteilung zwischen zentralem und peripherem Pool sowie der arterielle periphere Gefäßwiderstand und das adrenerge nervale System einen gewichtigen Einfluß auf die Auswurfleistung des normal arbeitenden Myokards nehmen.

Folgerichtig sollten daher Untersuchungen über Adaptationsprozesse des linken Ventrikels bei vorliegender Bluthochdruckkrankheit nicht nur die anatomischen Verhältnisse (Hypertrophie ja/nein), sondern auch das umliegende „Arbeitsverhältnis" (Vorlast, Nachlast und kontraktiler Zustand) mit berücksichtigen. Diese Prinzipien gewinnen zusätzlich an Bedeutung, wenn die Effekte einer antihypertensiven Therapie (die diese Arbeitsbedingungen unterschiedlich beeinflussen können) untersucht werden.

Systolische Ventrikelfunktion bei der arteriellen Hypertonie

Informationen über die systolische Funktion des linken Ventrikels bei Patienten mit unkomplizierter Bluthochdruckkrankheit werden i. allg. durch nichtinvasive Methoden (im wesentlichen echokardiographisch) gewonnen und weisen daher methodeneigene Limitationen auf. Als wichtigste globale Indizes der systolischen Pumpfunktion des linken Ventrikels gelten Ejektionsfraktion, Faserverkürzungsfraktion und zirkumferentielle Faserverkürzungsgeschwindigkeit. Da jedoch diese Meßwerte von der jeweiligen Vor- und Nachlast abhängig sind, sind sie als globale Funktionsparameter des linken Ventrikels zu verstehen und geben nur sehr bedingt über das myokardiale Kontraktionsvermögen Auskunft. Als weiteres Beurteilungsmaß für die systolische Funktion ist daher die myokardiale Kontraktilität per se heranzuziehen, zu deren Berechung echokardiographisch verschiedene methodische Ansätze zur Verfügung stehen.

Die myokardiale Kontraktilität reflektiert sich in dem Verhältnis von endsystolischer Wandspannung zu endsystolischem Volumenindex. Diese Beziehung ist linear und gilt als sensitives Maß für den jeweilig vorherrschenden inotropen Zustand des Myokards [26, 27, 49, 67]. Gegenüber den systolischen Funktionsindizes der Ejektionsphase, wo Nachlastveränderungen direkt zur Alteraion der Funktionsgrößen führen, ohne daß eine Änderung des kontraktilen Zustands damit einhergeht, wird bei der Berechnung der Kontraktilität nach obiger Formel die Nachlast mit einbezogen, so daß ein Vergleich von Nachlast und Kontraktilitätszustand in Ventrikeln verschiedener Größe und Wanddicke möglich wird. Die Anwendbarkeit dieses Indexes zeigt sich auch darin, daß in mehreren Studien eine signifikant herabgesetzte Kontraktilität bei Hypertonikern mit Zeichen der Herzinsuffizienz nachgewiesen wurde [8, 67]. Alternativ wird die Beziehung zwischen endsystolischer

Wandspannung und fraktioneller Faserverkürzung bzw. zirkumferentieller Faserverkürzungsgeschwindigkeit als Kontraktilitätsmaß favorisiert [9, 68]. Deren Anwendbarkeit wurde inzwischen in klinischen Studien belegt [44, 51].

Wenngleich Übereinstimmung über die Wichtigkeit der Kontraktilität als systolischer Funktionsparameter v. a. bei fortgeschrittener hypertensiver Herzkrankheit herrscht, so bestehen doch noch einige methodische Kontroversen [46, 48, 65]. Als methodeneigene Limitation wird angeführt, daß von einem gleichbleibenden kontraktilen Zustand des Myokards ausgegangen wird (d. h. keine regionalen Kontraktilitätsstörungen vorhanden sind) und daß ebenso ein gleichbleibender systolischer isovolumetrischer Punkt für die Berechnung veranschlagt wird (d. h. etwaige Volumenveränderungen, wie z. B. bei der Mitralinsuffizienz, werden nicht berücksichtigt).

Aus den bislang durchgeführten Studien über die systolische Ventrikelfuntion bei der arteriellen Hypertonie ergaben sich zum Teil widersprüchliche Ergebnisse. Während Auswurf- und Verkürzungsfraktionen bei Patienten mit unkomplizierter essentieller Hypertonie in Ruhe i. allg. als normal gefunden wurden [5, 7, 54, 61], sind sie aber unter Belastungen als normal [21], vermindert [28] oder heterogen [5] beschrieben worden. Weiterführende Analysen zur Aufschlüsselung dieser unterschiedlichen Ergebnisse zeigten, daß die ventrikuläre Funktionsreserve bei essentiellen Hypertonikern mit LVH gegenüber der Kontrollgruppe von Hypertonikern ohne LVH eingeschränkt war, da sich unter Belastung eine Abnahme der Ejektionsfraktion bei gleichzeitiger Zunahme der systolischen Wandspannung und des endsystolischen Volumens fand [68]. Hierbei zeigte sich, daß von den untersuchten 18 Hypertonikern mit LVH nur 6 eine pathologische Ejektionsfraktionsabnahme unter Belastung aufwiesen, während der Rest der Hypertoniker mit LVH normale Ejektionsfraktionen aufwies [68]. Die Hypertoniker mit Beeinträchtigung ihrer systolischen Funktion waren älter, hatten eine größere linksventrikuläre Masse und zeigten die höchsten endsystolischen Volumina nach Belastung. In einer jüngeren Untersuchung konnte gezeigt werden, daß eine systolische Funktionseinschränkung unter Belastung zumindest zum Teil auf einer diastolischen Funktionsstörung (Störung der Kammerfüllung) beruht [10]. Ob jedoch überhaupt die Unfähigkeit der Herzkammer, auf zusätzliche Belastung adäquat zu reagieren (in einer Weise, wie es bei der Normotonie zu beobachten ist) eine ungünstige Prognose bedingt, ist noch ungeklärt. Die prospektiven Ergebnisse der Framingham-Studie zeigten jedoch deutlich auf, daß Patienten mit Hypertonie und echokardiographisch nachgewiesener LVH ein viel größeres Risiko für die Entwicklung einer Herzinsuffizienz aufweisen als vergleichsweise Hypertoniker ohne LVH [32, 34].

Das Verhältnis zwischen Ventrikelgeometrie und Pumpleistung ist in einer Anzahl von klinischen Studien über die systolische Funktion bei der essentiellen Hypertonie untersucht worden. Hierbei wurde der Frage nach der Beziehung von systolischer Funktion zu endsystolischer Ventrikelwandbelastung nachgegangen. Gemäß den bislang vorliegenden Ergebnissen ist die Ventrikelpumpfunktion solange normal, solange die Wandbelastung des Ventrikels normal ist [5, 7, 12, 18, 54]. Es ist sogar die Vermutung aufgestellt worden, daß selbst bei steigender Wandbelastung die systolische Funktion, wahrscheinlich auf dem Boden einer erhöhten Kontraktilität – und wahrscheinlich nur vorübergehend –, beibehalten werden kann [54]. Dem widersprechen die Ergebnisse anderer Untersuchungen, in denen die myokardiale Kontraktilität analysiert wurde: Je deutlicher die LVH ausgeprägt war, desto deutlicher waren die inotropen Parameter reduziert, d. h. die Kontraktilität eingeschränkt [23, 64, 66]. Insgesamt erscheint aber eine reduzierte globale Pumpfunktion des linken Ventrikels bei Patienten mit arterieller Hypertonie und moderater konzentrischer LVH eher ungewöhnlich, wenn nicht noch irgendein anderer Prozeß wie Ischämie hinzukommt.

Diastolische Pumpfunktion bei der essentiellen Hypertonie

Es wird zunehmend erkannt, daß der diastolischen Funktion des Ventrikels eine besonders große Bedeutung für die Beschreibung der kardialen Schädigung bei der Bluthochdruckkrankheit zukommt. Drei Techniken kommen zur Anwendung, um die diastolische Funktion des linken Ventrikels zu erfassen: digitalisierte M-mode-Echokardiogramme, nuklearmedizinische und dopplersonographische Verfahren [58]. Mittels digitalisierter M-mode-Echokardiographie lassen sich verschiedene Parameter der linksventrikulären diastolischen Funktion ableiten: Zu den zwei wichtigsten Standardparametern gehören der Relaxationszeitindex, der vom Zeitpunkt des minimalen linksventrikulären Durchmessers bis zur Mitralklappenöffnung reicht und als Maß der isovolumetrischen Relaxation gilt, sowie die Maximalgeschwindigkeit der linksventrikulären diastolischen Durchmesserzunahme als echokardiographischer Parameter der raschen frühdiastolischen Füllung. Mit Hilfe der Radionuklidventrikulographie lassen sich maximale Füllungsgeschwindigkeit und die Zeit bis zum Maximum der Füllungsgeschwindigkeit bestimmen [18].

Die vor ungefähr 10 Jahren erfolgte Einführung der Doppler-Echokardiographie als weitere nichtinvasive klinische Untersuchungsmethode zur Erfassung der diastolischen Ventrikelfunktion erlaubte erstmalig die Bestimmung der transmitralen Flußmuster. Hierbei können Spitzengeschwindigkeiten der frühen Füllungskurve (E-E'), der Vorhofkontraktionskurve (A-A') und der Abfall der frühdiastolischen Flußgeschwindigkeit („slope") gemessen werden. In Abb. 1a ist die Originalkurve eines Normotonikers dargestellt. Im Vergleich dazu ist das E/A-Verhalten eines Hypertonikers WHO Stadium II dargestellt (Abb. 1b). Auffällig ist die gesteigerte Füllungsgeschwindigkeit während der Vorhofkontraktion bei Rückgang der frühen passiven Ventrikelfüllung. Die gepulste Doppler-Echokardiographie weist eine hohe Sensitivität und gute Übereinstimmung mit Radionuklidventrikulographie [60], mit M-mode-Echokardiographie [59] sowie Angiokardiographie

→

Abb. 1a, b. a Normale Kurve der mittels gepulstem Doppler erhobenen Füllungsgeschwindigkeiten des linken Ventrikels. **b** Kurve der mittels gepulstem Doppler erhobenen Füllungsgeschwindigkeiten des linken Ventrikels bei einem Hypertoniker (Stadium II nach der WHO-Klassifikation)

09-NOV-90 BG:0 FR:23
14:16:54 DYN:4 ENH:1 SCC:2
IPC:B1144
+1.10m/s
-0.48m/s
FFT-Y:4
F12345678
PWR:HIGH
ID:
DG:27 WF:400 SL:5 θ:0° PW
MK:0.2m REF:2.5M PRF:5K 2.5M
4. MED. KLINIK NUERNBERG

a

08-NOV-90 BG:0 FR:23
16:59:49 DYN:4 ENH:1 SCC:2
IPC:B1144
+1.20m/s
-0.69m/s
FFT-Y:4
F12345678
PWR:HIGH
ID:
DG:24 WF:400 SL:5 θ:0° PW
MK:0.2m REF:2.5M PRF:6K 2.5M
4. MED. KLINIK NUERNBERG

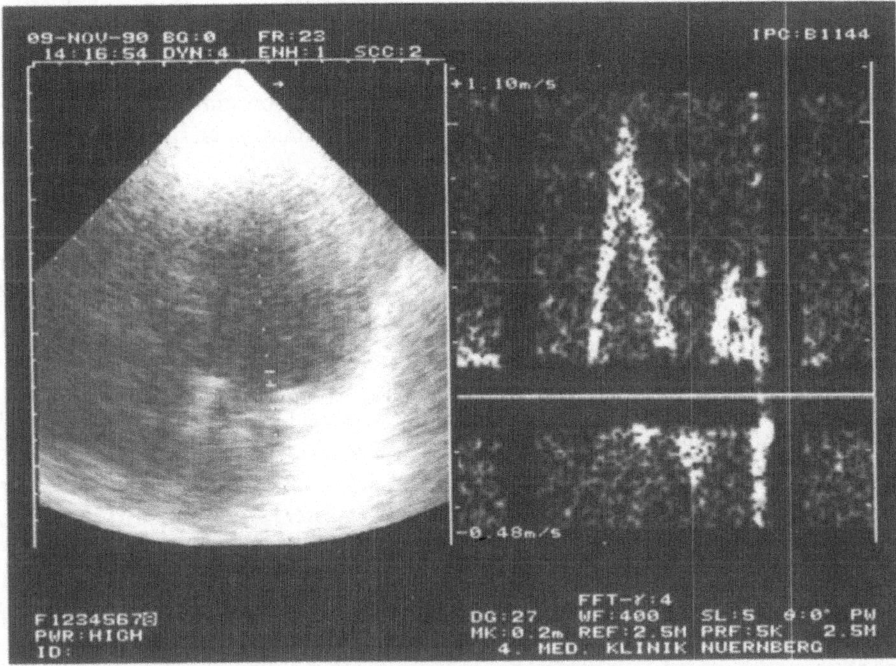

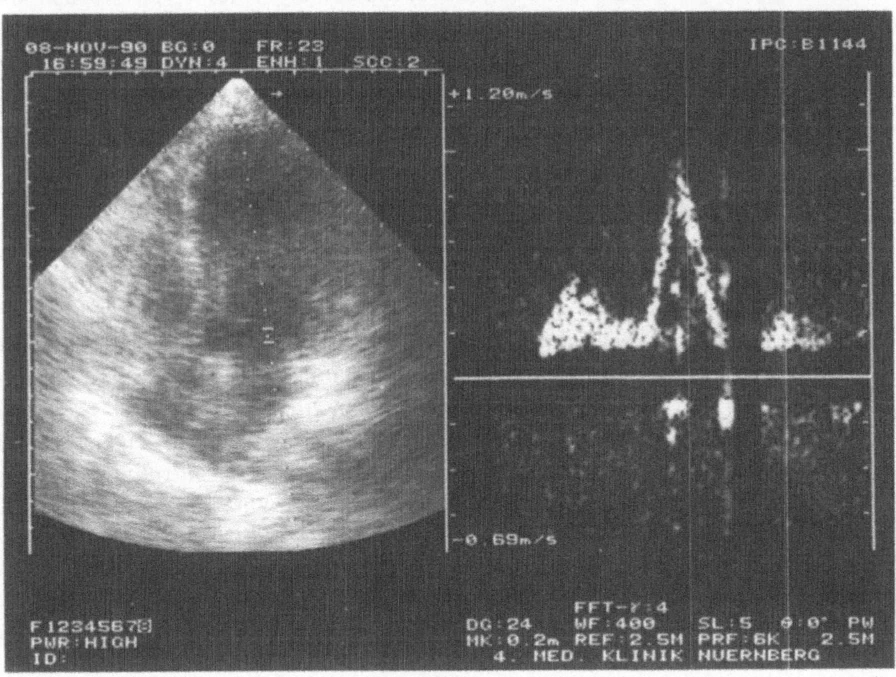

b

auf [47]. Insbesondere relative Indizes, wie z. B. „Füllungsfraktion nach 1/3 der diastolischen Füllungszeit" und Vorhofanteil am diastolischen Füllungsvolumen (E/A-Ratio) haben eine hohe Reliabilität und sind daher vorzuziehen [45]. Mit der gepulsten Doppler-Echokaradiographie ist somit nicht nur eine akkurate Bestimmung der raschen diastolischen Füllung möglich, sondern auch die Erfassung der atrialen Beteiligung an der Ventrikelfüllung.

Untersuchungen zur Veränderung der linksventrikulären diastolischen Funktion bei der essentiellen Hypertonie fanden bereits in Fällen von milder Hypertonie eine Reduktion der passiven Füllung [57] und der Füllungszeiten [20, 30]. In einer neueren Doppler-echokardiographischen Studie an 36 Hypertonikern (18 ohne und 18 mit Nachweis von LVH) fand sich bei allen untersuchten Patienten bei normaler systolischer Funktion eine Reduktion der Flußgeschwindigkeit während der frühen Füllungsphase ($p < 0{,}01$ für Hypertoniker ohne LVH; $p < 0{,}0001$ für Hypertoniker mit LVH; [16]). Es konnte keine Korrelation zwischen Gelegenheitsblutdruck und linksventrikulärer Masse oder diastolischen Funktionsparametern ausgemachet werden [16]. Hingegen fanden Smith et al. eine Korrelation zwischen diastolischer Funktionsveränderung und linksventrikulärer Masse bei Hypertonikern [55]. Diese Beobachtung unterstreicht die pathologische Natur der veränderten linksventrikulären diastolischen Funktion bei der essentiellen Hypertonie. Bei Sportlern mit echokardiographisch nachgewiesener linksventrikulärer Hypertrophie, die im Gegensatz zur linksventrikulären Hypertrophie bei Hypertonikern als physiologisch angesehen werden muß, fand sich dagegen eher eine verbesserte diastolische Pumpfunktion [24].

In einer vor kurzem veröffentlichten Studie von White et al. wurden die Beziehungen zwischen Alter, ambulanten 24-h-Blutdruckmessungen und linksventrikulärer diastolischer Füllung untersucht [71]. Es fand sich eine größere Abhängigkeit von der raschen linksventrikulären Füllungsgeschwindigkeit zum Alter und 24-h-Blutdruck als zur Größe des linken Vorhofs oder linken Ventrikels [71]. In der Univarianzanalyse zeigten sich deutlich signifikante negative Korrelationen zwischen linksventrikulärer Füllungsrate und Alter ($r = -0{,}67$, $p < 0{,}0001$) sowie zu systolischem und diastolischem 24-h-Blutdruck (jeweils $r = -0{,}59$ und $r = -0{,}57$, mit $p < 0{,}0001$ jeweils für beide; [71]). Bei Hypertonikern über 55 Jahre war eine Differenzierung zwischen alters- und hypertonieabhängigen Veränderungen der diastolischen Funktion nicht mehr möglich.

Weitere Faktoren, wie chronische Ischämie, lokalisierte Dysfunktion der Myozyten und Fibrose, können zusätzlich die diastolische Ventrikelfüllung beeinträchtigen. Mit den zur Zeit verfügbaren Untersuchungsverfahren ist es jedoch leider nicht möglich, die relativen Beiträge von erhöhter Arbeitslast einerseits und myokardialer Hypertrophie andererseits zur Entstehung von ventrikulären Funktionsabnormalitäten bei der Bluthochdruckkrankheit zu unterscheiden.

Bei Vorliegen einer signifikanten LVH scheint es konstant zu einer Beeinträchtigung der diastolischen Ventrikelfunktion zu kommen. Hierbei ist die charakteristische veränderte diastolische Ventrikelfunktion als Folge der hypertoniebedingten Herzerkrankung und nicht etwa als Folge der erhöhten Nachlast anzusehen (Abb. 2). Wenn jedoch nur eine milde oder gar keine LVH nachweisbar ist, müssen verringerte Füllungszeiten nicht immer nachweisbar sein und a priori pathologisch

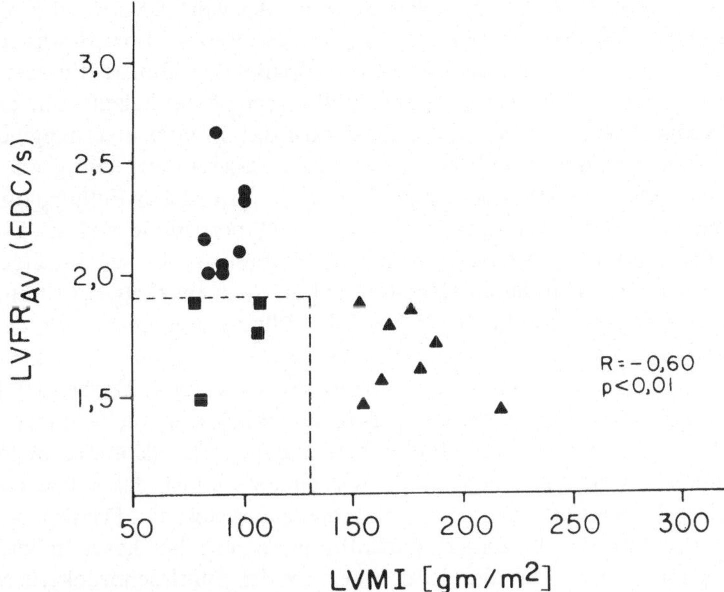

Abb. 2. Verhältnis von linksventrikulärer Füllungsrate ($LVFR_{AV}$) zu echokardiographisch ermittelter linksventrikulärer Masse (*LVMI*). Anmerkung: Der obere rechte Quadrant ist leer (erhöhte linksventrikuläre Masse, normale Füllungsrate)

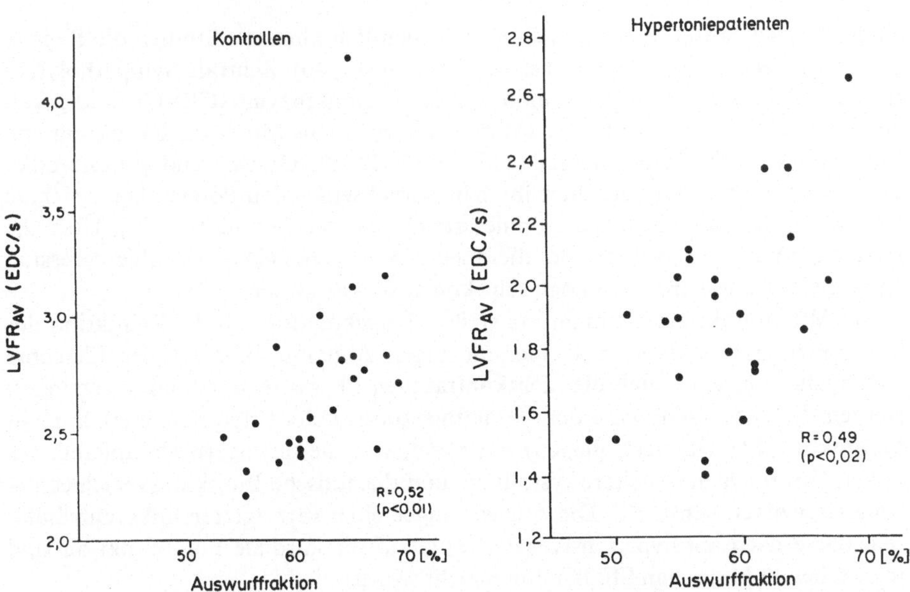

Abb. 3a, b. Radionuklidventrikulographisch bestimmte durchschnittliche linksventrikuläre Füllungsrate ($LVFR_{AV}$) im Verhältnis zur linksventrikulären Auswurffraktion bei normalen Personen (**a**) und Patienten mit milder bis mäßiger essentieller Hypertonie (**b**)

zu werten sein. So korrelierten z. B. Auswurffraktion und linksventrikuläre Füllungszeit deutlich miteinander, und zwar sowohl bei Bluthochdruckpatienten als auch bei normotonen Kontrollprobanden (Abb. 3). Entsprechend kann die Abnahme der linksventrikulären Füllungsgeschwindigkeit vielleicht nur volumenbezogene Veränderungen der Ejektionsfraktion oder unabhängige Einflüsse einer veränderten Kontraktilität widerspiegeln. Insgesamt ist häufig jedoch eine normale systolische Funktion bei eingeschränkter diastolischer Füllungsfunktion anzutreffen, auch dann, wenn keine myokardiale Hypertrophie vorliegt. Doppler-echokardiographisch ermittelte transmitrale Flußmuster haben aufzeigen können, daß ebenso wie im höheren Lebensalter [56] auch im fortgeschrittenen Stadium der Bluthochdruckkrankheit die Ventrikelfüllung zunehmend von der Vorhofsystole abhängig ist [56], was auch in der Umkehr der frühen und späten transmitralen Flußgeschwindigkeitsmuster zum Ausdruck kommt. Da bei der Bluthochdruckkrankheit das Leeren des Vorhofs in der frühen Diastole, wahrscheinlich aufgrund einer erhöhten atrialen Ejektionsimpedanz, unvollständig bleibt, erscheint es möglich, wenngleich es noch nicht nachgewiesen ist, daß solche chronische atriale diastolische und systolische Volumenbelastung die Prädisposition für atriale Arrhythmien, insbesondere Vorhofflimmern, erhöhen kann. In der Tat könnte man argumentieren, daß die Konsequenzen der Bluthochdruckerkrankung für den Vorhof mindestens so nachteilig sind wie für den Ventrikel.

Hypertrophieregression nach antihypertensiver Therapie – Einfluß auf systolische und diastolische Funktion

In den letzten Jahren untersuchten verschiedentlich klinische Studien die Regression der LVH unter antihypertensiver Therapie [29, 40]. Zentrale Sympatholytika (insbesondere Methyldopa), Angiotensinkonversionsenzym(ACE)-Hemmer, Kalziumantagonisten und β-Blocker wurden erfolgreich als Mittel zur Reduktion von linksventrikulärer Masse eingesetzt [13, 14, 17, 29, 40, 53], während mit Diuretika und Vasodilatanzien, ungeachtet ihrer blutdrucksenkenden Potenz, keine sichere Regression der Myokardhypertrophie erreicht werden konnte [13, 53]. Über die möglichen Vor- und Nachteile der therapeutisch erreichten Hypertrophieregression ist lange Zeit und wird auch noch sehr kontrovers diskutiert.

Im Mittelpunkt der Betrachtung steht die Spekulation, ob die Reduktion der linksventrikulären Masse mit einer alleinigen Abnahme kontraktiler Elemente einhergeht oder aber auch die nichtkontraktilen Elemente anteilmäßig verringert werden. Im ersten Fall wäre das Verhältnis kontraktiler (Myofilamente) zu nicht kontraktilen Elementen (Kollagen) verringert, was eine verringerte Compliance des linken Ventrikels und weitere systolische und diastolische Funtkionsverschlechterung implizieren würde [2]. Die Auswirkungen einer verringerten linksventrikulären Masse nach antihypertensiver Therapie auf die kardiale Pumpfunktion sind inzwischen in klinischen Studien untersucht worden.

Nach therapeutisch bewirkter Hypertrophieregression mit Kalziumantagonisten fand sich eine deutliche Steigerung der frühdiastolischen Füllung [70]. Die isovolumetrische Relaxation, gemessen am Relaxationszeitindex, zeigte jedoch nur eine tendenzielle Veränderung, die nicht signifikant war [70]. Insgesamt kommt der gesteigerten frühdiastolischen Füllung nach langfristiger Gabe von Nitrendipin eine wichtige klinische Bedeutung zu, da die frühdiastolische Füllung eine wichtige Determinante einer adäquaten diastolischen linksventrikulären Füllung ist und eine wesentliche Voraussetzung für eine normale systolische Funktion darstellt. Die systolische Funktion zeigt sich als Folge einer nahezu gleichgebliebenen myokardialen Nachbelastung (bei nahezu unveränderter systolischer Wandspannung als Ausdruck der proportional zur Blutdrucksenkung verzeichneten Abnahme des linksventrikulären Hypertrophiegrades) unverändert. Unter Langzeittherapie (9–12 Monate) mit ACE-Hemmern fand sich ebenfalls eine Hypertrophieregression mit resultierender signifikanter Zunahme der Maximalgeschwindigkeit der diastolischen linskventrikulären Durchmesserzunahme, was gleichbedeutend mit einer günstigeren diastolischen Füllung war [63, 69]. Eine verbesserte diastolische Füllung bei Patienten mit Bluthochdruckerkrankung unter β-Blockermonotherapie fanden andere Arbeitsgruppen [19, 72]. Inouye et al. fanden keine konstante Verbesserung der diastolischen Funktionsparameter bei Hypertonikern mit einer antihypertensiven Therapie von Diuretika und/oder β-Blockern und Kalziumantagonisten [31].

Eine mögliche Ursache für die Heterogenität der Ergebnisse mag darin liegen, daß in den Studiengruppen, in denen eine Verbesserung der diastolischen Funktion erreicht wurde, bislang unbehandelte Hypertoniker untersucht wurden, während in den anderen Gruppen die Patienten bereits lange Zeit vor der echokardiographischen oder Doppler-echokardiographischen Untersuchung eine antihypertensive Therapie erhalten hatten. Schulman et al. verglichen in einer klinischen Studie die Wirkung von β-Blockern mit der von Kalziumantagonisten [52]. Sie fanden, daß nur die mit dem Kalziumantagonisten behandelten Patienten eine signifikante Regression der linksventrikulären Masse und verbesserte diastolische Funktionsindices aufwiesen. Unabhängig davon, welche Medikation verwandt wurde, fand sich die Beziehung, daß, je mehr die Reduktion der LVH erzielt wurde, desto größer die diastolische Funktionsverbesserung [52] war.

Bezüglich der systolischen Funktion demonstrierten die meisten klinischen Studien, daß die linksventrikuläre Funktion nach Reduktion von LVH beibehalten oder sogar verbessert werden konnte, solange der arterielle Blutdruck durch antihypertensive Therapie kontrolliert wurde. Da jedoch Medikamente aller antihypertensiven Klassen ebenfalls die kardiale Hämodynamik und/oder den inotropen Zustand des linken Ventrikels beeinflussen können, haben diese Untersuchungen die myokardiale Funktion nicht unabhängig von pharmakologischen Effekten untersuchen können. Um mögliche pharmakologische Interaktionen zu vermeiden, untersuchten Schmieder et al. die systolische Funktion des linken Ventrikels nach Regression der Myokardhypertrophie infolge 19monatiger antihypertensiver Therapie und einen Monat nach Absetzen sämtlicher antihypertensiver Medikamente [51]. Obwohl nach Absetzen der antihypertensiven Therapie der systolische Blutdruck zu Werten wie vor Einsetzen der antihypertensiven Therapie anstieg, zeigte sich nach Reduktion von LVH keine Verschlechterung, eher im Gegenteil eine Verbesserung der myokardialen Kontraktilität und systolischen Funktion. Diese Befunde, die inzwischen von anderen Arbeitsgruppen bestätigt sind [1, 66], sind insofern bedeutsam, als die systolischen Funktions- und Kontraktilitätsparameter trotz einer erneuten Zunahme der Druckbelastung des linken Ventrikels diesen günstigen Effekt anzeigten. Die leicht verbesserte myokardiale Kontraktilität und linksventrikuläre systolische Funktion nach erfolgreicher Reduktion der LVH könnte aber auch das erste Stadium der kardialen adaptativen Prozesse an eine erneut angestiegene Nachlast darstellen, bevor es zu einer strukturellen Adaptation oder Hypertrophie kommt [39].

Wenngleich zur Zeit noch nicht genügend Studien vorliegen, um abschließend über die Vorteile von Myokardhypertrophieregression urteilen zu können, weisen die bislang vorliegenden Ergebnisse auf eine prognostisch günstige Verbesserung der diastolischen und systolischen Funktion hin.

Zusammenfassung

Die bisher vorliegenden klinischen Ergebnisse haben gezeigt, daß die systolische Myokardfunktion bei der unkomplizierten essentiellen Hypertonie und milden bis mäßiggradigen linksventrikulären Hypertrophie (LVH) erhalten ist, jedoch unter Belastungssituationen bei einem Teil der Patienten eine Abnahme der myokardialen Pumpfunktion eintritt. Neben der Vorlast und der Nachlast ist auch die myokardiale Kontraktilität für die kardiale Pumpleistung entscheidend. Je stärker eine LVH bei der essentiellen Hypertonie ausgeprägt ist, desto deutlicher ist die myokardiale Kontraktilität eingeschränkt. Die diastolische Funktion, die jedoch für eine normale systolische Funktion wichtig ist, ist beim Vorliegen einer LVH eingeschränkt, und eine veränderte Füllung des linken Ventrikels auch ohne LVH ist vereinzelt bei Patienten mit essentieller Hypertonie nachgewiesen. Das frühe Stadium der Hochdruckkrankheit ist also dadurch gekennzeichnet, daß vor dem Auftreten einer systolischen Dysfunktion die diastolische Funktion eingeschränkt und möglicherweise auch die myokardiale Kontraktilität vermindert ist. Mehrere Untersuchungsgruppen haben inzwischen nachweisen können, daß die Rückbildung der LVH nicht mit einer Verschlechterung der Pumpfunktion einhergeht, sondern sowohl die systolische als auch die diastolische Funktion eher verbessert und die myokardiale Kontraktilität erhalten bzw. ebenfalls verbessert ist. Ob die verschiedenen Antihypertensiva diesen günstigen Effekt auf die systolische und diastolische Funktion unterschiedlich beeinflussen, ist Gegenstand intensiver Untersuchungen und kann letztlich noch nicht definitiv beantwortet werden.

Literatur

1. Agabiti-Rosei, Muiesan ML, Romanelli G, Alari G, Barbier P, Fiorentini C (1988): Effect of increase of afterload on left ventricular function of hypertensive patients, before and after regression of cardiac hypertrophy. Eur Heart J [Suppl I] 9:542 (abstract)
2. Agati L, Fedele F, Penco M, Sciomer S, Ongianti A (1987) Left ventricular filling pattern in hypertensive patients after reversal of myocardial hypertrophy. Int J Cardiol 17:177–186
3. Alpert NR (ed) (1983) Myocardial hypertrophy and failure. Raven, New York
4. Bethge C, Motz W, Hehn A, von Strauer BE (1987) Ventricular arrhythmias in hypertensive heart disease with and without heart failure. J Cardiovasc Pharmacol [Suppl C] 10:119–128

5. Borer JS, Jason M, Devereux RB et al. (1983) Function of the hypertrophied left ventricle at rest and during exercise. Am J Med 75/3A:34–39
6. Brush JE, Cannon RO, Schenke WH et al. (1988) Angina due to coronary microvascular disease in hypertensive patients without left ventricular hypertrophy. N Engl J Med 319:1302–1307
7. Campus S, Malavasi A, Ganan A (1987) Cardiac function of the hypertrophied left ventricle. J Clin Hypertens 3:79–86
8. Carabello BA, Spann JF (1985) Clinical assessment of left ventricular function: Recent advances in the use of endsystolic indices. Cardiovasc Rev Rep 6:1190–1205
9. Colan SD, Borow KM, Neumann A (1984) Left ventricular end-systolic wall stress velocity of fiber shortening relation. A load independent index of myocardial contractility. J Am Coll Cardiol 4:715–724
10. Cuocolo A, Sax FL, Brush JE, Maron BJ, Bacharach SL, Bonow RD (1990) Left ventricular hypertrophy and impaired diastolic filling essential hypertension. Circulation 81:978–986
11. Devereux RB, Savage DD, Drayer JIM, Laragh JH (1982) Left ventricular hypertrophy and function in high, normal , and low renin forms of essential hypertension. Hypertension 4:524–531
12. Devereux RB, Savage DD, Sachs I, Laragh JH (1983) Relation of hemodynamic load to left ventricular hypertrophy and performance in hypertension. Am J Cardiol 51:171–176
13. Drayer JIM, Weber MA, Gardin JM, Lipson JL (1983) Effect of long-term antihypertensive therapy on cardiac anatomy in patients with essential hypertension. Am J Med [Suppl 3A] 75:116–120
14. Dunn FG, Oigman W, Ventura HO, Messerli FH, Kobrin I, Frohlich ED (1984) Enalapril improves systemic and renal hemodynamics and allows regression of left ventricular mass in essential hypertension. Am J Cardiol 62:105–108
15. Ferrans VS, Rodriguesz ER (1987) Morphology of the heart in left ventricular hypertrophy. In: Messerli FH (ed) The heart and hypertension. Yorke Medical Books, New York, pp 75–84
16. Faggiano P, Rusconi C, Orlando G et al. (1989) Assessment of left ventricular filling in patients with systemic hypertension. A Doppler echocardiographic study. J Hum Hypertens 3:149–156
17. Fouad FM, Nakashima Y, Tarazi RC, Salcedo EE (1982) Reversal of left ventricular hypertrophy in hypertensive patients treated with methyldopa: Lack of association with blood pressure control. Am J Cardiol 49:795–801
18. Fouad FM, Slominski JM, Tarazi RC (1984) Left ventricular diastolic function in hypertension: relation to left ventricular mass and systolic function. J Am Coll Cardiol 3:1500–1506
19. Fouad FM, Slominski JM, Tarazi RC, Gallagher JH (1983) Alterations in left ventricular filling with beta-adrenergic blockade. Am J Cardiol 1:161–164
20. Fouad FM, Tarazi RC, Gallagher JH, MacIntyre WJ, Cook SA (1980) Abnormal left ventricular relaxation in hypertensive subjects. Clin Sci [Suppl] 6:4115–4145
21. Francis CK, Cleman M, Berger HJ et al. (1983) Left ventricular systolic performance during upright bicycle exercise in patients with essential hypertension.Am J Med 75/3A:40–46
22. Ganau A, Devereux RB, Pickering TG et al. (1990) Relation of left ventricular hemodynamic load and contracile performance to left ventricular mass in hypertension. Circulation 81:25–36
23. Garavaglia GE, Messerli FH, Nunez BD, Schmieder RE, Grossmann E (1988) Myocardial contractility and left ventricular function in obese patients with essential hypertension. Am J Cardiol 62:594–597
24. Granger CB, Karimeddini MK, Smith VE et al. (1985) Rapid ventricular filling in left ventricular hypertrophy. JACC 5:862–874
25. Grossman W, Jones D, McLaurin LP (1975) Wall stress and patterns of hypertrophy in the human left ventricle. J Clin Invest 56:56–64
26. Grossman W, Braunwald E, Mann T, McLaurin LP, Green LH (1977) Contractile state of the left ventricle in man as evaluated from end-systolic and pressure volume relations. Circulation 56:845–852
27. Harrison DG, Florentine MS, Brooks LA, Cooper SM, Marcus ML (1988) The effect of hypertension and left ventricular hypertrophy on the lower range of coronary autoregulation. Circulation 77/5:1108–1115

28. Heber ME, Bridgen GS, Prince H, Lahiri A, Raftery EB (1988) Is there a relationship between ambulatory intra-arterial blood pressure and left ventricular function? Hypertension 11/5:464–469
29. Hill LS, Monaghan M, Richardson PJ (1979) Regression of left ventricular hypertrophy during treatment with antihypertensive agents. Br J Clin Pharmacol 7:255–260
30. Inouye I, Massie B, Loge D, Topic N, Silverstein D, Simpson P, Tubau JF (1984) Abnormal left ventricular filling: an early finding in mild to moderate systemic hypertension. Am J Cardiol 53:120–126
31. Inouye I, Massie BM, Loge D, Simpson P, Tubau JF (1984) Failure of antihypertensive therapy with diuretic beta-blocking and calcium channel blocking drugs to consistently reverse left ventricular diastolic filling abnormalities. Am J Cardiol 53:1583–1587
32. Kannel WB, Castelli WP, McNamara PM, McKee PA, Feinleib M (1972) Role of blood pressure in the development of congestive heart failure: The Framingham Study. N Engl J Med 287:781–787
33. Kannel WB, Dawber TR (1973) Hypertensive cardiovascular disease. The Framingham Study. In: Onesti G, Kim KE, Maya ED (eds) Hypertension: Mechanismus and management. Grune & Stratton, New York, pp 93–118
34. Kannel WP, Sorlie P (1981) Left ventricular hypertrophie in hypertension: Prognostic and pathogenetic implications. The Framingham Study. In: Strauer BE (ed) The heart in hypertension. Springer, Berlin Heidelberg New York, pp 223–242
35. Lundin S, Friberg P, Hallback-Nordlander M (1981) Left ventricular hypertrophy improves cardiac funciton in spontaneously hypertensive rats. Clin Sci [Suppl 7] 61:1095–1115
36. Maron BJ, Ferrans VJ, Roberts WC (1975) Ultrastructural features of degenerated cardiac muscle cells in patients with cardiac hypertrophy. Am J Pathol 79:387–434
37 McKee P, Castelli WP, McNamara PM, Kannel WB (1971) The natural history of congestive heart failure: The Framingham Study. N Engl J Med 285:1441–1446
38. McLenachan JM, Henderson E, Morris KI, Dargie HJ (1987) Ventricular arrhythmias in patients with hypertensive left ventricular hypertrophy. N Engl J Med 317:787–792
39. Meerson FZ (1962) Compensatory hyperfunction of the heart and cardiac insufficiency. Circ Res 10:250–258
40. Messerli FH, Losem CJ, Kässer UR (1989) Left ventricular hypertrophy. Effect of antihypertensive therapy. Drug Ther 7:34–44
41. Messerli FH, Sundgaard-Riise K, Ventura HO, Dunn FG, Oigmann W, Frohlich ED (1984) Clinical and hemodynamic determinants of left ventricular dimensions. Arch Intern Med 144:477–481
42. Messerli FH, Ventura HO, Elizardi DJ, Dunn FG, Frohlich ED (1984) Hypertension and sudden death: Increased ventricular ectopy activity in left ventricular hypertrophy. Am J Med 77:18–22
43. Mirsky I (1974) Review of various theories for the evaluation of left ventricular wall stress. In: Mirsky I, Ghista DN, Sandler H (eds) Cardiac mechanics: Physiological, clinical and mathematical considerations. Wiley & Sons, New York, pp 381–409
44. Newburger JW, Sanders SP, Burns JC, Parness JA, Beiser AS, Colan SD (1989) Left ventricular contractility and function in Kawasaki Syndrome. Circulation 79:1237–1246
45 Pearson AC, Goodgold H, Labovitz AJ, Ratcliff J (1988) Comparison of pulsed doppler echocardiography and radionuclidangiography in the assessment of left ventricular filling. Am J Cardiol 61:446–454
46. Reichek N, Wilson J, Sutton MSJ, Plappert TA, Goldberg S, Hirshfeld JW (1982) Noninvasive determination of left ventricular end systolic stress: validation of the method and initial application. Circulation 65:99–108
47. Rokey R, Kuo LC, Zoghbi WA, Limacher MG, Quinones MA (1985) Determination of parameters of left ventricular diastolic filling with pulsed Doppler echocardiography: comparison with cineangiography. Circulation 71:543–550
48. Ross J Jr (1984) Applications and limitations of end-systolic measures of left ventricular performance. Fed Proc 43:2418–2422
49. Sagawa K (1978) The ventricular-volume diagram revisited. Circ Res 43:677–687

50. Schmieder RE, Messerli FH, Garavaglia GE, Nunez BD (1988) Dietary salt intake: a determinant of cardiac involvement in essential hypertension. Circulation 78:951–956
51. Schmieder RE, Sturgill D, Garavaglia GE, Nunez BD, Messerli FH (1989) Cardiac performance improves after regression of left ventricular hypertrophy. Am J Med 87:22–27
52. Schulman SP, Weiss JC, Becker LC, Gottlieb SO, Woodraff KM, Weisfeldt ML, Gerstenblith G (1990) The effects of antihypertensive therapy on left ventricular mass in elderly patients. N Engl J Med 322:1350–1356
53. Sen S, Tarazi RC (1983) Regression of myocardial hypertrophy and influence of adrenergic system. Am J Physiol 244:H97–H106
54. Simone GD, Lorenzo LD, Costantino G, Moccia D, Buonissimo S, Divitiis OD (1988) Supernormal contractility in primary hypertension without left ventricular hypertrophy. Hypertension 11:457–463
55. Smith VE, Schulman P, Karimeddini MK, White WB, Meeran MK, Katz AM (1985) Rapid ventricular filling in left ventricular hypertrophy: II. Pathologic hypertrophy. J Am Coll Cardial 5/49:869–874
56. Smith VE, Tresznewsky O, Marquis M et al. (1986) Atrial function in pathologic and physiologic ventricular hypertrophy. J Am Coll Cardiol [Suppl II] 7:43A
57. Smith VE, White WB, Karimeddini MK (1987) Echocardiographic assessment of left ventricular diastolic performance in hypertensive subjects: correlation with changes in left ventricular mass. Hypertension [Suppl II] 9:81–84
58. Spirito P, Maron M (1988) Doppler echocardiography for assessing left ventricular diastolic function. Ann Intern Med 109:122–126
59. Spirito P, Maron BJ, Belloti P, Chiarelli F, Vecchio C (1986) Non-invasive assessment of left ventricular diastolic function: comparative analysis of pulsed Doppler ultrasound and digitalized M-mode echocardiography. Am J Cardiol 58:837–843
60. Spirito P, Maron BJ, Bonow RO (1986) Non-invasive assessment of left ventricular diastolic function: comparative analysis of Doppler echocardiographic and radionuclide angiographic techniques. J Am Coll Cardiol 7:518–526
61. Strauer BE (1980) Ventricular function and coronary hemodynamics in hypertensive heart disease. Am J Cardiol 44:999–1006
62. Strauer BE (1987) Structural and functional adaptation of the chronicaly overloaded heart in arterial hypertension. Am Heart J 114:948–957
63. Strauer BE, Motz W, Vogt M (1989) Therapie der myokardialen und koronaren Auswirkungen des arteriellen Bluthochdrucks. Z Kardiol [Suppl 7] 78:231–238
64. Takahashi M, Sasayama S, Kawai C, Kotoura H (1980) Contractile performance of the hypertrophied ventricle in patients with systemic hypertension. Circulation 62:116–126
65. Teichholtz LE, Kreulen T, Herman PV, Gorlin R (1976) Problems in echocardiographic volume determinations: echocardiographic correlations in the presence or absence of asynergy. Am J Cardiol 37:7–11
66. Trimarco B, deLuca N, Riccardelli B et al. (1988) Cardiac function in systemic hypertension before and after reversal of left ventricular hypertrophy. Am J Cardiol 62:745–750
67. Troy AD, Chakko SC, Gash AK, Bore AA, Spann JF (1983) Left ventricular function in systemic hypertension. J Cardiovasc Ultrasonogr 2:251–257
68. Tubau JF, Szlachcic J, Braun S, Massie BM (1989) Impaired left ventricular functional reserve in hypertensive patients with left ventricular hypertrophy. Hypertension 14:1–8
69. Vogt M, Krentz KK, Motz W, Strauer BE (1988) Diastolic function in patients with HOCM and hypertensive heart disease. Circulation [Suppl II] 78:S39
70 Vogt M, Krentz KK, Motz W, Strauer BE (1989) Hypertrophieregression nach Nitrendipine: Einfluß auf systolische und diastolische Funktion. Z Kardiol 78:469–477
71 White WB, Schulman P, Dey HM, Katz AM (1989) Effects of age and 24-hour ambulatory blood pressure on rapid left ventricular filling. Am J Cardiol 63:1343–1347
72. White BW, Schulman P, Karimeddini MK, Smith VE (1989) Regression of left ventricular mass is accompanied by improvement in rapid left ventricular filling following antihypertensive therapy with metoprolol. Am Heart J 117:145–150

Plötzlicher Herztod und hypertensive Herzkrankheit

F. H. MESSERLI, R. E. SCHMIEDER

Einleitung

Um die Morbidität und Mortalität von Herz-Kreislauf-Erkrankungen zu senken, ist die Identifizierung möglichst aller Risikofaktoren des kardiovaskulären Systems unerläßlich. In mehreren prospektiven Untersuchungen wurde die pathogenetische Relevanz von arterieller Hypertonie, Hyperlipidämien, Diabetes mellitus, Nikotinkonsum und Adipositas bestätigt. Hingegen ist die linksventrikuläre Hypertrophie (LVH) als potentieller Risikofaktor für Herz-Kreislauf-Erkrankungen lange Zeit nicht beachtet worden, da sie bei Patienten mit arterieller Hypertonie als chronische Anpassung an die Nachlasterhöhung im systemischen Kreislauf und damit als ein physiologischer kompensatorischer Prozeß angesehen wurde. Zahlreiche prospektive Untersuchungen konnten jedoch nachweisen, daß die LVH ein eigenständiger und insbesondere von der arteriellen Hypertonie unabhängiger Risikofaktor für die Morbidität und Mortalität von Herz-Kreislauf-Erkrankungen ist.

Inwieweit die Myokardhypertrophie des Hochdruckkranken zum plötzlichen Herztod disponiert, soll im folgenden ausgeführt werden. Die Inzidenz und Prävalenz des plötzlichen Herztodes wird in amerikanischen Untersuchungen und Berechnungen bundesdeutscher Statistiken auf 60–80000 Fälle im Jahr oder etwa 1000 Fälle pro 1 Mio-Einwohner angegeben [1]. Es wird ferner geschätzt, daß bis zu 10% der Erwachsenen an einem plötzlichen Herztod versterben, ohne daß vorher eine Herz-Kreislauf-Erkrankung bekannt ist. Diese epidemiologischen Zahlen unterstreichen die Bedeutung einer möglichst umfassenden exakten Definition von Risikofaktoren für den plötzlichen Herztod, um überhaupt eine primäre Prävention zu ermöglichen.

Physiologische versus pathologische Hypertrophie

Die LVH beim Ausdauersportler wird generell als Modell einer *physioligischen* Myokardhypertrophie angesehen [26]. Echokardiographische Untersuchungen bei Sportlern haben ergeben, daß chronisches Ausdauertraining sowohl zu einer Zunahme der links- und rechtventrikulären Wanddicke als auch des links- und rechtsventrikulären diastolischen Durchmessers führt; demgemäß errechnet sich eine deutlich vermehrte linksventrikuläre Masse [15, 17, 44]. Da sowohl Durchmesser als auch Wanddicke zunehmen, entwickelt sich beim Ausdauersportler ein exzentrischer Typ der Linksherzhypertrophie. Derartige strukturelle Adaptationsprozesse des Myokards können jedoch nur dann als physiologisch betrachtet werden, wenn die systolische und diastolische Funktion erhalten ist. Detaillierte Untersuchungen konnten zeigen, daß die Auswurffraktion und Faserverkürzungsgeschwindigkeit auch bei älteren Sportlern im Normbereich sind [42]. Die linksventrikuläre Füllungsrate als Parameter der diastolischen Funktion war bei Ausdauersportlern gegenüber einer Kontrollgruppe unverändert, es fand sich sogar bei massiver LVH eine Zunahme der linksventrikulären Füllungsrate [14]. Ein weiteres wesentliches Kriterium, ob eine Myokardhypertonie physiologisch oder pathologisch ist, ist die Frage der Reversibilität der strukturellen Prozesse. Dickhut und Mitarbeiter konnten mittels einer 24jährigen prospektiven Untersuchung diese Frage für Ausdauersportler beantworten [8]. Sie beobachteten, daß frühere Sportler, die zum Zeitpunkt der Nachuntersuchung keiner Aktivität mehr nachgingen, eine normale linksventrikuläre Masse und Herzgröße bei erhaltener Pumpfunktion hatten. Somit kann zu Recht beim Sportler die Linksherzhypertrophie vom exzentrischen Typ als physiologischer und nicht als pathologischer Prozeß angesehen werden.

Die myokardiale Hypertrophie (*pathologische* Hypertrophie) infolge arterieller Hypertonie unterscheidet sich in mehreren Aspekten von der LVH beim Sportler. Obgleich die LVH dazu dient, die systolische Pumpfunktion zu erhalten, ist jedoch jenseits einer noch näher zu definierenden, kritischen linksventrikuären Masse die Auswurffraktion eingeschränkt, und es entwickelt sich, falls die Hypertonie unbehandelt bleibt, eine klinisch manifeste Herzinsuffizienz [20]. Neuere Untersuchungen haben Zweifel angemeldet, ob nicht bereits in früher Phase der LVH die systolische Pumpfunktion und myokardiale Kontraktilität eingeschränkt sind [46, 53]. Weiterhin wurde nachgewiesen, daß die diastolische Funktion bereits im Anfangsstadium der LVH beeinträchtigt ist, was sich in einer Abnahme der linksventrikulären Füllungsrate manifestierte [49]. Somit ist die Myokardhypertrophie infolge arterieller Hypertonie durch eine systolische und diastolische Funktionseinschränkung charakterisiert. Weiterhin erscheint auch die Reversibilität der LVH zum Status quo ante fragwürdig. Auch nach 24monatiger antihypertensiver Therapie konnte trotz effektiver Blutdrucksenkung keine vollständige Rückbildung der LVH beobachtet werden [10]. Ein weiteres Kriterium, das gegen einen physiologischen Prozeß bei der LVH spricht, ist der wiederholt beobachtete Befund, daß bereits in einem frühen Stadium die LVH zu ventrikulären Rhythmusstörungen disponiert und ein erhöhtes Risiko für den plötzlichen Herztod bedeutet [27, 37, 41].

Prognostische Bedeutung der linksventrikulären Hypertrophie

Während der letzten Jahrzehnte ist wiederholt eine Diskussion über die Ursache des plötzlichen Todes bei Sportlern geführt worden. Eine Zusammenstellung der Autopsien dieser plötzlichen Todesfälle bei Sportlern ergab, daß bei jüngeren Athleten eine nicht erkannte angeborene Herzerkrankung, hypertrophe Kardiomyopathie oder entzündliche Herzerkrankungen zugrunde lagen [36]. Bei älteren Sportlern war dagegen eine nicht erkannte koronare Herzerkrankung die führende Ursache für einen plötzlichen Herztod [54]. Die Linksherzhypertrophie war bei diesen Untersuchungen bei nur 3 Patienten als mögliche Ursache des plötzlichen Todes aufgelistet worden, wobei kein Hinweis für eine kausale Beziehung zwischen der Myokardhypertrophie und plötzlichem Tod erbracht wurde [54]. Zusammenfassend scheint also die myokardiale Hypertrophie keine prognostische Relevanz für das Auftreten plötzlicher Todesfälle beim Ausdauersportler zu haben.

Ganz anders stellt sich die prognostische Bedeutung der LVH im Rahmen der Hochdruckkrankheit dar. In mehreren Untersuchungen wurde bereits vor 25 Jahren nachgewiesen, daß der elektrokardiographische Nachweis einer LVH das Risiko für kardiovaskuläre Komplikationen, einschließlich des plötzlichen Herztodes, um ein Mehrfaches erhöht [4, 21, 23, 50]. Die Wertigkeit dieser Untersuchungen wurde insofern angezweifelt, als nach Berücksichtigung der anderen kardiovaskulären Risikofaktoren ein erhöhtes Risiko für den plötzlichen Herztod nur in der Patientengruppe bestand, bei der elektrokardiographisch ein positiver Sokolow-Index und gleichzeitig Repolarisationsstörungen bestanden [23]. Es wurde diskutiert, daß diese Repolarisationsstörungen Ausdruck einer koronaren Herzerkrankung sind und das erhöhte Risiko bei dieser Patientengruppe über eine koronare Ischämie zustande kommt.

Neuere Ergebnisse aus derselben prospektiven Untersuchung, nämlich der Framingham-Herzstudie, zeichneten ein klares Bild, da die linksventrikulären Strukturveränderungen direkt mittels Echokardiographie bestimmt wurden [30, 31]: Der echokardiographische Nachweis einer LVH erhöhte die Inzidenz kardiovaskulärer Ereignisse und Todesfälle um ein Vielfaches (Abb. 1). Die Beziehung fand sich bei Männern wie bei Frauen und war unabhängig von dem Einfluß anderer

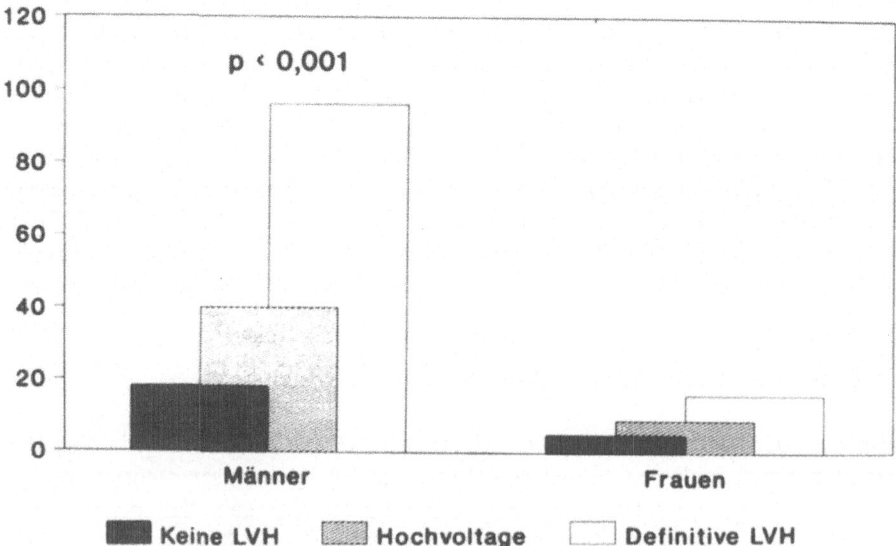

Abb. 1. Jährliche Inzidenz des plötzlichen Herztodes pro 10000 Personen bei dem Nachweis einer linksventrikulären Hypertrophie in der Framingham-Studie. (Aus [20])

kardiovaskulärer Risikofaktoren, wie Alter, arterieller Hypertonie, Hochdruckbehandlung, Hyperlipidämien und Nikotinkonsum. Eine weitere prospektive Untersuchung, bei der inzwischen ebenfalls Erfahrungen über 10 Jahre vorhanden sind, ergab ein ähnliches Bild [6, 24]. Eine echokardiographisch nachgewiesene LVH erhöhte deutlich das Risiko kardiovaskulärer Komplikationen einschließlich des plötzlichen Herztodes, auch dann, wenn die statistische Analyse die prognostische Relevanz anderer kardiovaskulärer Risikofaktoren, einschließlich der linksventrikulären Pumpfunktion, berücksichtigte. Unterstützt werden diese Ergebnisse durch eine weitere Analyse der Todesursachen bei älteren Patienten [3]. Hierbei fand sich, daß der linksventrikuläre Hypertrophiegrad, der echokardiographisch ermittelt wurde, ein entscheidender prognostischer Parameter für plötzliche kardiale Todesfälle war.

Interessant sind die vorläufigen Untersuchungen aus dem Cook County Hospital in Chicago, bei denen 678 kardiovaskuläre Todesfälle näher untersucht wurden. Hierbei wurde die Vorhersagekraft verschiedener kardiovaskulärer Befunde geprüft. Es wurde nachgewiesen, daß die linksventrikuläre Wanddicke und die linksventrikuläre Masse eine höhere prognostische Relevanz hatten als die Anzahl der stenosierten Koronararterien, das Alter, das Geschlecht und die Auswurffraktion. Zusammenfassend kann also die Schlußfolgerung gezogen werden, daß im Gegensatz zu der strukturellen Adaptation beim Sportler die myokardiale Hypertrophie beim Hochdruckkranken ein eigenständiger, insbesondere von der arteriellen Hypertonie unabhängiger Risikofaktor für kardiovaskuläre Komplikationen einschließlich plötzlicher Todesfälle ist. Bemerkenswerterweise scheint die LVH prognostisch genauso bedeutsam zu sein wie eine eingeschränkte linksventrikuläre Pumpfunktion oder koronare Mehrgefäßerkrankung. Wenn auch im einzelnen nicht bei allen prospektiven Untersuchungen aufgeführt wurde, wie hoch der Prozentsatz der plötzlichen Todesfälle bei den kardiovaskulär letalen Ereignissen war, so ergeben sich doch klare Hinweise dafür, daß die LVH einen Risikofaktor für den plötzlichen Herztod darstellt.

Ventrikuläre Tachykardien infolge linksventrikulärer Hypertrophie

Dem plötzlichen Herztod liegt pathogenetisch gesehen in mehr als 90% der Fälle eine tachykarde Rhythmusstörung in Form einer ventrikulären Kammertachykardie oder Kammerflimmern zugrunde [47]. Da prospektive Untersuchungen die LVH als Risikofaktor für den plötzlichen Herztod identifizieren, ist eine hohe Prävalenz ventrikulärer Rhythmusstörungen bei Patienten mit LVH im Gegensatz zu denen ohne Hypertrophie zu erwarten. Bereits 1984 konnten wir erstmals beweisen, daß Hypertoniker mit LVH häufiger und komplexere ventrikuläre Arrhythmien hatten als solche ohne linksventrikuläre Hypertrophie oder normotone gesunde Kontrollpersonen [41]. Patienten mit auch nur geringsten Zeichen einer koronaren Herzerkrankung waren von der Untersuchung ausgeschlossen worden. In ähnlicher Weise wurde von McLenachan et al. in einer sehr sorgfältigen Untersuchung aufgezeigt, daß bei 14 von 50 hypertonen Patienten ventrikuläre Tachykardien im 24-h-EKG nachgewiesen werden konnten; im Gegensatz dazu

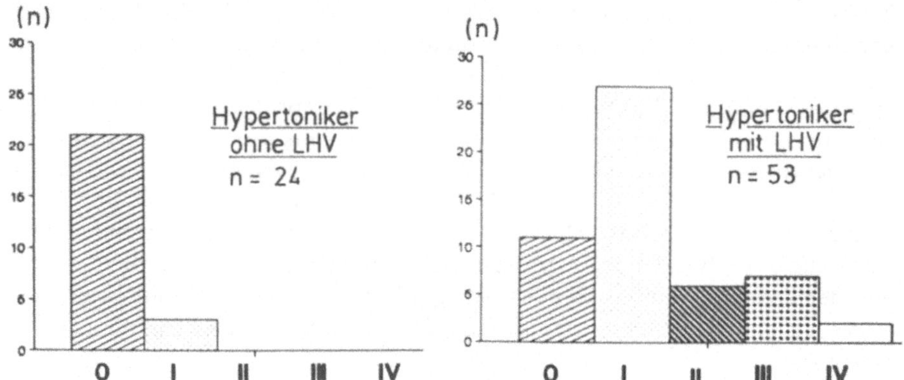

Abb. 2. Schweregrad der ventrikulären Extrasytolie bei Hypertonikern mit und ohne linksventrikuläre Hypertrophie (*LVH*). Lown-Wolf-Klassifikation; $\chi^2 = 33{,}1$; $p < 0{,}001$. (Aus [45])

wurden 4 ventrikuläre Tachykardien bei 4 von 50 hypertonen Patienten ohne linksventrikuläre Hypertrophie festgestellt [37]. Hervorzuheben ist bei dieser Studie, daß alle Patienten koronarangiographiert wurden und aufgrund dessen eine koronare Herzerkrankung ausgeschlossen wurde. Neben diesen bereits beschriebenen Untersuchungen sind in der Zwischenzeit eine Vielzahl von klinischen kontrollierten Studien publiziert worden, die alle bis auf eine hohe Prävalenz und Schweregrad von ventrikulären Rhythmusstörungen fanden, sobald bei Hochdruckpatienten eine LVH vorlag (Abb. 2 [13, 29, 43]). Diese erhöhte Arrhythmieneigung bei LVH scheint unabhängig von dem Typ der LVH zu sein, da sowohl bei der asymmetrischen Septumhypertrophie als auch bei der exzentrischen Form der Myokardhypertrophie eine erhöhte Arrhythmieneigung wie bei der klassischen konzentrischen Hypertrophieform gefunden wurde [43]. Übereinstimmend fand sich bei übergewichtigen Hypertonikern, die durch eine exzentrische Form der LVH charakterisiert sind, häufiger und höhergradige ventrikuläre Rhythmusstörungen als bei normalgewichtigen Kontrollpersonen mit normaler Struktur des linken Ventrikels [39].

Die letztere Untersuchung weist auf einen pathogenetischen Mechanismus zur Entstehung ventrikulärer Arrhythmien bei Myokardhypertrophie hin. Experimentell konnte gezeigt werden, daß eine Dehnung von isolierten Herzmuskelzellen mit einer Zunahme arrhythmogener elektrischer Potentiale einhergeht [55]. Übereinstimmend konnten wir kürzlich zeigen, daß auch bei noch nicht dilatiertem linkem Ventrikel eine nur geringe Zunahme des linksventrikulären Durchmessers mit einer erhöhten Arrhythmieneigung einhergeht [45].

Pathogenetisch kann ferner vermutet werden, daß eine erhöhte Wandspannung zu ventrikulären Arrhythmien v. a. in subendokardialen Bezirken disponiert. Die LVH per se führt zwar zu einer Normalisierung der beim Hochdruckkranken ursprünglich erhöhten endsystolischen Wandspannung, jedoch ist aufgrund der kardiovaskulären Hyperaktivität des Hochdruckkranken eine Normalisierung unter Streßbedingungen nicht zu erwarten. Übereinstimmend konnten Sideris et al. nachweisen, daß ein akuter Anstieg des Blutdrucks (und damit auch der linksventrikulären Wandspannung) zu ventrikulären Rhythmusstörungen führt. Im Gegensatz dazu verschwanden ventrikuläre Rhythmusstörungen beim Hypertoniker nach Normalisierung des Blutdrucks [48].

Inwieweit das sympathische Nervensystem pathogenetisch eine Rolle spielt, kann derzeit noch nicht entschieden werden. Zwar wurde wiederholt gezeigt, daß eine erhöhte Aktivität des Nervensystems ventrikuläre Rhythmusstörungen und möglicherweise das Auftreten des plötzlichen Herztodes begünstigt [32] und ebenfalls die Ausprägung der LVH verstärkt [40], ein Zusammenhang zwischen diesen beiden Faktoren ist jedoch noch nicht bewiesen. Unser Befund, daß ein hyperdynamer Kreislaufzustand, der auf eine erhöhte sympathische Aktivität am Herzen hinweist, mit der Häufigkeit und dem Schweregrad ventrikulärer Rhythmusstörungen korrelierte, weist jedoch in diese Richtung [45].

Zuletzt kann ferner vermutet werden, daß die Myokardhypertrophie per se analog zu den Befunden bei Kardiomyopathien eine elektrische Instabilität hervorrufen kann [52]. Als Substrat für die Arrhythmogenität sind hypertrophierte Muskelfasern mit kleinen herdförmigen fibrotischen Arealen oder das Nebeneinander von hypertrophierten und nichthypertrophierten Myofilamenten anzusprechen. Ätiopathogenetisch lassen sich die kleinen fibrotischen Areale, wie man sie bei der Myokardhypertrophie häufiger findet, auch auf eine Verringerung der Koronarreserve zurückführen.

Koronarkreislauf bei linksventrikülärer Hypertrophie

Die arterielle Hypertonie ist ein Risikofaktor für die Entwicklung einer koronaren Herzerkrankung, die wiederum zum plötzlichen Herztod disponiert. Unabhängig von diesem klaren Zusammenhang ist jedoch auch bei völlig normalen epikardialen Koronargefäßen die Durchblutung des Koronarsystems bei der LVH verändert. Die maximale Dilatationsfähigkeit der Koronargefäße unter Dipyramidol ist vermindert bzw. der koronare Gefäßwiderstand erhöht [34, 51]. Die verminderte Koronarreserve bei der Hochdruckkrankheit ist jedoch nicht eng mit dem Nachweis einer LVH gekoppelt [5]. Der erhöhte Gefäßwiderstand spiegelt daher funktionelle und strukturelle Veränderungen in den Koronargefäßen wider, die nicht notwendigerweise an die Entwicklung einer LVH gekoppelt sind.

Andererseits ist jedoch zu betonen, daß eine Verminderung der Koronargefäße besonders dann kritisch wird, wenn eine Myokardhypertrophie besteht [35]. In der Tat wiesen experimentelle Untersuchungen nach, daß das Ausmaß eines Myokardinfarktes nach standardisierter Koronarokklusion ausgeprägter war, wenn gleichzeitig eine LVH bestand [18, 25]. Es ist daher zu erwarten, daß besonders unter Streßbedingungen, wenn die Dilatationsfähigkeit des Koronargefäßsystems zur myokardialen Sauerstoffversorgung wichtig ist, eine latente myokardiale Ischämie (besonders der endokardialen Myokardbezirke) um so häufiger auftritt, je deutlicher eine LVH besteht. Ischämische Bezirke im Myokard werden wiederum als Ausgangspunkt von Reentrymechanismen ventrikulärer Tachykardien und von Kammerflimmern angesehen.

Prädiktionswert ventrikulärer Arrhythmien

Trotz der Tatsache, daß ventrikuläre Rhythmusstörungen bei der Hochdruckkrankheit häufiger und schwerer sind, wenn eine LVH besteht, ist es dennoch unmöglich, zu unterscheiden, ob das erhöhte Risiko für den plötzlichen Herztod durch die ventrikuläre Arrhythmieneigung, durch Veränderungen des Koronarkreislaufs oder durch beide Faktoren bedingt ist. Daß das Zusammentreffen beider Faktoren entscheidende prognostische Wertigkeit hat, legt eine kürzlich vorgestellte Untersuchung nahe, nach der lediglich der Nachweis stummer Myokardischämien *und* komplexer ventrikulärer Rhythmusstörungen, nicht jedoch einer der beiden Faktoren allein das Risiko für den plötzlichen Herztod erhöhte [19]. Diese Untersuchung war jedoch bei Patienten mit normalem und erhöhtem Blutdruck durchgeführt worden.

Erste Ergebnisse bei Patienten mit hypertensiver Herzkrankheit dokumentierten, daß wahrscheinlich ventrikuläre tachykarde Rhythmusstörungen dem plötzlichen Herztod unmittelbar vorausgehen [2, 27]. In der französischen Untersuchung wurde zunächst bestätigt, daß die LVH ein prognostischer Faktor für das Auftreten des plötzlichen Herztodes bei Männern im Alter von 60–69 Jahren ist [27]. Bestand bei diesen Patienten gleichzeitig eine ventrikuläre Extrasystolie, ohne daß Zeichen epikardialer Stenosen des Koronargefäßsystems manifest waren, so erhöhte sich das Risiko für den plötzlichen Herztod um das 2,2fache [27]. Eine intermittierende stumme Myokardischämie als zusätzlicher Faktor kann selbstverständlich nicht ausgeschlossen werden. Prospektive Untersuchungen, die zeigen, ob ausschließlich ventrikuläre Tachykardien bei LVH zum plötzlichen Herztod disponieren und ob gleichzeitig stumme ischämische Phasen diesen Rhythmusstörungen vorausgehen, stehen noch aus.

Risikominderung für den plötzlichen Herztod infolge linksventrikulärer Hypertrophie

Prospektive Untersuchungen haben dokumentiert daß die LVH von prädiktivem Wert für das Auftreten des plötzlichen Herztodes ist. Hieraus würde sich die Forderung ableiten, daß die Rückbildung einer LVH erstrebenswert ist, um das Risiko für den plötzlichen Herztod zu verringern. Klinische Langzeituntersuchungen hierzu gibt es leider nicht. Zwar konnte in der Framingham-Studie nachgewiesen werden, daß die Reduktion der LVH mit einer um 25% gesenkten kardiovaskulären Mortalität einherging, die Diagnose der LVH war jedoch mittels EKG gestellt worden, und eine nähere Differenzierung der Todesfälle ist bisher noch nicht publiziert [22]. Eine multizentrische Untersuchung in osteuropäischen Daten, die die Echokardiographie zur Diagnostik der LVH benutzte, konnte zeigen, daß die Regression der LVH zu einer Verminderung der kardiovaskulären Mortalität führte; inwieweit diese Besserung der Prognose auf die Rückbildung der LVH zurückführen ist, wird derzeit noch in einer multifaktoriellen Analyse geprüft (G. Heinemann, persönliche Mitteilung). Insofern fehlt letztlich noch der schlüssige Beweis, daß die Regression der LVH eine Risikominderung für den plötzlichen Herztod bewirkt.

Tabelle 1. Lown-Wolf-Klassifikation ventrikulärer Rhythmusstörungen vor und nach anti-hypertensiver Therapie mit Kalziumantagonisten und Diuretika[a]

Lown-Wolf-Klassifikation	Kalziumantagonisten (n = 13)		Diuretika (n = 12)	
	vor Therapie	nach Therapie	vor Therapie	nach Therapie
IV	3	0	3	4
III	4	0	3	4
II	4	0	3	2
I	2	2	1	0
0	0	11	0	0

[a] Zu beachten ist, daß nur Kalziumantagonisten trotz gleichgesetzter Blutdruckkontrolle eine signifikante Regression der linksventrikulären Hypertrophie bewirkten.

Es liegen jedoch Befunde vor, die eine derartige Schlußfolgerung nahelegen. Zunächst einmal muß betont werden, daß nicht alle antihypertensiven Medikamente in gleichem Maße die Rückbildung einer linksventrikulären Hypertrophie bewirken. Arterioläre Vasodilatatoren (Hydralazin, Minoxidil) führen zwar zu einer guten Kontrolle eines erhöhten Blutdrucks, lassen jedoch die LVH unbeeinflußt [9]. Ob Diuretika eine Regression der LVH bewirken, wird derzeit noch diskutiert [9, 33]. Eine zur Blutdrucksenkung proportionale Rückbildung einer LVH wird für die meisten Kalziumantagonisten, ACE-Hemmer und β-Blocker berichtet [40]. Am anderen Ende der Skala sind die zentralen Sympatholytika einzuordnen, da α-Methyldopa auch ohne signifikante Blutdruckänderung eine Verminderung des linksventrikulären Hypertrophiegrades bewirken kann [11].

Wie ist nun die Wirkung der verschiedenen antihypertensiven Medikamente auf die ventrikuläre Arrythmieneigung einzuschätzen? Hierzu gibt es bisher nur wenige klinische Untersuchungen. Generell ist zu erwarten, daß die Regression der LVH zu einer Verringerung des Schweregrades und der Häufigkeit Arrhythmien führt. In einer ersten klinischen Untersuchung konnten wir dokumentieren, daß Kalziumantagonisten (Verapamil, Diltiazem, Isradipin) nicht nur eine effektive Blutdruckkontrolle, sondern auch eine Verringerung des Schweregrades der Myokardhypertrophie und der ventrikulären Arrhythmien bewirkten (Tabelle 1; [38]). Diese Wirkungen kontrastierten klar die Kontrollgruppe, in der die mit Diuretika behandelten Hypertoniker trotz äquivalenter Blutdrucksenkung keine Rückbildung der LVH oder Verringerung ventrikulärer Rhythmusstörungen aufwiesen [38]. Erste Erfahrungen mit β-Blockern (allerdings mit Soltalol, das eine stark membranstabilisierende Wirkung hat) ergaben, daß die Häufigkeit und der Schweregrad ventrikulärer Arrhythmien nach Therapie mit Soltalol abnahmen [7]. Für ACE-Hemmer, die zunehmend mehr in der antihypertensiven Therapie als Mittel der ersten Wahl eingesetzt werden, konnten wir nachweisen, daß sie den Grad der LVH nach mehrmonatiger Therapie verringern [12]. Erste Ergebnisse einer noch laufenden Untersuchung ergaben, daß parallel zur Regression der linksventrikulären Masse die ventrikuläre Arrhythmieneigung geringer ausgeprägt ist.

Klinischen Untersuchungen ergaben also, daß die Rückbildung der LVH mit einer Reduzierung der Häufigkeit und des Schweregrades ventrikulärer Rhythmusstörungen einhergeht. Diese Parallelität kann jedoch nicht zwangsläufig als kausale Verknüpfung gewertet werden. Eine effektive Blutdrucksenkung führt nicht nur zur Regression des Myokards, sondern meistens auch zur Rückbildung struktureller Veränderungen (Mediahyperplasie) der Koronargefäße [16]. Es ist daher zu erwarten, daß sich die maximale Dilatationsfähigkeit der Koronargefäße und damit die myokardiale Versorgung mit Sauerstoff verbessert. Da die reduzierte Koronarreserve als pathogenetisches Agens für ventrikuläre Arrhythmien diskutiert wird, ist eine Abnahme ventrikulärer Arrhythmien nach Regression struktureller Gefäßveränderungen zu vermuten. Nach einer effektiven Blutdruckkontrolle ist weiterhin die systolische Wandspannung des linken Ventrikels verringert, so daß intermittierende oder latente subendokardiale Ischämien in Ruhe oder während Streßbedingungen weniger häufig auftreten dürften [48]. Dieser Faktor würde ebenfalls zur Reduzierung ventrikulärer Arrhythmien bei Patienten mit LVH beitragen. Zuletzt darf nicht vernachlässigt werden, daß die bisher verwandeten Medikamente (Verapamil, Diltiazem, Soltalol) eine eigenständige antiarrhythmische Wirkung aufweisen - im Gegensatz allerdings zu den ACE-Hemmern, bei denen trotzdem eine Besserung der ventrikulären Rhythmusstörungen beobachtet wurde. Umgekehrt ist die potentielle arrhythmogene Wirkung der Diuretika infolge ihrer Tendenz zur Hypokaliämie und Hypomagnesiämie zu beachten [28].

Zusammenfassung

Regression einer LVH ist mit der Rückbildung der Häufigkeit und des Schweregrades ventrikulärer Rhythmusstörungen gekoppelt, wobei eine strenge kausale Beziehung dieser beiden Konzequenzen einer antihypertensiven Therapie noch nicht bewiesen ist. Kalziumantagonisten, β-Blocker und wahrscheinlich ACE-Hemmer scheinen in der Lage zu sein, neben der Blutdrucksenkung eine Rückbildung der LVH und Verringerung einer ventrikulären Arrhythmieneigung zu bewirken. Ob eine Regression der LVH in der Tat eine Verringerung des Risikos des plötzlichen Herztodes bewirkt, ist aufgrund der bisher vorliegenden Ergebnisse noch nicht bewiesen, jedoch anzunehmen.

Literatur

1. Arntz HR, Storch WH, Schröder R (1990) Bekämpfung des plötzlichen Herztodes. Dtsch Ärztebl 87:1341-1343
2. Aronow WS, Epstein S, Koenigsberg M, Schwartz KS (1988) Usefulness of echocardiography left ventricular hypertrophy, ventricular tachycardia and complex ventricular arrhythmias in predicting ventricular fibrillation or sudden cardiac death in elderly patients. Am J Cardiol 62:1124-1125
3. Aronow WS, Koenigsberg M, Schwartz KS (1988) Usefulness of echocardiographic left ventricular hypertrophy in predicting new coronary events and artherothrombotic brain infarction in patients over 62 years of age. Am J Cardiol 621:1130-1132

4. Breslin DJ, Gifford RW Jr, Fairbain JF II (1966) Essential hypertension: a twenty-year follow-up study. Circulation 33:87–97
5. Brush JE, Cannon RD, Schenke WH, Bonow RO, Leon MB, Maron BJ, Epstein SE (1988) Angina due to coronary microvascular disease in hypertensive patients without left ventricular hypertrophy. N Engl J Med 319:1302–1307
6. Casale PN, Devereux RB, Milner M, Zullo G, Harshfield GA, Pickering TG, Laragh JH (1986) Value of echocardiographic measurement of left ventricular mass in predicting cardiovascular morbid events in hypertensive men. Ann Int Med 105:173–178
7. Clementy J, Safar M, Vrancea F (1989) Cardiac arrhythmias in hypertension. Prospective study including 251 patients. Efficacy of sotalol. Eur Heart J [Suppl] 10:201 (abstract)
8. Dickhuth HH, Reindell H, Lehmann M, Keul J (1985) Rückbildungsfähigkeit des Sportherzens. Z Kardiol [Suppl 7] 74:135–143
9. Drayer JIM, Gardin JM, Weber MA, Aronow WS (1983) Cardiac muscle mass during vasodilation therapy of hypertension. Clin Pharmacol Ther 33:727–732
10. Dunn FG, Ventura HO, Messerli FH, Kobrin I, Frohlich ED (1987) Time course of regression of left ventricular hypertrophy in hypertensive patients treated with atenolol. Circulation 76 2:254–258
11. Fouad FM, Nakashima Y, Tarazi RC, Salcedo EE (1982) Reversal of left ventricular hypertrophy in hypertensive patients treated with methyldopa: Lack of association with blood pressure control. Am J Cardiol 49:795–801
12. Garavaglia GE, Messerli FH, Nunez BD, Schmieder RE, Frohlich ED (1988) All angiotensin converting enzyme (ACE) inhibitors are not alike: disparities in the mechanism of the antihypertensive effect. AJH 1:2145–2165
13. Gleichmann U, Brauns N, Mannebach N, Bogunovic N, Seggewiss H (1986) Hypertensive Herzkrankheit bei milder Hypertonie. MMW 128:844–849
14. Granger CB, Kazimeddini MK, Smith VE et al. (1985) Rapid ventricular filling in left ventricular hypertrophy: physiological hypertrophy. JACC 5:862–874
15. Hauser AM, Dressendorfer RH, Vos M, Hashimoto T, Gordon S, Timmis GC (1985) Symmetric cardiac enlargement in highly trained endurance athletes: a two-dimensional echocardiographic study. Am Heart J 109:1038–1044
16. Heagerty AM, Bund SJ, Aalkjaer C (1988) Effects of drug treatment on human resistance arteriole morphology in essential hypertension: direct evidence for structural remodelling of resistance vessels. Lancet II:1201
17. Ikaeheimo MJ, Palatsi IJ, Takkunen JT (1979) Noninvasive evaluation of the athletic heart: sprinters versus endurance runners. Am J Cardiol 44:24–30
18. Inon T, lamberth WCJ, Koyonagi S (1987) Relative importance of hypertension after coronary occlusion in chronic hypertensive dogs with LVH. Am J Physiol 253:H1148–H1158
19. Juul-Möller S, Hedblad BO, Svensson et al. (1989) Prognostic information carried by ST-segment depressions and arrhythmias in a cohort from a general population. Circulation [Söuppl II] 80:615
20. Kannel WB (1983) Prevalence and natural history of electrocardiographic left ventricular hypertrophy. Am J Med [Suppl 3A] 75:4–11
21. Kannel WB, Gordon T, Olfit D (1969) Left ventricular hypertrophy by ECG. Prevalence, incidence and mortality in the Framingham Study. Ann Intern Med 71:89–97
22. Kannel WB, D'Agostino RB, Levy D, Belanger AJ (1988) Prognostic significance of regression of left ventricular hypertrophy. Circulation [Suppl II] 78:89
23. Kannel WB, Gordon T, Castelli WP, Margolis JR (1970) Electrocardiographic left ventricular hypertrophy and risk of coronary heart disease. Ann Int Med 72:813–822
24. Koren MJ, Casale PN, Savage DD, Laragh JH, Devereux RB (1989) Relation of left ventricular mass to prognosis in essential hypertension. Circulation [Suppl II] 80:538 (abstract)
25. Koyogani S, Eastham CL, Harrison DG, Marcus ML (1982) Increased size of myocardial infraction in dogs with chronic hypertension and left ventricular hypertrophy. Circ Res 50:55–62
26. Krayenbuehl HP (1982) Ist die sekundäre Myokardhypertrophie ein physiologischer oder pathologischer Adaptationsmechanismus? Z Kardiol 71:489–496

27. Le Henzey JY, Guize L (1988) Cardiac prognosis in hypertensive patients. Incidence of sudden death and ventricular arrhythmias. Am JMed [Suppl IB] 84:65–68
28. Levy D, Anderson KM, Christiansen JC, Campanile G, Stokes J III (1988) Antihypertensive drug therapy and arrhythmia risk. Am J Cardiol 62:1
29. Levy D, Anderson KM, Savage DD, Balkus SA, Kannel WB, Castelli WP (1987) Risk of ventricular arrhythmias in left ventricuar hypertrophy. The Framingham Heart Study. Am J Cardiol 60:560–565
30. Levy D, Garrison RJ, Savage DD, Kannel WB, Castelli WP (1989) Left ventricular mass and incidence of coronary heart disease in an elderly cohort. The Framingham Heart Study. Ann Int Med 110:101–107
31. Levy D, Garrison RJ, Savage DD, Kannel WB, Castelli WP (1990) Prognostic implications of echocardiographically determined left ventricular mass in the Framingham Heart Study. N Engl J Med 322:1561–1565
32. Lown B, Temte JV, Reich PR, Gaughan G, Regestein Q, Hai H (1976) Basis for recurring ventricular fibrillation in the absence of coronary heart disease and its magement. N Engl J Med 294:623–629
33. Mace PJE, Littler WA, Glover DR, Rowlands DB , Stallard TJ (1985) Regression of left ventricular hypertrophy in hypertension. Comparative effects of three different drugs. J Cardiovasc Pharmacol [Suppl] 7:52–55
34. Marcus ML, Harrison DG, Chilian WM et al. (1987) Alterations in the coronary circulation in hypertrophied ventricles. Circulation [Suppl I] 75:19–25
35. Boden WE, Kleiger RE, Schechtman KB, Copone RL, Schwartz DJ, Gibson RS (1988) Clinical significance and prognostic importance of left ventricular hypertrophy in non-Q-wave acute myocardial in infarction. Am J Cardiol 62:1000–1004
36. Maron BJ, Roberts WC, McAllister HA, Rosing DR, Epstein SE (1980) Sudden death in young athletes. Circulation 62 2:218–229
37. McLenachan JM, Henderson E, Morris KI, Dargie HJ (1987) Ventricular arrhythmias in patients with hypertensive left ventricular hypertrophy. N Engl J Med 317:787–792
38. Messerli FH, Nunez BD, Nunez MM, Garavaglia GE, Schmieder RE, Ventura HO (1989) Hypertension and sudden death. Disparate effects of calcium entry blockers and diuretic therapy on cardiac dysrhythmias. Arch Intern Med 149:1263–1267
39. Messerli FH, Nunez BD, Ventura HO, Snyder DW (1988) Overweight and sudden death: Increased ventricular ectopy in cardiopathy of obesity. Arch Intern Med 147:1725–1728
40. Messerli FH, Schmieder R (1986) Left ventricular hypertrophy – a cardiovascular risk factor in essential hypertension. Drugs [Suppl IV] 31:192–197
41. Messerli Fh, Ventura HO, Elizardi DJ, Dunn FG, Frohlich ED (1984) Hypertension and sudden death: Increased ventricular ectopy activity in left ventricular hypertrophy. Am J Med 77:18–22
42. Nishimura T, Yamada Y, Kawai C (1980) Echocardiographic evaluation of long-term effects of exercise of left ventricular hypertrophy and function in professional bicyclists. Circulation 61:832–840
43. Nunez BD, Messerli FH, Garavaglia GE, Schmieder RE (1987) Exaggerated atrial and ventricular excitability in hypertensive patients with isolated septal hypertrophy (ISH). J Am Coll Cardiol 9:225A
44. Roeske W, O'Rourke RA, Klein A, Leopold G, Karliner JS (1976) Noninvasive evaluation of ventricular hypertrophy in professional athletes. Circulation 53:286–293
45. Schmieder RE, Nunez BD, Messerli FH (in preparation) Determinants of ventricular ectopy in hypertensive heart disease.
46. Schmieder RE, Rüddel H, Grube E, Schulte W (1988) Depressed myocardial contractility in early left ventricular hypertrophy. Circulation [Suppl II] 78:75
47. Seipel L, Breithardt G (1984) Plötzlicher Herztod. In: Roskamm H (Hrsg) Koronarerkrankungen. Springer, Berlin Heidelberg New York Tokyo (Handbuch der inneren Medizin, Bd 9/3:S835
48. Sideris DA, Kontoyannis DA, Michalis L, Adractas A, Moulopoulos SD (1987) Acute changes in blood pressure as a cause of cardiac arrhythmias. Eur Heart J 8:45–52

49. Smith VE, Schulman P, Karimeddini MK, White WB, Meeran MK, Katz AM (1984) Rapid ventricular filling in left ventricular hypertrophy. II. Pathologic hypertrophy. JACC 5:869–874
50. Sokolow M, Perloff D (1961) The prognosis of essential hypertension treated conservatively. Circulation 23:697–713
51. Strauer BE (1979) Ventricular functions and coronary hemodynamics in hypertensive heart disease. Am J Cardiol 44:999–1006
52. Toyoshima H,Park YG, Ishikawa Y (1982) Effects of ventricular hypertrophy on conduction velocity of activation front in the ventricular myocardium. Am J Cardiol 49:1938–1945
53. Tubau JF, Szlachcic J, Braun S, Massie BM (1989) Impaired left ventricular functional reserve in hypertensive patients with left ventricular hypertrophy. Hypertension 14:1–8
54. Virmani R, Robinowitz M, McAllister HA Jr (1982) Nontraumatic death in joggers. A series of 30 patients at autopsy. Am J Med 72:874–882
55. White CW, Mirro MJ, Lund DD, Skorton DJ, Pandian NG, Kerber RE (1986) Alterations in ventricular excitability in conscious dogs during the development of chronic heart failure. Am J Physiol 250:H1022–1029

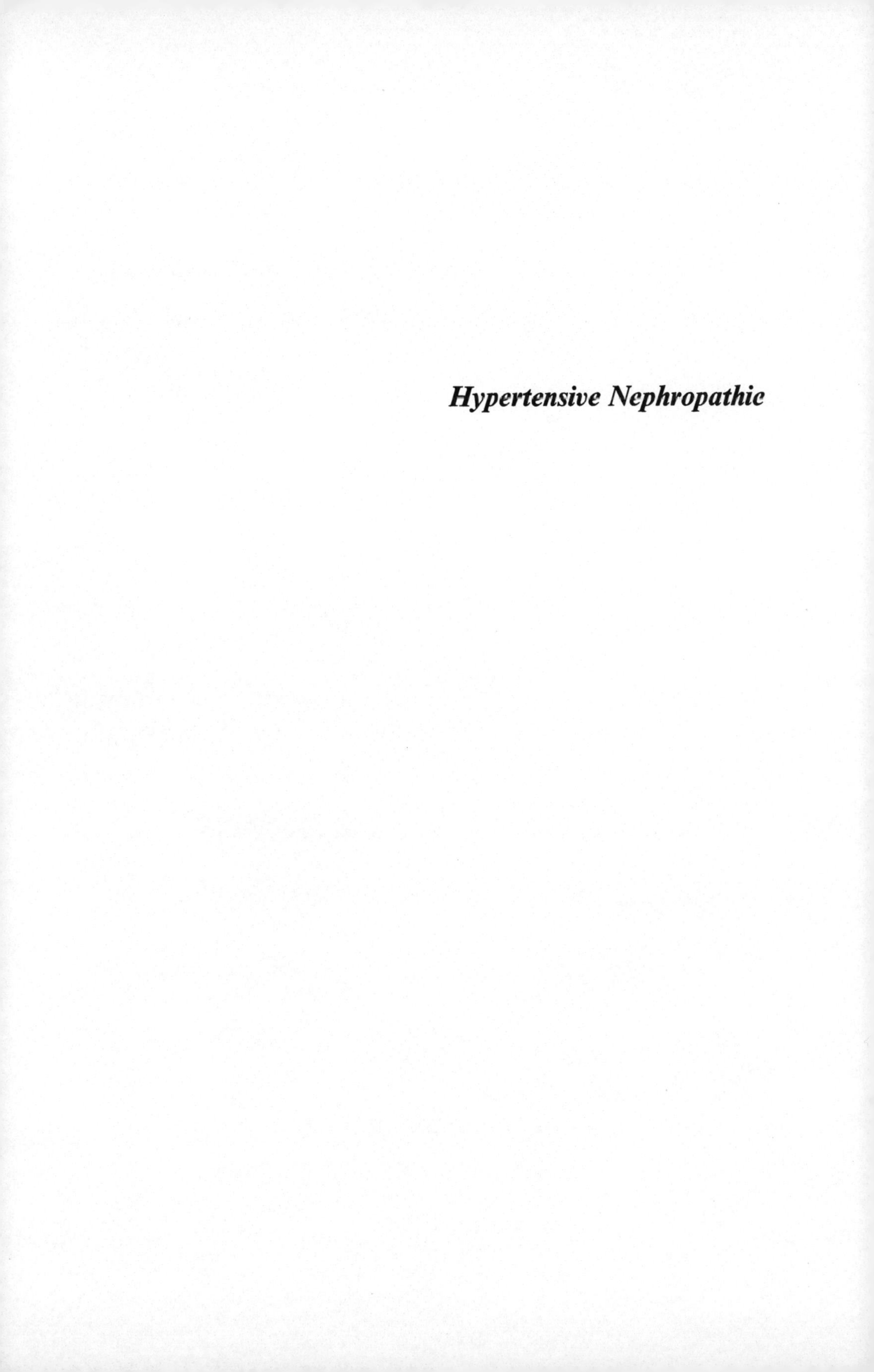

Hypertensive Nephropathic

Die Niere als Causa und Zielorgan der Hochdruckkrankheit

J. H. Bauer, G. P. Reams

Einleitung

Seit langem wird bei der essentiellen oder primären Hypertonie die Niere einerseits als Ursache und andererseits auch als Zielorgan betrachtet [82]. Renale Mechanismen, die bei der Pathogenese der essentiellen Hypertonie eine Rolle spielen, sind:
1. verminderte Natriumausscheidung,
2. erhöhte Aktivität des Renin-Angiotensin-Systems,
3. Mangel an blutdrucksenkenden Substanzen aus dem Nierenmark und
4. verminderte Compliance des interstitiellen Flüssigkeitsraumes [37].

Andererseits vertrat Mahomed bereits Jahre 1879 die Vorstellung, daß die Niere ein Zielorgan für Hochdruckschäden ist [93]. Veränderungen vorwiegend der kleinen intrarenalen Blutgefäße werden nach Ausschluß von Arteritis und maligner Hypertonie als Neprosklerose bezeichnet [91]. Diese pathologischen Läsionen der Nephrosklerose treten meist mit einer arteriellen Hypertonie zusammen auf.

Im folgenden wird die Pathophysiologie der Nephrosklerose im Rahmen der essentiellen Hypertonie diskutiert. Es wird auf die Hypothese eingegangen, daß
1. die frühen funktionellen und noch reversiblen hämodynamischen Veränderungen an der Niere, die bei der essentiellen Hypertonie beobachtet werden, ein Ergebnis der exzessiven endogenen Produktion von Angiotensin II sind und daß
2. ACE-Hemmer die Progredienz der hypertensiven Nephropathie verlangsamen können.

Pathophysiologie der hypertensiven Nephrosklerose

Natürlicher Verlauf

Der Verlauf der hypertensiven Nierenerkrankung zeichnet sich durch eine langsam fortschreitende Verschlechterung der Nierenfunktion aus. Im besonderen kommt es zu einem fortschreitenden Anstieg des Nierengefäßwiderstandes (RVR) und zu einer fortschreitenden Senkung des effektiven renalen Plasmaflusses (ERPF) bzw. renalen Blutflusses (RBF; [10, 16, 30, 34, 36, 60, 51, 56, 57, 66, 86, 87, 90, 127]). Die glomeruläre Filtrationsrate (GFR) bleibt relativ konstant [10, 16, 30, 34, 36, 60, 51, 56, 57, 66, 86, 87, 127], obwohl es bei etwa 20% der essentiellen Hypertoniker zu einer schweren renalen Funktionseinschränkung kommt [14, 27, 28, 92, 96, 108, 120, 137] (Übersicht: Phases I–V). Initial sind die Veränderungen der renalen Hämodynamik funktionell und reversibel; sie sind vermutlich durch neurohumorale Mechanismen einschließlich einer erhöhten renalen Gefäßreaktion auf zirkulierendes oder endogenes Noradrenalin und Angiotensin II bedingt [11, 67–70, 98, 125, 134, 155]. Nachfolgend entstehen strukturelle Veränderungen deren Ausprägungsgrad sich je nach Schweregrad der essentielen Hypertonie und dem natürlichem Alterungsprozeß ergibt [10, 16, 66, 90].

Zwei Arten der Gefäßschädigung werden beobachtet:

- eine Arteriosklerose im Sinne einer Hyperplasie, am meisten ausgeprägt in den Interlobulärarterien, und
- eine Arteriosklerose im Sinne der Hyalinisierung, in erster Linie die afferenten Arteriolen betreffend [14, 65, 95–97, 138].

Im Endstadium kommt es wegen des reduzierten Blutflusses zu ischämischen Veränderungen der Glomerula. Zu Beginn wird die kapillare glomeruläre Basalmembran in ihrer Oberfläche unregelmäßig und zunehmend dicker, bevor sie in ihrer Struktur völlig zerstört wird [65, 95–97, 138]. Die anfänglichen ischämischen glomerulären Veränderungen sind potentiell reversibel. Tritt jedoch Hyalin in den Baumanschen-Kapselraum aus, so schreitet der Prozeß bis zum kompletten Veröden unaufhaltsam fort [14, 65, 95–97, 138]. Parallel kommt es zur tubulären Atrophie, Verdickung der tubulären Basalmembranen und zur interstitiellen Fibrose [65, 95, 97, 138]. Da die Gefäßveränderungen normalerweise ungleichmäßig, d. h. fokal in der Nierenrinde verteilt sind, nimmt man an, daß die sekundären ischämischen Veränderungen ein ähnliches unregelmäßiges Verteilungsmuster aufweisen [14, 65, 66, 95–97, 138]. Wenn jedoch schwere generalisierte Gefäßlasionen vorhanden sind, kommt es in der gesamten Niere zur ischämischen Atrophie [14, 65, 95–97, 138].

Intrarenale Hämodynamik

Daten aus Studien mit spontan hypertensiven Ratten liefern uns Einblick in die intrarenalen hämodynamischen Veränderungen, die bei der fortgeschrittenen Niereninsuffizienz infolge essentieller Hypertonie vorkommen. Anfangs kommt es zu einem Anstieg des präglomerulären Kapillarwiderstandes (afferente Arteriole), was die Niere vor dem erhöhten systemischen Druck schützt (Abb. 1 und 2). Obwohl der systemische Druck erhöht ist, ist der intraglomeruläre Kapillardruck (P_{GC}) normal [6, 9, 38]. Der normale P_{GC} ist die Konsequenz einer physiologischen autoregulatorischen Reaktion des afferenten arteriolären Widerstandes auf den erhöhten systemischen Blutdruck [6]. Wenn man diese frühen funktionellen Änderungen auf die menschliche Niere überträgt, würde sich dies klinisch durch einen Anstieg des RVR und einen Abfall des ERPF/RBF manifestieren (Übersicht: Phasen I und II). Die Filtrationsfraktion (Quotient aus GFR und ERPF) ist durch die relative Erhaltung der GFR erhöht [10, 16, 30, 34, 36, 50, 51, 56, 87, 90, 127], ferner kommt es vereinzelt zur Mikroalbuminurie [55, 116–118].

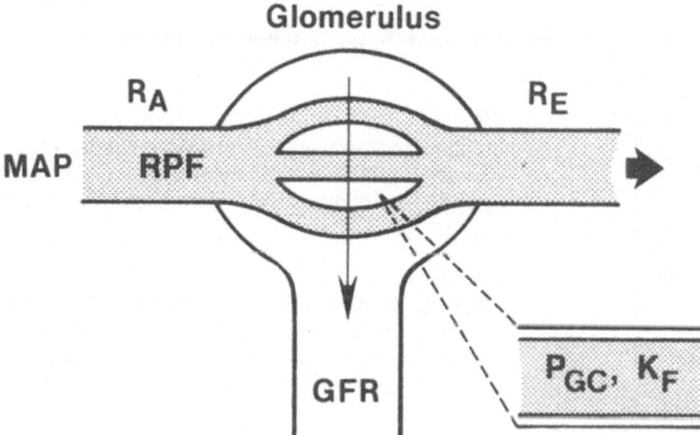

Abb. 1. Normale Mikrozirkulation im Glomerulus; *MAP* mittlerer arterieller Druck; *RPF* renaler Plasmafluß; *GFR* glomeruläre Filtrationsrate; R_A afferenter arteriolärer Gefäßwiderstand; R_E *efferenter arteriolärer Gefäßwiderstand;* P_{GC} intraglomerulärer Kapillardruck; K_F Ultrafiltrationskoeffizient

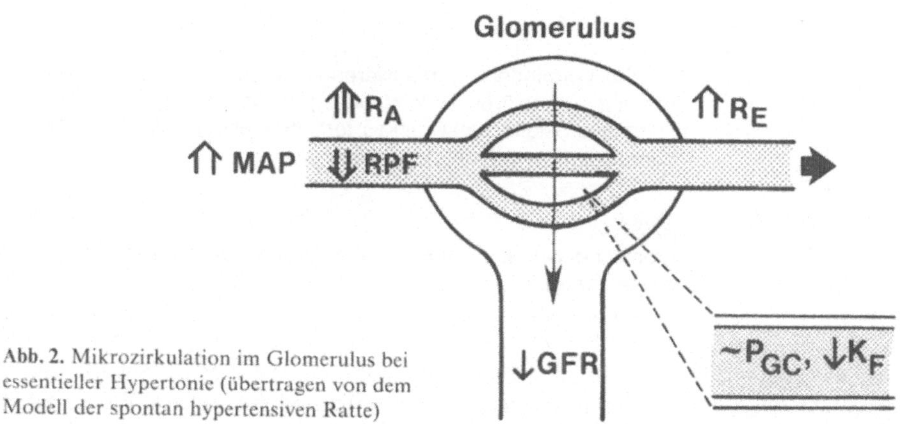

Abb. 2. Mikrozirkulation im Glomerulus bei essentieller Hypertonie (übertragen von dem Modell der spontan hypertensiven Ratte)

Mit der Entwicklung einer irreversiblen Gefäßerkrankung (Übersicht: Phasen III und IV) kommt es durch die glomeruläre Ischämie schrittweise zum Verlust von Nierengewebe. Klinisch sieht man einen weiteren Anstieg des RVR und einen weiteren Abfall des ERPF/RBF [10, 16, 30, 34, 36, 50, 51, 87, 90, 127]. Es kommt zum Abfall der GFR (was sich in einem Anstieg des Serumkreatinins und/oder Abfall der Kreatininclearance äußert). Der Abfall der GFR ist proportional gesehen geringer als der Abfall des ERPF/RBF, weshalb der Anstieg der Filtrationsfraktion bestehen bleibt [10, 16, 30, 34, 36, 50, 51, 56, 87, 90, 127]. Eine Proteinurie kann in diesem Stadium der hypertensiven Nephrosklerose manifestiert werden [92, 106, 157]. Ein solcher Prozeß (Übersicht: Phasen II–IV) kann Jahrzehnte dauern, da vermut-

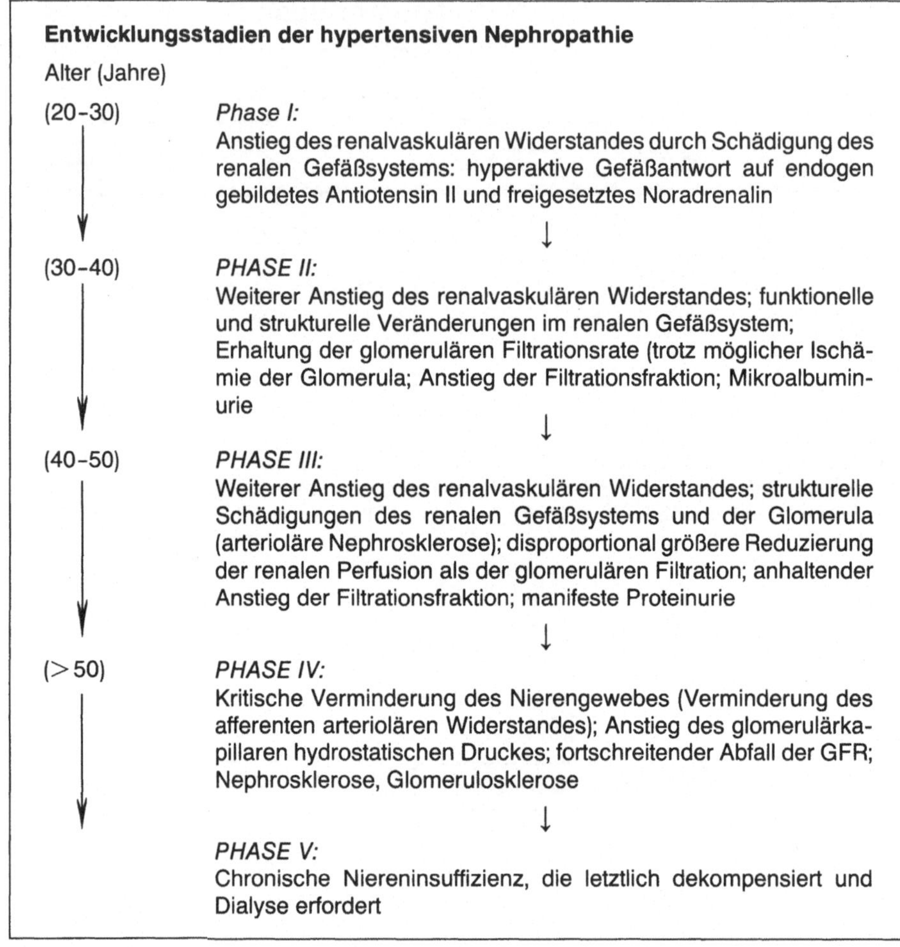

Entwicklungsstadien der hypertensiven Nephropathie

Alter (Jahre)

(20–30) *Phase I:*
Anstieg des renalvaskulären Widerstandes durch Schädigung des renalen Gefäßsystems: hyperaktive Gefäßantwort auf endogen gebildetes Antiotensin II und freigesetztes Noradrenalin

↓

(30–40) *PHASE II:*
Weiterer Anstieg des renalvaskulären Widerstandes; funktionelle und strukturelle Veränderungen im renalen Gefäßsystem; Erhaltung der glomerulären Filtrationsrate (trotz möglicher Ischämie der Glomerula; Anstieg der Filtrationsfraktion; Mikroalbuminurie

↓

(40–50) *PHASE III:*
Weiterer Anstieg des renalvaskulären Widerstandes; strukturelle Schädigungen des renalen Gefäßsystems und der Glomerula (arterioläre Nephrosklerose); disproportional größere Reduzierung der renalen Perfusion als der glomerulären Filtration; anhaltender Anstieg der Filtrationsfraktion; manifeste Proteinurie

↓

(>50) *PHASE IV:*
Kritische Verminderung des Nierengewebes (Verminderung des afferenten arteriolären Widerstandes); Anstieg des glomerulärkapillaren hydrostatischen Druckes; fortschreitender Abfall der GFR; Nephrosklerose, Glomerulosklerose

↓

PHASE V:
Chronische Niereninsuffizienz, die letztlich dekompensiert und Dialyse erfordert

lich das glomeruläre Gefäßbett vor hämodynamisch ausgelösten Schädigungen geschützt wird, indem der präglomeruläre Kapillarwiderstand am Vas afferenz ansteigt und hierdurch die Entwicklung von Arteriolosklerose und Arteriosklerose verlangsamt. Eine hochgradige Hypertonie kann diesen Vorgang jedoch beschleunigen.

Ist es erst einmal zu einem kritischen Verlust von Nierengewebe (mehr als 50%) gekommen, kommt es zur rapiden Verminderung der restlichen Nierenfunktion (Übersicht: Phasen IV–V). Bei spontan hypertensiven Ratten, die nephrektomiert werden, kommt es zu einem signifikanten Anstieg des P_{GC} [39]. Dies resultiert aus der Übertragung des systemischen Blutdruckes auf das ungeschützte glomeruläre Kapillarbett, was wiederum von einer merklichen Reduktion des präglomerulären (afferenten) Kapillarwiderstandes herrührt (s. Abb. 3). Der biologische Stimulus, der diesen renalen vasolitatorischen Zustand steuert, ist unbekannt, aber der erhöhte P_{GC}, der die glomeruläre Schädigung vermittelt, kann durch erhöhte Eiweißzufuhr verstärkt werden [39]. Auf den Menschen übertragen heißt das, daß

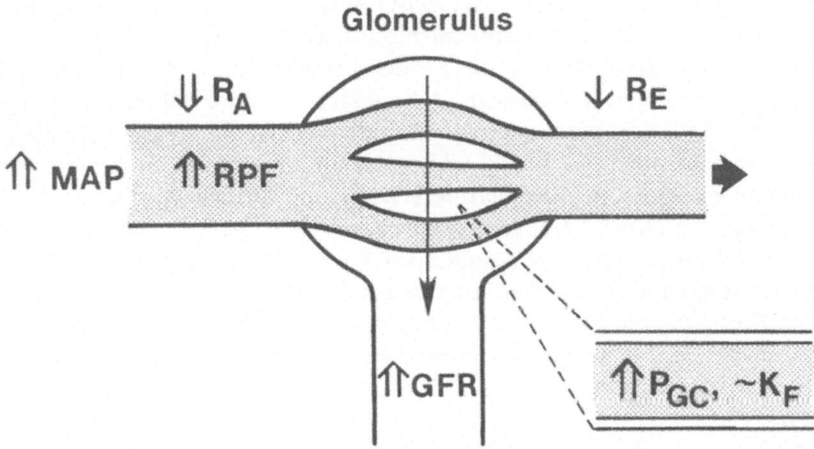

Abb. 3. Mikrozirkulation im Glomerulus im Falle des Verlustes von Nierengewebe bzw. bei eiweißreicher Diät (übernommen von dem Modell der uninephrektomierten spontan hypertensiven Ratte)

solche funktionellen Veränderungen (mit Anstieg des P_{GC}) in den restlichen, noch intakten Nephronen von hypertensiven nephrosklerotischen Nieren vorkommen würden. Pathohistologisch käme es zur mesangialen Ausdehnung und glomerulären Sklerose. Klinisch würde die GFR rapide abfallen und sich eine terminale Niereninsuffizienz entwickeln.

Therapeutische Überlegungen

Es wird i. allg. akzeptiert, daß die Behandlung der essentiellen Hypertonie die Niere vor hämodynamisch verursachten Schädigungen schützt [20, 108, 121, 126, 151]. Es gibt jedoch keine prospektiven Studien, die systematisch das Verhältnis zwischen Hypertonie und Nierenfunktion bei essentiellen Hypertonikern untersucht haben. Es ist ebenso klar, daß sich die Nierenfunktion während einer konservativen antihypertensiven Therapie verschlechtern kann [24, 64, 88, 92, 104, 106, 130, 157]. Gegenwärtig ist in den USA die hypertensive Nephrosklerose in etwa 15–25% der Fälle für eine terminale Niereninsuffizienz verantwortlich [45, 49]. Überdies haben Schwarze ein unverhältnismäßig hohes Risiko, eine hypertoniebedingte Niereninsuffizienz zu bekommen [94, 130, 135]. Bemerkenswert ist, daß die hypertensive Nephrosklerose als Ursache der terminalen Niereninsuffizienz im Augenblick nicht abnimmt [45, 49, 154].

Kürzlich durchgeführte experimentelle Untersuchungen legen nahe, daß der jeweilige Widerstand der präglomerulären und postglomerulären kapillaren Arteriolen bestimmt, ob eine spezifische antihypertensive Therapie die Niere vor hämodynamisch verursachter glomerulärer Schädigung schützt oder nicht [1, 2, 40, 48, 53, 101, 122, 144]. Bei der essentiellen Hypertonie schützt der initiale Anstieg des präglomerulären Kapillarwiderstandes das glomeruläre Kapillarbett vor der Übertragung des erhöhten arteriellen Drucks. Wenn der präglomeruläre Kapillarwiderstand als Antwort auf die medikamentöse Therapie signifikant abnimmt, ohne daß es zu einem gleichzeitigen Abfall des postglomerulären Kapillarwiderstandes kommt, könnte das glomeruläre Kapillarbett einem Druckanstieg ausgesetzt werden. Falls der präglomeruläre Kapillarwiderstand wegen vorausgegangener Medikamententherapie schon maximal dilatiert ist (z. B. in den noch intakten Nephronen einer nephrosklerotischen Niere), würden Medikamente, die den systemischen Druck herabgesetzt haben, ebenfalls den P_{GC} reduzieren, vorausgesetzt, der postglomeruläre Kapillardruck war nicht erhöht. In Tierexperimenten haben Medikamente, die den systemischen und den P_{GC} vermindern, nierenprotektive Eigenschaften (verminderte Proteinurie, Verhütung von Glomerulosklerose) gegenüber den Medikamenten, die nur den systemischen Blutdruck reduzieren [1, 2, 40, 53, 101, 122, 158].

Hypothesen

1. Frühe renale hämodynamische Veränderungen sind das Resultat einer exzessiven endogenen Angiotensin-II-Produktion.
2. ACE-Hemmer können das Fortschreiten einer hypertensiven Nephropathie abschwächen.

Das renale Renin-Angiotensin-System

Es gibt zwischen den pathophysiologischen renalen Veränderungen bei der essentiellen Hypertonie und den physiologischen Veränderungen durch Angiotensin II bei der gesunden Niere viele Parallelen. Alle Komponenten des Renin-Angiotensin-Systems sind in der Niere vorhanden (Angiotensinogen-m-RNA, Angiotensinogen, Renin-m-RNA, Renin und ACE; [21, 29, 53, 58, 59, 78, 100, 131, 158]). Demzufolge ist zu erwarten, daß die Synthese von Angiotensin II aus Angiotensinogen/Angiotensin I (das aus dem Blut stammt oder intrarenal gebildet wird) im Nierenkreislauf stattfindet [22, 23, 41, 85, 99]. Im Tierexperiment verengt die Infusion von Angiotensin II die postglomerulären Kapillaren (Vas efferens), wodurch der ERPF/RBF abnimmt. Dieser Vorgang reflektiert die Wirkung des intrarenalen Angiotensin II [42, 60, 61, 72, 74, 80, 110]; s. Abb. 4). Obwohl der P_{GC} erhöht ist, bleibt die GFR wegen der Abnahme des Ultrafiltrationskoeffizienten (K_F) gleich. Auf diese Weise kommt es zu einem charakteristischen Anstieg der Filtrationsfraktion.

Das Resultat der ansteigenden Filtrationsfraktion ist die Verminderung der Natrium- und Wasserausscheidung. Die physiologische Erklärung hierfür ist der Abfall des hydrostatischen und der Anstieg des kolloidosmotischen Druckes auf die peritubuläre Kapillarzirkulation [62, 75, 89]. Außer dem Einfluß auf die renale Hämodynamik stimuliert Angiotensin II auch direkt die Natriumrückresorption am proximalen Tubulus [62, 63, 73, 119, 129, 133]. Auch durch die Verminderung der Durchblutung im Nierenmark kann Angiotensin II die tubuläre Natriumrück-

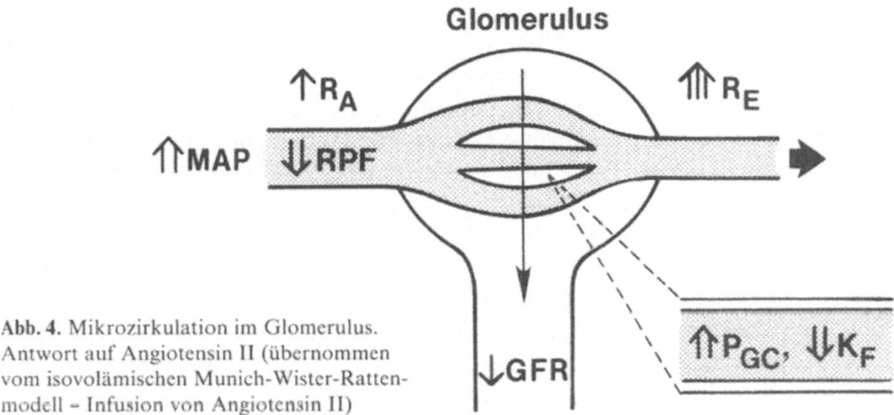

Abb. 4. Mikrozirkulation im Glomerulus. Antwort auf Angiotensin II (übernommen vom isovolämischen Munich-Wister-Rattenmodell - Infusion von Angiotensin II)

resorption verstärken [31, 47, 62, 129]. Die Konstriktion der efferenten Arteriolen der juxtamedullären Nephronen oder die direkte Wirkung von Angiotensin II auf die Vasa recta würde die medulläre Durchblutung verringern, wodurch wiederum die interstitielle Flüssigkeitsosmolarität ansteigen würde. Eine erhöhte medulläre Osmolarität würde die Konzentrationsfähigkeit des Urins erhöhen, indem die passive Natriumchloridrückresorption im dünnen aufsteigenden Ast der Henle-Schleife gesteigert würde.

Angiotensin II spielt eine wichtige Rolle bei der Überwachung der GRF durch 2 gegensätzliche Mechanismen:

1. Konstriktion der efferenten Arteriolen, wodurch der P_{GC} ansteigt, und
2. Konstriktion des glomerulärkapillaren Mesangialbettes, wodurch der Ultrafiltrationskoeffizient abfällt (K_F; [5, 8, 13, 17, 18, 74, 132]; (vgl. Abb. 4).

Der K_F ist das Produkt aus der gesamten glomerulären Filtrationsoberfläche und der lokalen glomerulären Gefäßpermeabilität infolge des hydrostatischen Druckes. Die Reduktion des K_F kann entweder durch die Abnahme der kapillaren Filtrationsoberläche oder der Kapillarpermeabilität oder durch beides kommen. Angiotensin II reduziert den K_F durch die Förderung der mesangialen Zellkontraktion, was die Verkleinerung der glomerulären Kapillaroberfläche zur Folge hat [3, 5, 8, 83]. Die GFR hängt somit von dem relativen Einfluß des Angiotensin II auf den Filtrationsdruck (P_{GC}) und den K_F ab.

Angiotensin II steigert ebenfalls den transglomerulären Übertritt von Makromolekülen (z. B. Albumin; [19, 35, 44, 71, 81, 114, 123, 139, 158]. Die größenselektive Permeabilität der glomerulären Kapillarwand wird durch Angiotensin II vermindert, wodurch der mesangiale Durchstrom von Makromolekülen erhöht wird [44, 81, 114, 123, 139, 158]. Dies kann durch die Fähigkeit von Angiotensin II, den transmuralen Druck zu beeinflussen, erklärt werden, denn Angiotensin II hat einen deutlichen regulatorischen Effekt auf den efferenten arteriolären Vasomotortonus [158]. Angiotensin II kann ebenfalls die transglomeruläre Diffusion und den

Durchlaß von Makromolekülen steigern, was durch die Erhöhung der lokalen intraglomerulären kapillaren Albuminkonzentration zu erklären ist (welche wiederum aus dem Anstieg der Filtrationsfraktion resultiert; [19, 35]. Wenn es über einen längeren Zeitraum zu gesteigertem Übertritt oder Einschließung von Makromolekülen im glomerulären Mesangium kommt, könnte dies ein mitwirkender Faktor bei der Entwicklung der Proteinurie und mesangialen Sklerose sein [102, 115].

ACE-Hemmer

Durch die Blockierung des systemischen [7, 26, 54, 79, 142] und intrarenalen Gefäß-Renin-Angiotensin-Systems [33, 76, 107, 11, 131, 145–150] ist zu erwarten, daß ACE-Hemmer den Effekt von Angiotensin II auf das glomeruläre Mesangium (Erhaltung und/oder Steigerung des K_F) und den postglomerulären (efferenten) Arteriolarwiderstand (abfallender RVR und Normalisierung des P_{GC}) mildern (Abb. 5 und 6). Zusätzlich sollte die Hemmung der intrarenalen Wirkungen von Angiotensin II eine Natriurese und eine Diurese bewirken.

Eine Therapie mit ACE-Hemmern sollte auch das vasodepressorische Kallikrein-Kinin-Gefäßsystem stärken [15, 25, 46, 103, 140, 143, 152, 155] und die intrarenale Produktion der vasodepressorisch wirkenden Prostaglandine stimulieren [15, 25, 52, 105, 113, 136, 141, 156]. Weiterhin hat eine Therapie mit ACE-Hemmern eine sympatholytische Wirkung, indem sie die Freisetzung von Noradrenalin und/oder einen postsynaptisch vermittelten Druckanstieg durch Angiotensin II und/oder Noradrenalin hemmt [4, 32, 43, 77, 128, 153]. All die oben beschriebenen Mechanismen können zu der positiven Wirkung, die eine Therapie mit ACE-Hemmern auf die funktionell oder strukturell hypertensive geschädigte Niere hat, beitragen.

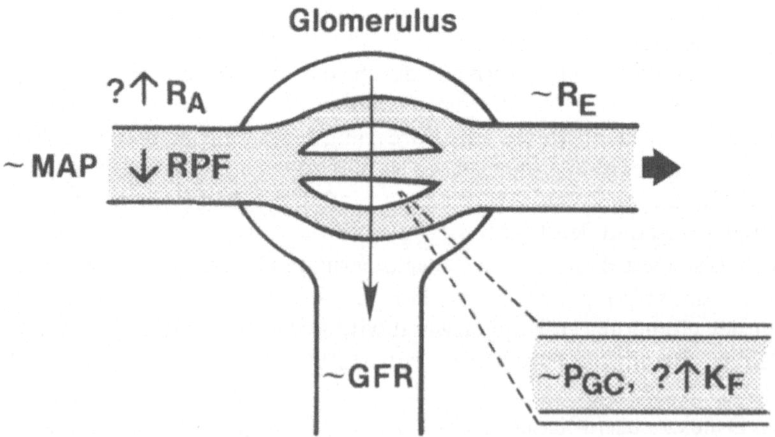

Abb. 5. Mikrozirkulation im Glomerulus: Reaktionsmuster auf die ACE-Hemmer-Therapie bei der essentiellen Hypertonie (hypothetisches Reaktionsmuster)

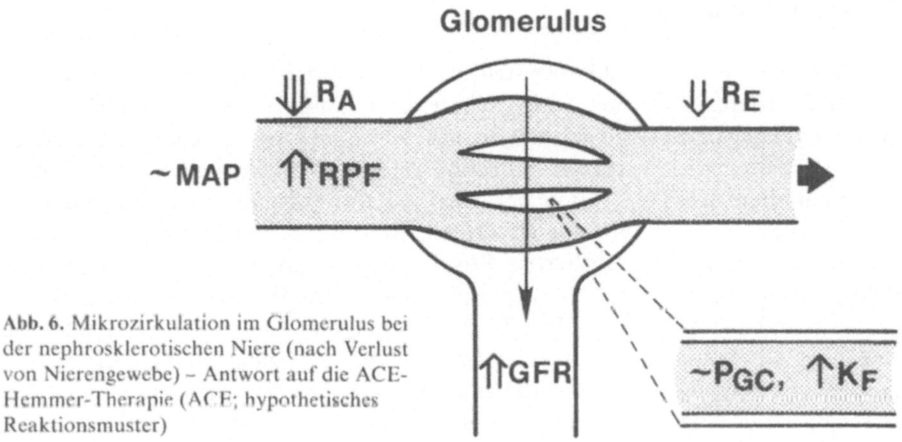

Abb. 6. Mikrozirkulation im Glomerulus bei der nephrosklerotischen Niere (nach Verlust von Nierengewebe) – Antwort auf die ACE-Hemmer-Therapie (ACE; hypothetisches Reaktionsmuster)

Es wurde mehrfach nachgewiesen, daß ACE-Hemmer eine Vielzahl von positiven renalen Auswirkungen bei Patienten mit essentieller Hypertonie hervorruft. Bei 40–50% der essentiellen Hypertoniker kann der ERPF nicht gesteigert werden, oder es mißlingt, die Reaktion der Nierengefäße auf exogen zugeführtes Angiotensin II zu steigern, wenn diese Patienten von einer niedrigen auf eine hohe Natriumzufuhr umgestellt werden. Solche Patienten werden als „Non-Modulatoren" bezeichnet [134]. Durch ACE-Hemmer wird bei diesen Patienten der ERPF und die renal vaskuläre Empfindlichkeit auf vasokonstriktive Reize wiederhergestellt [125]. Bei essentiellen Hypertonikern, deren Nierenfunktion meist mäßig eingeschränkt war, konnte nach einer Therapie mit ACE-Hemmern eine Verbesserung der renalen Perfusion und glomerulären Filtration beobachtet werden [11, 12, 69, 70, 84, 124, 155]. Dies konnte bei anderen Antihypertensiva, möglicherweise mit Ausnahme von Kalziumantagonisten, nicht gefunden werden. Natriumrestriktion scheint weiterhin die renale Antwort auf ACE-Hemmer zu verstärken [70, 112].

Die Beobachtungen, daß ACE-Hemmer die pathophysiologischen Veränderungen zu Beginn der hypertensiven Nephropathie zurückbilden, deuten umgekehrt darauf hin, daß in diesem frühen Stadium die Nierenfunktion unter dem kontinuierlichen Einfluß von Angiotensin II steht. Man könnte die Hypothese aufstellen, daß die frühen funktionellen und reversiblen hämodynamischen Veränderungen, die bei einer hypertensiven Niere beobachtet wurden, das Resultat einer exzessiven endogenen Produktion von Angiotensin II in der Niere sind. Da ACE-Hemmer vorzugsweise den postglomerulären arteriolären Widerstand (efferent) vermindern, den glomerulären Kapillardruck erniedrigen, könnte man weiterhin vermuten, daß diese Medikamente das Weitergehen einer fortgeschrittenen hypertensiven Nephrosklerose bis zur Niereninsuffizienz im Endstadium vermindern. Es sind jedoch klinische Langzeituntersuchungen nötig, um den Wert einer Medikamententherapie, die den systemischen und glomerulären Kapillardruck senkt – im Vergleich zu einer Medikamententherapie, die nur den systemischen Druck senkt – zu etablieren.

Zusammenfassung

Die hypertensive Nephrosklerose stellt in etwa 20% der Fälle die Ursache für eine terminale Niereninsuffizienz dar. Während im initialen Stadium funktionelle Veränderungen der renalen Hämodynamik (Verminderung des renalen Plasmaflusses bei erhaltener glomerulärer Filtrationsrate) im Vordergrund stehen, wird im späten Stadium eine Hyperplasie der Interlobulärarterien und eine Arteriosklerose im Sinne der Hyalinisierung von afferenten Arteriolen beobachtet. Im Endstadium kommt es wegen des reduzierten Blutflusses zur glomerulären Ischämie und schrittweisen Verlust von Nierengewebe. Der intraglomeruläre Druck ist im Anfangsstadium durch eine Erhöhung des präglomerulären Widerstandes bei erhöhtem systemischen Blutdruck normal. Kommt es jedoch zu einem kritischen Verlust von Nierengewebe, so wird der systemische Blutdruck auf das glomeruläre Kapillarbett übertragen, und der erhöhte intraglomeruläre Druck beschleunigt die Entwicklung einer Glomerulosklerose. Pathophysiologisch spielt hier eine Stimulation des Renin-Angiotensin-Systems eine entscheidende Rolle. Konsequenterweise können ACE-Hemmer durch die Blockierung des systemischen und intrarenalen Gefäß-Renin-Angiotensin-Systems den glomerulären Kapillardruck erniedrigen und dadurch das Fortschreiten einer hypertensiven Nephrosklerose verlangsamen bzw. verhindern. Es sind jedoch noch klinische Langzeituntersuchungen nötig, um den Wert einer Medikamententherapie, die den systemischen und glomerulären Druck senkt, im Vergleich zu einer Medikamententherapie, die nur den systemischen Druck senkt, zu etablieren.

Literatur

1. Anderson S, Meyer TH, Rennke HG, Brenner BM (1985) Control of glomerular hypertension limits glomerular injury in rats with reduced renal mass. J Clin Invest 76:612–619
2. Anderson S, Rennke HG, Brenner BM (1986) Therapeutic advantage of converting enzyme inhibitors in arresting progressive renal disease associated with systemic hypertension in the rat. J Clin Invest 77:1993–2000
3. Andrews PM, Coffey AK (1983) Cytoplasmic contractile elements in glomerular cells. Fed Proc 42:3046–3052
4. Antonaccio MJ, Kerwin L (1983) Pre- and post-junctional inhibition of vascular sympathetic function by captoril in SHR. Hypertension [Suppl 1] 3:1–54–1–624
5. Ardaillore R, Sraer J, Chansel D, Ardaillore N, Sraer JD (1987) The effects of angiotensin II on isolated glomeruli and cultured glomerular cells. Kidney [Suppl 20] 31:S74–S80
6. Arendshorst WJ, Beierwalters WH (1979) Renal and nephron hemodynamics in spontaneously hypertensive rats. Am J Physiol 236:246–251
7. Atlas SA, Case DB, Sealey JE, Laragh JH, McKinstry DN (1979) Interruption of the renin-angiotensin system in hypertensive patients by captopril induces sustained reduction in aldosterone secretion, potassium retention and natriuresis. Hypertension 1:274–280
8. Ausiello DA, Kreisberg JI, Roy C (1980) Contraction of cultured rat glomerular cells of apparent mesangial origin after stimulation with angiotensin II and arginine vasopressin. J Clin Invest 65:754–760
9. Azar S, Johnson MA, Scheinman J, Bruno L, Tobian L (1979) Regulation of glomerular capillary pressure and filtration rate in young Kyoto hypertensive rats. Clin Sci 56:203–209
10. Bauer JH, Brooks CS, Burch RN (1982) Renal function and hemodynamic studies in low- and normal-renin essential hypertension. Arch Intern Med 142:1317–1323

11. Bauer JH, Gaddy P (1985) Effects of enalapril alone, and in combination with hydrochlorothiazide, on renin-angiotensin-aldosterone, renal function, alt and water excretion, and body fluid composition. Am J Kidney Dis 6:222–232
12. Bauer JH, Reams GP, Lal SM (1987) Renal protective effect of strict blood pressure control with enalapril therapy. Arch Intern Med 147:1397–1400
13. Baylis C, Brenner BM (1978) Modulation by prostaglandin synthesis inhibitors on the action of exogenous angiotensin II on glomerular ultrafiltration in the rat. Circ Res 43:889–898
14. Bell ET, Clawson BJ (1928) Primary (essential) hypertension, a study of four hundred and twenty cases. Arch Pathol 5:939–1002
15. Benetos A, Gavras H, Stewart JM, Vavrek RJ, Hatinoglou S, Gavras I (1986) Vasodepressor role of endogenous bradykinin assessed by a bradykinin antagonist. Hypertension 8:971–974
16. Birkenhager WH, Schalekamp MADH, Krauss XH, Kolsters G, Schalekamp-Kuyken MPA, Kroon BJM, Teulings FAG (1972) Systemic and renal hemodynamics, body fluids and renin in benign essential hypertension with special reference to natural history. Eur J Clin Invest 2:115–122
17. Blantz RC, Konnen KS, Ticker BJ (1976) Angiotensin II effects upon the glomerular microcirculation and ultrafiltration coefficient of the rat. J Clin Invest 57:419–434
18. Blantz RC, Pelayo JC (1983) In vivo actions of angiotensin II on glomerular function. Fed Proc 42:3071–3074
19. Bohrer MP, Deen WM, Robertson CR, Brenner BM (1977) Mechanism of angiotensin II induced proteinuria in the rat. Am J Physiol 233:F13–F21
20. Brazy PC, Stead WW, Fitzwilliam JF (1989) Progression of renal insufficiency: role of blood pressure. Kidney 35:670–674
21. Bruneval P, Fournier JG, Soubrier F et al. (1988) Detection and localization of renin messenger RNA in human pathologic tissues using in situ hybridization. Am J Pathol 131:320–330
22. Campbell DJ (1985) The site of angiotensin production. J Hypertens 3:199–207
23. Campbell DJ (1987) Circulating and tissue angiotensin systems. J Clin Invest 79:1–6
24. Campese VM (1981) Minoxidil. A review of its pharmacological properties and therapeutic use. Drugs 22:257–278
25. Carbonell LF, Carretero OA, Stewart JM, Scicli AG (1988) Effect of a kinin antagonist on the acute antihypertensive activity of enalapril in severe hypertension. Hypertension 11:239–243
26. Case DB, Wallace JM, Keim JH, Weber MA, Sealey JE, Laragh JH (1977) Possible role of renin in hypertension as suggested by renin-sodium profiling and inhibition of converting enzyme. N Eng J Med 296:641–646
27. Castleman B, Smithwick RH (1943) The relation of vascular disease to the hypertensive state. JAMA 121:1256–1261
28. Castleman B, Smithwick RH (1948) The relationship of vascular disease to the hypertensive state. N Engl J Med 239:729–732
29. Celio MR, Inagami T (1981) Angiotensin II immunoreactivity coexists with renin in the juxtaglomerular granular cells of the kidney. Proc Natl Acad Sci 78:3897–3900
30. Chasis H, Redish J (1941) Effective renal blood flow in the separate kidneys of subjects with essential hypertension. J Clin Invest 20:655–661
31. Chou SY, Foubert PF, Porush JG (1986) Contribution of angiotensin to the control of medullary hemodynamics. Fed Proc 45:1438–1443
32. Cline WH Jr (1985) Enhanced in vivo responsiveness of presynaptic angiotensin II receptor-mediated facilitation of vascular adrenergic neurotransmission in spontaneously hypertensive rats. J Pharmacol Exp Ther 232:661–669
33. Cohen ML, Kurz KD (1982) Angiotensin converting enzyme inhibition in tissues from spontaneously hypertensive rats after treatment with captopril or MK421. J Pharmacol Exp Ther 220:63–69
34. Corcoran AC, Taylor RD, Page IH (1948) Functional patterns in renal disease. Arch Intern Med 28:560–582
35. Deen WM, Bohrer WP, Brenner BM (1979) Macromolecular transport across glomerular capillaries. Kidney Int 16:353–365

36. deLeeuw PW, Kho TL, Falke HE, Birkenhager WH, Wester A (1978) Hemodynamics and endocrinological profile in essential hypertension. Acta Med Scand [Suppl] 622:1–86
37. deWardener HE, MacGregor GA (1988) Blood pressure and the kidney. In: Schrier RW, Gottschalt CW (eds) Diseases of the kidney, 4th edn. Little, Brown, Boston, pp 1543–1572
38. DiBona GF, Rios LL (1978) Mechanisms of exaggerated diuresis in spontaneously hypertensive rats. Am J Physiol 235:F409–F416
39. Dworkin LD, Feiner HD (1986) Glomerular injury in unnephrectomized spontaneously hypertensive rats. A consequence of glomerular capillary hypertension. J Clin Invest 77:797–809
40. Dworkin LD, Feiner HD, Randazzo J (1987) Glomerular hypertension and injury in deoxycorticosterone-salt rats on antihypertensive therapy. Kidney Int 31:718–724
41. Dzau VJ (1986) Significance of the vascular renin-angiotensin pathway. Hypertension 8:553–559
42. Edwards RM (1983) Segmental effects of nerepinephrine and angiotensin II on isolated renal microvessels. Am J Physiol 244:F526–F534
43. Eikenburg DC (1984) Effects of captopril on vascular noradrenergic transmission in SHR. Hypertension 6:660–665
44. Eisenbach GM, Liew JB van, Boylan JW (1975) Effect of angiotensin on the filtration of protein in the rat kidney: A micropuncture study. Kidney Int 8:80–87
45. End-Stage Renal Disease Patient Profile Tables (1986) ESRD Information Analysis Branch, Division of Information Analysis. US Department of Health and Human Services, Health Care Financing Administration, Bureau of Data Management and Safety, Washington
46. Engel SL, Schaeffer TR, Gold BI, Rubin B (1972) Inhibition of pressor effects of angiotensin I and augmentation of depressor effects of bradykinin by synthetic peptides (36433). Proc Soc Exp Biol Med 140:240–244
47. Faubert PF, Chou SY, Porush JG (1987) Regulation of papillary plasma flow by angiotensin II. Kidney Int 32:472–478
48. Feld LG, Liew JB van, Brentjens JR, Boylan JW (1981) Renal lesions and proteinuria in the spontaneously hypertensive rat made normotensive by treatment. Kidney Int 20:606–614
49. Final Report of the National CAPD Registry (1988) Patient characteristics, selected outcome measures and special topics for the period January 1, 1981 through January 31, 1988. The Emmes Corporation, Potomac MD pp 3-1-3-8
50. Foa PP, Woods WW, Peet MM, Foa NL (1942) Effective renal blood flow, glomerular filtration rate and tubular excretory mass in arterial hypertension. Arch Intern Med 69:822–835
51. Friedman M, Selzer A, Rosenblum H (1941) The renal blood flow in hypertension. JAMA 117:92–95
52. Galler M, Backenroth R, Folkert VW, Schlondorff D (1982) Effect of converting enzyme inhibitors on prostaglandin synthesis by isolated glomeruli and aortic strips from rats. J Pharmacol Exp Ther 220:23–28
53. Garcia DL, Rennke HG, Brenner BM, Anderson S (1987) Chronic glucocorticoid therapy amplifies glomerular injury in rats with renal ablation. J Clin Invest 80:867–874
54. Gavras H, Brunner HR, Laragh JH, Sealey JE, Gavras I, Vukovich RA (1974) An angiotensin converting enzyme inhibitor to identify and treat vasoconstrictor and volume factors in hypertensive patients. N Engl J Med 291:817–821
55. Giaconi S, Levanti C, Fommei E et al. (1989) Microalbuminuria and casual and ambulatory blood pressure monitoring in normotensives and in patients with borderline and mild essential hypertension. Am J Hypertens 2:259–261
56. Goldring W, Chasis H, Ranges HA, Smith HW (1941) Effective renal blood flow in subjects with essential hypertension. J Clin Invest 20:637–653
57. Gomez DM (1951) Evaluation of renal resistances, with special reference to changes in essential hypertension. J Clin Invest 30:1143–1155
58. Gomez RA, Lynch KR, Chevalier RL et al. (1988) Renin and angiotensinogen gene expansion and intrarenal renin distribution during ACE inhibition. Am J Physiol 254:F900–F906
59. Hackenthal E, Metz R, Buhrle CP, Taugner R (1987) Intrarenal and intracellular distribution of renin and angiotensin. Kidney Int [Suppl 20] 31:54–517

60. Hall JE, Guyton AC, Jackson TE, Coleman TG, Lohmeier TE, Trippodo NC (1977) Control of glomerular filtration rate by renin-angiotensin system. Am J Physiol 233:F366–F372
61. Hall JE, Coleman TG, Guyton AC, Balfe JW, Salgado HC (1979) Intrarenal role of angiotensin II and [des Asp'] angiotensin II. Am J Physiol 236:F252–F259
62. Hall JE (1986) Control of sodium excretion by angiotensin II: Intrarenal mechanisms and blood pressure regulation. Am J Physiol 250:R960–R972
63. Harris PJ, Young JA (1977) Dose-dependent stimulation of proximal tubular sodium reabsorption by angiotensin II in the rat kidney. Pflügers Arch 367:295–297
64. Hartford M, Wendelhag I, Berglund G, Wallentin I, Ljungman S,Wikstrand J (1988) Cardiovascular and renal effects of long-term antihypertensive treatment. JAMA 259:2553–2557
65. Heptinstall RH (1983) Hypertension: II. Essential hypertension. In: Pathology of the kidney, vol 1, 3rd edn. Little, Brown, Boston, pp 181–246
66. Hollenberg NK, Epstein M, Basch RI, Merrill JP (1969) „No man's land" of the renal vasculature. Am J Med 47:845–854
67. Hollenberg NK, Adams DF, Solomon II, Chenitz WR, Burger BM, Abrams HL, Merrill JP (1975) Renal vascular tone in essential and secondary hypertension. Medicine 54:29–44
68. Hollenberg NK, Borucki LJ, Adams DF (1978) The renal vasculature in essential hypertension: evidence for a pathogenetic role. Medicine 57:167–178
69. Hollenberg NK, Swartz SL, Passan DR, Williams GH (1979) Increased glomerular filtration rate after converting enzyme inhibition in essential hypertension. N Eng J Med 301:9–12
70. Hollenberg NK, Meggs LG, Williams GH, Katz J, Garnic JD, Harrington DP (1981) Sodium intake and renal responses to captopril in normal man and in essential hypertension. Kidney Int 20:240–245
71. Hornych H, Beaufils M, Richet G (1972) The effect of exogenous angiotensin on superficial and deep glomeruli in the rat kidney. Kidney Int 2:336–343
72. Hsu CH, Krutz TW, Slavicek JM (1980) Effect of exogenous angiotensin II on renal hemodynamics in the awake rat. Measurement of afferent arteriolar diameter by the microsphere method. Circ Res 46:646–650
73. Huang WC, Ploth DW, Navar LG (1982) Angiotensin-mediated alterations in nephron function in Goldblatt hypertensive rats. Am J Physiol 243:F553–F560
74. Ichikawa I, Miele JF, Brenner BM (1979) Reversal of renal cortical actions of angiotensin II by verapamil and manganese. Kidney Int 16:137–147
75. Ichikawa I, Brenner BM (1980) Importance of efferent arteriolar vascular tone in regulation of proximal tubule fluid reabsorption and glomerulotubular balance in the rat. J Clin Invest 65:1192–1201
76. Ikemoto F, Tanaka M, Itoh S et al. (1986) Angiotensin converting enzyme (ACE) in the kidney: Contribution to blood pressure regulation and possible role of brush-border ACE. J Cardiovasc Pharmacol [Suppl 10] 8:S69–S74
77. Imai Y, Abe K, Seino M, Haruyama T,Tajima J, Yoshinaga K, Sekino H (1982) Captopril attenuates pressore responses to norepinephrine and vasopressin through depletion of endogenous angiotensin II. Am J Cardiol 49:1537–1539
78. Ingelfinger JR, Pratt RE, Ellison K, Dzau VJ (1986) Sodium regulation of angiotensinogen mRNA expression in rat kidney cortex and medulla. J Clin Invest 78:1311–1315
79. Johnston CI, Millar JA, McGrath BP, Matthews PG (1979) Long-term effects of captopril (SQ 14225) on blood pressure and hormonal levels in essential hypertension. Lancet II:493–496
80. Kastner PR, Hall JE, Guyton AC (1984) Control of glomerula filtration rate: role of intrarenally formed angiotensin II. Am J Physiol 246:F897–F906
81. Keane WF, Raij L (1985) Relationship among altered glomerular barrier permselectivity, angiotensin II, and mesangial uptake of macromolecules. Lab Invest 52:599–604
82. Klahr S (1989) The kidney in hypertension – villain and victim. N Eng J Med 320:731–733
83. Kreisberg JI (1983) Contractile properties of the glomerular mesangium. Fed Proc 42:3053–3057

84. Larochelle P, Gutkowska J, Schiffrin E, Kuchel O, Hamet P, Genest J (1985) Effect of enalapril on renin angiotensin converting enzyme, aldosterone and prostaglandins in patients with hypertension. Clin Invest Med 8:197–201
85. Levens NR, Peach MJ, Carey RM (1981) Role of the intrarenal renin-angiotensin system in the control of renal function. Circ Res 48:157–167
86. Lindeman RD, Tobin JD, Shock NW (1984) Association between blood pressure and the rate of decline in renal function with age. Kidney Int 26:861–868
87. Ljungman S, Aurell M, Hartford M, Wikstrand J, Wilhelmsen L, Berglund G (1980) Blood pressure and renal function. Acta Med Scand 208:17–25
88. Ljungman S, Aurell M, Hartford M, Wikstrand J, Berglund G (1988) Renal function before and after withdrawal of long-term antihypertensive treatment in primary hypertension. Drugs [Suppl 5] 35:55–58
89. Lohmeier TE, Cowley WA Jr, Trippodo NC, Hall JE, Guyton AC (1977) Effects of endogenous angiotensin II on renal sodium excretion and renal hemodynamics. Am J Physiol 233:F388–F395
90. London GM, Safar ME, Sassard JE, Levenson JA, Simon AC (1984) Renal and systemic hemodynamics in sustained essential hypertension. Hypertension 6:743–754
91. Luke RG (1988) Nephrosclerosis. In: Schrier RW, Gottschalk CW (eds) Diseases of the kidney, 4th edn. Little, Brown, Boston, pp 1573–1595
92. Magee JH, Unger AM, Richardson DW (1964) Changes in renal function associated with drug or placebo therapy of human hypertension. Am J Med 36:795–804
93. Mahomed FA (1879) Some of the clinical aspects of chronic Bright's disease. Guy's Hosp Rep Ser III, 24:363–436
94. McClellan W, Tuttle E, Issa A (1988) Racial differences in the incidence of hypertensive end-stage renal disease (ESRD) are not entirely explained by differences in the prevalence of hypertension. Am J Kidney Dis 12:285–290
95. McGee WG, Ashworth CT (1963) Fine structure of chronic hypertensive arteriopathy in the human kidney. Am J Pathol 43:273–299
96. McGregor L (1930) Histological changes in the renal glomerulus in essential (primary) hypertension. Am J Pathol 6:347–369
97. McManus JFA, Lupton CH (1960) Ischemic obsolescence of renal glomeruli. Lab Invest 9:413–434
98. Meggs LG, Hollenberg NK (1980) Converting enzyme inhibition and the kidney. Hypertension 2:551–557
99. Mendelsohn FAO (1982) Angiotensin II: Evidence for its role as an intrarenal hormone. Kidney Int [Suppl 12] 22:S78–S81
100. Mendelsohn FAO, Millan M, Quirion R, Aguilera G, Chou ST, Catt KJ (1987) Localization of angiotensin II receptors in rat and monkey kidney by in vitro autoradiography. Kidney Int [Suppl 20] 31:S40–S44
101. Meyer TW, Anderson S, Rennke HG, Brenner BM (1987) Reversing glomerular hypertension stabilizes established glomerular injury. Kidney Int 31:752–759
102. Michael AF, Keane WF, Raij L, Vernier RL, Mau SM (1980) The glomerular mesangium. Kidney Int 17:141–154
103 Mimran A. Targhetta R, Laroche B (1980) The antihypertensive effect of captopril. Hypertension 2:732–737
104 Mitchell HC, Graham RM, Pettinger WA (1980) Renal function during long-term treatment of hypertension with minoxidil. Comparison of benign and malignant hypertension. Ann Intern Med 93:676–681
105 Moore TJ, Crantz FR, Hollenberg NK et al. (1981) Contribution of prostaglandins to the antihypertensive action of captopril in essential hypertension. Hypertension 3:168–173
106. Morduchowicz G, Boner G, Ben-Bassat N, Rosenfeld JB (1986) Proteinuria in benign nephroschlerosis. Arch Intern Med 146:1513–1516
107. Moursi MG, Ganten D, Lang RE, Unger J (1986) Antihypertensive action and inhibition of tissue converting enzyme (CE) by three prodrug CE inhibitors, enalapril, ramipril and perindopril in stroke-prone spontaneously hypertensive rats. J Hypertens [Suppl 3] 4:495–498

108. Moyer JH, Heider CH, Pevey JK, Ford RV (1958) The vascular status of a heterogenous group of patients with hypertension, with particular emphasis on renal function. Am J Med 24:164–176
109. Moyer JH, Heider CH, Pevey JK, Ford RV (1958) The effect of treatment on the vascular deterioration associated with hypertension, with particular emphasis on renal function. Am J Med 24:177–192
110. Myers BD, Dean WM, Brenner BM (1975) Effects of norepinephrine and angiotensin II as the determinants of glomerular ultrafiltration and proximal tubule fluid reabsorption in the rat. Circ Res 37:101–110
111. Nambu K, Matsumoto K, Takeyama K, Hosoki K, Miyazaki H, Hashimoto M (1986) Tissue levels, tissue angiotensin converting enzyme inhibition and antihypertensive effect of the novel antihypertensive agent alacepril in renal hypertensive rats. Arzneimittelforschung 36:47–51
112. Navis G, deJong PE, Donker AJM, Hem GK van der, de Zeeuw D (1987) Moderate sodium restriction in hypertension subjects: Renal effects of ACE-inhibition. Kidney Int 31:815 819
113. Oliver JA, Sciacca RR, Cannon PJ (1983) Renal vasodilation by converting enzyme inhibition. Role of renal prostaglandins. Hypertension 5:166–171, 113
114. Olivetti G, Kithier K, Giacomelli F, Wiener J (1981) Glomerular permeability to endogenous proteins in the rat. Effects of acute hypertension. Lab Invest 44:127–137
115. Olson JL, Hostetter TH, Rennke HG, Brenner BM, Vonkatachalam MA (1982) Altered glomerular permselectivity and progressive sclerosis following extreme ablation of renal mass. Kidney Int 22:112–:126
116. Parving HH, Jensen HAE, Mogensen CE, Ervin PE (1974) Increased urinary albumin excretion rate in benign essential hypertension. Lancet I:1190–1192
117. Pedersen EB, Mogensen CF (1976) Effect of antihypertensive treatment on urinary albumin excretion, glomerular filtration rate and renal plasma flow rate in patients with essential hypertension. Scand J Clin Lab Invest 36:231–237
118. Pedersen EB (1980) Some aspects of kidney function, the renin-aldosterone system and sympathetic activity in essential hypertension. Acta Med Scand [Suppl 636]:1–66
119. Pelayo JC, Blantz RC (1984) Analysis of renal denervation in the hydropenic rat: Interactions with angiotensin II. Am J Physiol 246:F87–F95
120. Perera GA (1955) Hypertensive vascular disease; description and natural history. J Chronic Dis 1:33–42
121. Pettinger WA, Lee HC, Reisch J, Mitchell HC (1989) Long-term improvement in renal function after short-term strict blood pressure control in hypertensive nephrosclerosis. Hypertension 13:766–772
122. Raij L, Chiou XC, Owens R, Wrigley B (1985) Therapeutic implications of hypertension induced glomerular injury. Am J Med [Suppl 3C] 79:37–41
123. Raij L, Keane WF (1985) Glomerular mesangium: its function and relationship to angiotensin II. Am J Med [Suppl 3C] 79:24–30
124. Reams GP, Bauer JH (1986) Long-term effects of enalapril monotherapy and enalapril/hydrochlorothiazide combination therapy on blood pressure, renal function and body fluid composition. J Clin Hypertens 2:55–63
125. Redgrave J, Rabinowe S, Hollenberg NK, Williams GH (1985) Correction of abnormal renal blood flow response to angiotensin II by converting enzyme inhibition in essential hypertension. J Clin Invest 75:1285–1290
126. Reubi FC (1960) The late efects of hypotensive drug therapy on renal functions of patients with essential hypertension. In: Bock KD, Cottier PT (eds) Essential hypertension: An international symposium. Springer, Berlin Heidelberg New York, pp 317–331
127. Reubi FC, Weidmann P, Hodler J, Cottier PT (1978) Changes in renal function in essential hypertension. Am J Med 64:556–563
128. Richer C, Doussau MP, Giudicelli JF (1984) Influence of captopril and enalapril on regional vascular alpha-adrenergic receptor reactivity in SHR. Hypertension 6:666–674
129. Romero JC, Knox FG (1988) Mechanisms underlying pressure-related natriuresis: the role of the renin-angiotensin and prostaglandin systems. Hypertension 11:724–738

130. Rostand SG, Brown G, Kirk K, Rutsky EA, Dustan HP (1989) Renal insufficiency in treated essential hypertension. N Engl J Med 320:684–688
131. Sakaguchi K, Chai SY, Jackson B, Johnston CI, Mendelsohn FAO (1988) Inhibition of tissue angiotensin converting enzyme. Quantitation by autoradiography. Hypertension 11:230–238
132. Schor N, Ichikawa I, Brenner BM (1981) Mechanisms of action of various hormones and vasoactive substances on glomerular ultrafiltration in the rat. Kidney Int 20:442–451
133. Schuster VL, Kokko JP, Jacobson HR (1984) Angiotensin II directly stimulates sodium transport in rabbit proximal convoluted tubules. J Clin Invest 73:507–515
134. Shoback D, Williams GH, Moore TJ, Dluhy RG, Podolsky S, Hollenberg NK (1983) Defect in the sodium-modulated tissue responsiveness to angiotensin II in essential hypertension. J Clin Invest 72:2115–2124
135. Shulman NB (1987) End-stage renal disease in hypertensive blacks. J Clin Hypertens 3:85s–88s
136. Silberbauer K, Stanek B, Templ H (1982) Acute hypotensive effect of captopril in man modified by prostaglandin synthesis inhibition. Br J Clin Pharmacol 14:87s–93s
137. Smith DE, Odel HM, Kernohan JW (1950) Causes of death in hypertension. Am J Med 9:516–527
138. Sommers SC, Rehman AS, Smithwick RH (1958) Histological studies of kidney biopsy specimens from patients with hypertension. Am J Pathol 34:685–715
139. Stein HD, Feddergreen W, Kashgarian M, Sterzel RB (1983) Role of angiotensin II-induced renal functional changes in mesangial deposition of exogenous ferritin in rats. Lab Invest 49:270–280
140. Swartz SL, Williams GH, Hollenberg NK, Moore TJ, Dluhy RG (1979) Converting enzyme inhibition in essential hypertension: The hypotensive response does not reflect only reduced angiotensin II formation. Hypertension 1:106–111
141. Swartz SL, Williams GH, Hollenberg NK, Levine L, Dluhy RG, Moore TJ (1980) Captopril induced changes in prostaglandin production. J Clin Invest 65:1257–1264
142. Textor SC, Brunner HR, Gavras H (1981) Converting enzyme inhibition during chronic angiotensin II infusion in rats. Hypertension 3:269–275
143. Thurston H, Swales JD (1978) Converting enzyme inhibitors and saralasin infusion in rats. Circ Res 42:588–592
144. Tsuruda H, Okuda S, Onoyama K, Oh Y, Fujishima M (1986) Effect of blood pressure on the progress of renal deterioration in rats with renal mass reduction. J Lab Clin Med 107:43–50
145. Unger T, Ganten D, Lang RE, Scholkens BA (1984) Is tissue converting enzyme inhibition a determinant of the antihypertensive efficacy of converting enzyme inhibitors? J Cardiovasc Pharmacol 6:872–880
146. Unger T, Ganten D, Lang RE, Scholkens BA (1985) Persistent tissue converting enzyme inhibition following chronic treatment with Hoe498 and MK421 in spontaneously hypertensive rats. J Cardiovasc Pharmacol 7:36–41
147. Unger T, Schull B, Hubner D, Yukimura R, Lang RE, Rascher W, Ganten D (1981) Plasma converting enzyme activity does not reflect effectiveness of oral treatment with captopril. Eur J Pharmacol 72:255–259
148. Unger T, Schull B, Rascher W, Lang RE, Ganten D (1982) Selective activation of the converting enzyme inhibitor MK421 and comparison of its active diacid form with captopril in different tissues of rats. Biochem Pharmacol 31:3063–3070
149. Velletri P, Bean BL (1981) Comparison of time course of action of captopril on angiotensin-converting enzyme with the time cause of its antihypertensive effect. J Cardiovasc Pharmacol 3:1068–1081
150. Velletri P, Bean BL (1982) The effects of captopril on rat aortic angiotensin-converting enzyme. J Cardiovasc Pharmacol 4:315–325
151. Veterans Administration Cooperative Study Group on Antihypertensive Agents (1970) Effects of treatment on morbidity in hypertension. II. Results in patients with diastolic blood pressure averaging 90 through 114 mmHg. JAMA 213:1143–1152
152. Vinci JM, Horwitz D, Zusman RM, Pisano JJ, Catt KJ, Keiser HR (1979) The effect of converting enzyme inhibition with SQ20,881 on on plasma and urinary kinins, prostaglandin E, and angiotensin II in hypertensive man. Hypertension 1:416–426

153. Westfall TC, Xue CS, Meldrum MJ, Bodino L (1985) Effect of low sodium diet on the facilitatory effect of angiotensin on ^{3}H-norepinephrine release in the rat portal vein. Blood Vessels 22:13–24
154. Whelton PK, Klag MJ (1989) Hypertension as a risk factor for renal disease. Hypertension [Suppl 1] 13:19-I-27
155. Williams GF, Hollenberg NK (1977) Accentuated vascular and endocrine response to SQ20881 in hypertension. N Engl J Med 297:184–188
156. Witzgall H, Hirsch F, Scherer B, Weber PC (1982) Acute hemodynamic and hormonal effects of captopril are administered by indomethacin. Clin Sci Mold Med 62:611–615
157. Yamada T, Ishihara M, Ichikawa K, Hiramatsu K (1980) Proteinuria and renal function during antihypertensive treatment for essential hypertension. J Am Geriatr Soc 28:114–117
158. Yoshioka T, Mitarai T, Kon V, Dean WM, Rennke HG, Ichikawa I (1986) Role for angiotensin II in an overt functional proteinuria. Kidney Int 30:538–545
159. Yoshioka T, Shiraga H, Yoshida Y et al. (1988) „Intact nephrons“ as the primary origin of proteinuria in chronic renal disease. J Clin Invest 82:1614–1623

Glomeruläre Hyperfiltration und essentielle Hypertonie

R. E. Schmieder, J. Rockstroh

Einleitung

Die zentrale Rolle der Niere in der Pathogenese der essentiellen Hypertonie hat sich in den letzten Jahren zunehmend herauskristallisieren können. Erste Vermutungen über eine Verbindung zwischen Nierenerkrankung und Bluthochdruck lassen sich bis zu einem chinesischen Handbuch vor 4500 Jahren zurückverfolgen [35]. Seither war immer wieder ein Zusammenhang zwischen Proteinurie, Gefäßsklerose, Nephropathie und linksventrikulärer Hypertrophie postuliert worden [9, 28, 37]. Heute wird die glomeruläre Hyperfiltration als eine der möglichen Hauptursachen für die Glomerulosklerose bei Nierenerkrankungen angenommen [1, 19, 26]. Welche Bedeutung der glomerulären Hyperfiltration bei der essentiellen Hypertonie zukommt, ist weitgehend unklar. Eine kritische Betrachtung der bislang gewonnenen Versuchsergebnisse sowie die Frage nach therapeutischer Implikation und klinischer Bedeutung der glomerulären Hyperfiltration für die Pathogenese der hypertensiven Nephropathie sind Gegenstand dieses Beitrags.

Tierexperimentelle Ergebnisse

Untersuchungen über die Rolle der Niere in der Pathogenese der essentiellen Hypertonie wurden anhand von Transplantationsexperimenten von Bianchi et al. [6], evaluiert. Hierbei zeigte sich, daß spontan hypertensive Ratten keinen Hochdruck entwickelten, wenn sie die Niere einer normotonen Ratte implantiert bekamen, nachdem ihre ursprünglichen Nieren entfernt worden waren. Umgekehrt ließ sich bei normotensiven Ratten nach Implantation einer Niere von einer spontan hypertensiven Ratte ein erhöhter Blutdruck messen [6, 15]. Ähnliche Erfahrungen konnten bei der Nierentransplantation beim Menschen herausgearbeitet werden: Patienten mit einer Niere, dessen Spender eine positive Familienanamnese für Hochdruck hatte, entwickelten nach Transplantation häufiger erhöhte Blutdruckwerte [16].

Erste Hinweise über die Rolle der glomerulären Hyperfiltration als ein möglicher Auslöser der Glomerulosklerose wurden von einer Studie an Ratten geliefert; hier hatte eine $^5/_6$-Nephrektomie bzw. Reduktion der renalen Masse auf 1/6 eine progressive Glomerulosklerose zur Folge [19]. Die resultierenden histologischen Veränderungen im Sinne einer Glomerulosklerose wurden auf eine glomeruläre

Druckerhöhung zurückgeführt. Die Vermutung, daß eine glomeruläre Hypertension in der Tat eine progressive Glomerulosklerose verursacht, wird durch den Umstand erhärtet, daß sowohl eine restiktive Eiweißdiät als auch eine Therapie mit ACE-Hemmern (beides senkt den intraglomerulären hydrostatischen Druck via Senkung des onkotischen Drucks über Dilatation am Vas efferenz des Glomerulums) die Entwicklung einer Nephrosklerose verlangsamt oder sogar aufhält [2, 14, 18, 23, 26, 31]. Dieses monokausale Konzept widerspricht jedoch anderen experimentellen Studien. Bei der Streptomyocin-induzierten Nephropathie bildet sich trotz Erzeugung von glomerulärer Hyperfiltration und Hyperfusion keine Glomerulosklerose aus [27]. Pharmakologischen Interventionen, die die charakteristischen hämodynamischen Veränderungen in der Niere nicht verändern, d. h. keine Verminderung der glomerulären Hyperfiltration und Senkung des intraglomerulären Drucks bewirken, können ebenfalls die Entwicklung einer Glomerulosklerose verhindern oder zumindest verringern [1, 20, 26]. Aus der Widersprüchlichkeit dieser Ergebnisse ergibt sich die Frage, ob nicht weitere Faktoren pathogenetisch entscheidend sind. Besonders ist jedoch die Aussagekraft jeweiliger Tiermodelle und deren Übertragbarkeit auf die renale hämodynamische Situation beim Menschen zu hinterfragen.

Erfahrungen bei Nierenspendern

Aufgrund der oben angeführten Ergebnisse von Tierexperimenten, wo nach Reduktion der renalen Masse eine begünstigte Entwicklung einer progressiven Glomerulosklerose beobachtet worden war, könnte eine analoge Entwicklung bei lebenden Nierenspendern angenommen werden. Eine Metaanalyse von 212 Lebendnierenspendern, die über 10 Jahre im Rahmen einer klinischen Studie beobachtet wurden, zeigte jedoch keine Befunde, die die pathogenetische Bedeutung der glomerulären Hyperfiltration unterstützen [5]. Insgesamt entwickelten nur 2% der Organspender, bei denen es nach Organspende zu einer glomerulären Hyperfiltration in der Restniere kommt, eine renale Erkrankung, was der durchschnittlichen Erkrankungsrate in der Normalbevölkerung entspricht. Bei den anderen Nierenspendern ließ sich über den gesamten Beobachtungszeitraum keine signifikante Veränderung der glomerulären Filtrationsrate feststellen. Dagegen entwickelten bis zu 17–18% der Lebenspender eine Mikroproteinurie zwischen 150 und 500 mg/24 h und nur ein sehr kleiner Prozentsatz (<4%) schied mehr als 1–2 g/Tag aus. Ob in dieser Patientengruppe die Entwicklung einer arteriellen Hypertonie häufiger stattfindet als in Kontrollgruppen mit gleicher Alters- und Geschlechtsverteilung, bleibt jedoch weiterhin kontrovers. Innerhalb der Studien betrug bei den Lebendspendern die Prävalenz für die Entwicklung einer arteriellen Hypertonie zwischen 15 und 45%.

Folgerichtig widersprechen diese Ergebnisse dem Postulat nach einer alleinverantwortlichen pathogenetischen Rolle der glomerulären Hyperfiltration für die Entwicklung einer Glomerulosklerose. Diskrepanzen zwischen den Ergebnissen der Tierexperimente und den hier aufgelisteten Resultaten von Studien mit Nierenspendern lassen sich vielleicht dadurch erklären, daß die Reduktion der renalen Masse bei den Organspendern bei 50% liegt, während bei den Tierexperimenten 5/6 der Nierenmasse weggenommen wurden. Zum anderen scheint die glomeruläre Hyperfiltration beim Menschen nicht auszureichen, um die Entwicklung einer progressiven Glomerulosklerose einzuleiten. Wenngleich aber die isolierte glomeruläre Hyperfiltration per se nicht ausreicht, um eine progressive Glomerulosklerose zu initiieren, so ist es jedoch nicht ausgeschlossen, daß glomeruläre Hyperfiltration bzw. erhöhter intraglomerulärer Druck (glomeruläre Hypertonie) im Verbund mit anderen auslösenden Faktoren, z. B. Diabetes mellitus und/oder arterielle Hypertonie, durchaus zur Glomerulosklerose beitragen oder sie induzieren kann.

Glomerulosklerose bei diabetischen Patienten

Die Bedeutung der glomerulären Hypertonie für die Entwicklung einer Glomerulosklerose beim Menschen wurde zum ersten Mal bei Patienten mit insulinabhängigem Diabetes nachgewiesen. In einer prospektiven Studie konnte gezeigt werden, daß 80% von insulinabhängigen Diabetikern mit einer initialen Mikroalbuminurie nach 7,5 Jahren eine diabetische Nephropathie entwickeln [25, 40]. Nur 20% der Diabetiker mit Mikroalbuminurie wiesen keine Einschränkung ihrer glomerulären Filtrationsrate auf. Der Nachweis einer Mikroalbuminurie wird daher beim Diabetiker als klinischer Marker für eine glomeruläre Hyperfiltration bzw. konsekutiv für eine beginnende diabetische Glomerulosklerose angesehen.

Neuere Studien, die die Interaktion zwischen hohem Blutdruck und Mikroalbuminurie bei Patienten mit insulinpflichtigem Diabetes mellitus untersuchten, fanden nur dann histologische glomeruläre Veränderungen, wenn die Patienten sowohl Zeichen der Mikroalbuminurie wie auch eines erhöhten Blutdruckes hatten [11]. Diese Patientengruppe wies eine signifikant dickere Glomerularmembran sowie eine signifikant höhere Proliferation des Mesangiums im Vergleich zu anderen Patienten mit normalen Blutdruckwerten auf, unabhängig davon, ob eine normale oder eine erhöhte Albuminexkretion im Urin vorlag. Hieraus wurde die Schlußfolgerung gezogen, daß diabetische Patienten nur dann eine Glomerulosklerose entwickeln, wenn gleichzeitig neben der Mikroproteinurie auch ein hoher Blutdruck vorliegt.

Initialstadium der hypertensiven Nephropathie

Um die Progression einer Nierenerkrankung zu verhindern, ist deren Diagnose in einem möglichst frühen Stadium erforderlich. Die manifeste hypertensive Nephropathie ist klinisch durch einen Anstieg des Serumkreatinins, durch Abnahme der glomerulären Filtrationsrate, Verminderung der renalen Durchblutung und durch den Nachweis einer Protenurie gekennzeichnet [30]. Bekanntermaßen kann sich auf dem Boden einer unbehandelten arteriellen Hypertonie eine chronische dialysepflichtige Niereninsuffizienz entwickeln. Da bei Diabetikern die Mikroalbuminurie in Verbindung mit einem erhöhten Blutdruck die spätere Entwicklung der diabetischen Nephropathie ankündigt [25, 39, 40], stellt sich die Frage, inwieweit

Mikroalbuminurie als Symptom der glomerulären Hyperfiltration und/ oder des intraglomerulären Hochdrucks einen prognostischen Wert zur Früherkennung der hypertensiven Nephropathie besitzt.

Als klassisches experimentelles Modell für die essentielle Hypertonie dient die spontan hypertensive Ratte. Obwohl bei früheren Untersuchungen keine Erhöhung des intraglomerulären Drucks festgestellt wurde, war in neueren Untersuchungen bei der spontan hypertensiven Ratte der intraglomeruläre Druck signifikant höher als im Vergleich zu Wistar-Kyoto-Ratten, die einen normotonen Blutdruck aufwiesen [3, 21]. Letzterer Befund wird bestärkt, da eine durch Phenylepinephrininfusion bedingte Blutdrucksteigerung im systemischen Kreislauf bei den spontan hypertensiven Ratten zu einem weiteren Anstieg des intraglomerulären Drucks führt, während bei den normotonen Ratten der intraglomeruläre Druck sich erniedrigte, ungeachtet des Anstiegs des mittleren arteriellen Druckes im systemischen Kreislauf [21]. Bei der Betrachtung des afferenten und efferenten renalen Gefäßwiderstandes in diesen beiden Tiergruppen ließ sich in Ruhe eine Steigerung des afferenten renalen Gefäßwiderstands messen, während der efferente Gefäßwiderstand bei den hypertensiven Ratten in Ruhe nur gering höher war als bei den normotensiven Kontrolltieren. Bei Anstieg des arteriellen Drucks im systemischen Kreislauf nahm der efferente renale Gefäßwiderstand bei den spontan hypertensiven Ratten deutlich zu, während er bei den normotensiven Kontrollratten abfiel. Daraus folgt, daß in den beiden Tiergruppen eine unterschiedliche Regulation der Vas efferens (glomeruli) vorliegt.

Hieraus ergibt sich zum einen die Frage, inwieweit sich die gefundenen Ergebnisse aus den Tiermodellen „spontan hypertensive Ratte" auf den Menschen mit essentiellem Hochdruck übertragen lassen und welches Studiendesign sich am ehesten eignet, um die intraglomerulären Druckverhältnisse beim Menschen darzustellen.

Bei der Ratte sind die strukturellen adaptiven Veränderungen nach Verlust von Nierengewebe kompensatorische renale Hypertrophie und Hyperfunktion [10]. Beim Menschen lassen sich bei Nierenspendern diese Beobachtungen zwar ebenfalls nachweisen, jedoch haben sie nicht dieselbe prospektive Bedeutung: Es kam zu keinem Funktionsverlust der Restniere [5]. Neben prospektiven jahrzentelangen Untersuchungen konnten histologische Befunde die Frage nach der pathogenetischen Bedeutsamkeit der glomerulären Hyperfiltration bei der essentiellen Hypertonie des Menschen klären. Da jedoch die Gewinnung von Nierenbiopsien im Rahmen einer prospektiven Studie bei Patienten mit essentieller Hypertonie und (noch) normaler Nierenfunktion ethisch nicht zu rechtfertigen ist, lassen sich bislang nur Schlüsse aus Querschnittsuntersuchungen bei Patienten mit essentieller Hypertonie ziehen.

Glomeruläre Hyperfiltration bei essentieller Hypertonie

Unsere Hypothese war, daß glomeruläre Hyperfiltration und Mikroalbuminurie analog zu den Verhältnissen bei Patienten mit Diabetes mellitus [33] klinische Indikatoren für eine beginnende renale Schädigung sind. Da kein prospektiven

Daten existieren, kann derzeit die klinische Bedeutung dieser potentiell wichtigen klinischen Marker für die hypertensive Nephropathie nur durch ihre Beziehung zu anderen Anzeichen früher Endorganschädigungen bei der essentiellen Hypertension überprüft werden.

Aufgrund dieser Überlegung untersuchten wir die Beziehung der glomerulären Hyperfiltration mit dem linksventrikulären Hypertrophiegrad als ein leicht quantifizierbares Maß für strukturelle kardiale Veränderungen. Mittels der 2-D-gesteurten Echokardiographie lassen sich bei Patienten mit essentieller Hypertonie im Rahmen der Druckerhöhung frühauftretende linksventrikuläre Strukturveränderungen recht genau nachweisen und quantifiziern [12, 36].

In einer ersten Studie bei 111 Patienten mit milder essentieller Hypertonie untersuchten wir die Korrelation zwischen glomerulärer Filtrationsrate und frühen strukturellen kardialen Veränderungen [38]. Die Bestimmung der Kreatininclearance diente als Marker für die glomeruläre Filtrationsrate. Im Vorfeld der Studie wurde sorgfältig darauf geachtet, daß aufgrund des Studiendesigns keine Patienten mit eingeschränter renaler Funktion oder anderweitiger zugrundeliegender Nierenerkrankungen eingeschlossen wurden, so daß uns die Kreatininclearance als angemessener Marker für die glomeruläre Filtrationsrate erschien. Die untersuchten 111 Patienten wurden gemäß ihrer mittleren glomerulären Filtrationsrate von 105 ml/min/1,73 m^2 und der jeweiligen darüber und darunter liegenden Standardabweichung (d. h <80 und >130 ml/min/1,73 m^2) unterteilt. So ergaben sich insgesamt 4 Gruppen.

Das Studienkolletiv mit der höchsten glomerulären Filtrationsrate wies eine durchweg deutlich erhöhte linsventrikuläre Masse auf. Der Schweregrad der linksventrikulären Hypertrophie war signifikant erhöht im Vergleich zu den anderen 3 Studienkollektiven (Tabelle 1). Da unser Studiendesign all diejenigen Patienten mit bereits eingeschränkter Kreatininclearance ausschloß, sprechen die gewonnenen Ergebnisse für eine Korrelation zwischen erhöhter glomerulärer Filtrationsrate und früher linkskventrikulärer Hypertrophie. Der Einfluß anderer Faktoren wie Alter, Geschlecht, Körperoberfläche, systolischer und diastolischer Blutdruck, auf die gefundene Korrelation zwischen glomerulärer Filtrationsrate und linksventrikulärer Hypertrophie konnte ausgeschlossen werden, da es keine signifikanten Unterschiede zwischen den einzelnen Faktoren in allen 4 Gruppen gab. Die gefundene positive Korrelation zwischen linksventrikulärer Masse und erhöhter glomerulärer Filtrationsrate unterstützt unsere Hypothese, daß eine glomeruläre Hyperfiltration ein klinischer Marker für frühe Endorganschädigung bei der essentiellen Hypertonie sein kann. Ob jedoch die glomeruläre Hyperfiltration der Entwicklung einer Glomerulosklerose bei der Hochdruckkrankheit vorangeht oder sie hauptverantwortlich initiiert, kann von dieser Querschnittsstudie nicht geschlossen werden.

In einer weiteren Studie untersuchten wir an 80 männlichen Patienten mit unbehandelter essentieller Hypertonie WHO I–II die Eiweißausscheidung im 24 h-Urin, die Kreatininclearance sowie den linksventrikulären Hypertrophiegrad mittels EKG und 2-D-gesteuerter M-mode-Echokardiographie [38]. Aus dem gesamten Studienkollektiv ließ sich eine Untergruppe von 14 Patienten (18%) isolieren, bei denen eine Mikroproteinurie bestand, d. h. der Urinteststreifen auf

Tabelle 1. Klinische und echokardiographische Daten in den 4 Gruppen, eingeteilt nach der glomerulären Filtrationsrate (s. Text)

	Glomeruläre Filtrationsrate [ml/min/173 m^2]				Signifikanz p
	60–80	80–105	105–130	> 130	
Klinische Daten					
Alter (Jahre)	50 ± 12	46 ± 9	47 ± 9	44 ± 5	–
Gewicht [kg]	81 ± 17	86 ± 16	83 ± 12	82 ± 8	–
Körperoberfläche [m^2]	1,93 ± 0,2	2,02 ± 0,18	2,00 ± 0,17	1,99 ± 0,08	–
systolischer Blutdruck [mmHg]	152 ± 19	153 ± 16	145 ± 16	144 ± 14	–
diastolischer Blutdruck [mmHg]	93 ± 10	94 ± 12	92 ± 14	97 ± 9	–
Echokardiographische Daten					
Hinterwanddicke [mm]	9,4 ± 1,4	9,8 ± 1,4	9,9 ± 1,3	10,7 ± 1,4	0,10
Septumdicke [mm]	12,4 ± 2,6	12,5 ± 2,4	12,0 ± 1,6	12,5 ± 2,6	–
diastolischer Durchmesser [mm]	47,2 ± 4,0	47,5 ± 5,3	49,0 ± 6,0	54,0 ± 7,0	0,001
linksventrikuläre Masse [g]	247 ± 47	250 ± 42	267 ± 36	325 ± 80	0,001

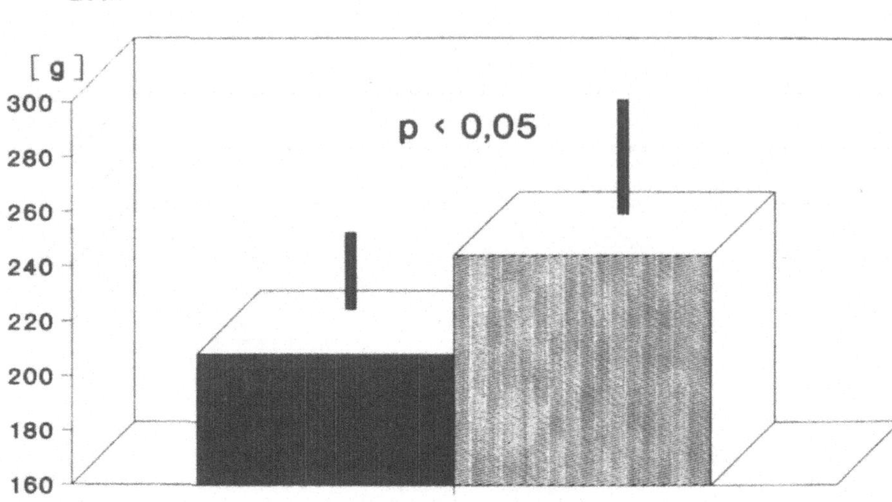

Abb. 1. Echokardiographisch bestimmte linksventrikuläre Masse (*LVM*) bei Patienten mit und ohne Mikroproteinurie

Eiweiß war negativ, aber bei der quantitativen Bestimmung wurde eine Eiweißausscheidung von mehr als 200 mg/Tag, aber weniger als 500 mg/Tag gemessen. Dies war der einzige abnormale renale Parameter, der gemäß unserem klinischen Screening erhoben wurde. Die Hypertoniker der Gruppe mit der erhöhten Proteinausscheidung waren weiterhin durch eine erhöhte glomeruläre Filtrationsrate charakterisiert.

Die Patientengruppe mit der Mikroproteinurie hatte auch gegenüber den Patienten mit normaler Eiweißausscheidung eine erhöhte linksventrikuläre Masse gemäß dem Echokardiogramm (Abb. 1). Übereinstimmend hatten Patienten mit Mikroproteinurie häufiger einen positiven Sokolow-Lyon-Index. Insgesamt läßt sich vermuten, daß neben der glomerulären Hyperfiltration auch die Mikroproteinurie mit dem Vorliegen einer myokardialen Hypertrophie einhergeht und beginnende Endorganschädigung anzeigt.

Unserem Studienprotokoll zufolge wurde die Gesamteiweißausscheidung im 24-h-Urin untersucht. In einer vor kurzem veröffentlichten italienischen Studie wurde hingegen die Albuminfraktion im 24-h-Urin gemessen, und es ergab sich eine Korrelation zwischen Mikroalbuminurie und linksventrikulärer Masse [9]. In demselben Patientenkollektiv mit essentiellen Hypertonikern wiesen die Patienten mit Mikroalbuminurie nicht nur eine größere linksventrikuläre Masse, sondern auch eine erhöhte Kreatininclearance und eine deutlichere hypertensive Retinopathie auf als Patienten ohne Mikroalbuminurie. Damit unterstreicht diese Studie ebenfalls die Hypothese, daß eine erhöhte Albumin- oder Eiweißausscheidung als klinischer Indikator für beginnende Endorganschädigung dienen kann.

Glomeruläre Hyperfiltration als pathogenetische Ursache der Glomerulosklerose bei der essentiellen Hypertonie

Faßt man alle Studien zusammen, die Patienten mit essentieller Hypertonie untersucht haben, so läßt sich folgern, daß eine Erhöhung der glomerulären Filtrationsrate, Mikroproteinurie und Mikroalbuminurie eine beginnende Endorganschädigung bei Patienten mit essentieller Hypertonie anzeigen, da sie signifikant mit dem Marker für frühe strukturelle kardiale Veränderungen korrelierten. Dies läßt jedoch nicht den Schluß zu, daß sie pathogenetisch für die hypertensive Nephropathie verantwortlich sind [33]. Es ist ferner noch unklar, ob Patienten mit erhöhter glomerulärer Filtration und Mikroalbuminurie/Mikroproteinurie ein bestimmtes Stadium in dem natürlichen Verlauf der hypertensiven Erkrankung darstellen (Abb. 2) oder ob dies bei den Patienten mit essentieller Hypertonie eine Untergruppe ist, die spezifisch durch Erhöhung der glomerulären Filtration und Eiweißausscheidung gekennzeichnet ist. In diesem Falle würde der erhöhte Blutdruck im systemischen Kreislauf auf die glomerulären Kapillaren übertragen werden und schließlich zu Glomerulosklerose führen [3, 7, 19].

Sobald Patienten durch eine verminderte Anzahl von funktionierenden Glomerula gekennzeichnet sind, scheinen sie für die Entwicklung einer hypertensiven Glomerulosklerose empfindlich zu werden [13]. Folgerichtig wiesen Patienten mit chronischen renalen Funktionsstörungen (und damit einer geringeren Anzahl von funktionierenden Glomeruli) ein erhöhtes Risiko für die Entwicklung einer beschleunigten Glomerulosklerose auf, wenn ein erhöhter Blutdruck im systemischen Kreislauf bestand [4].

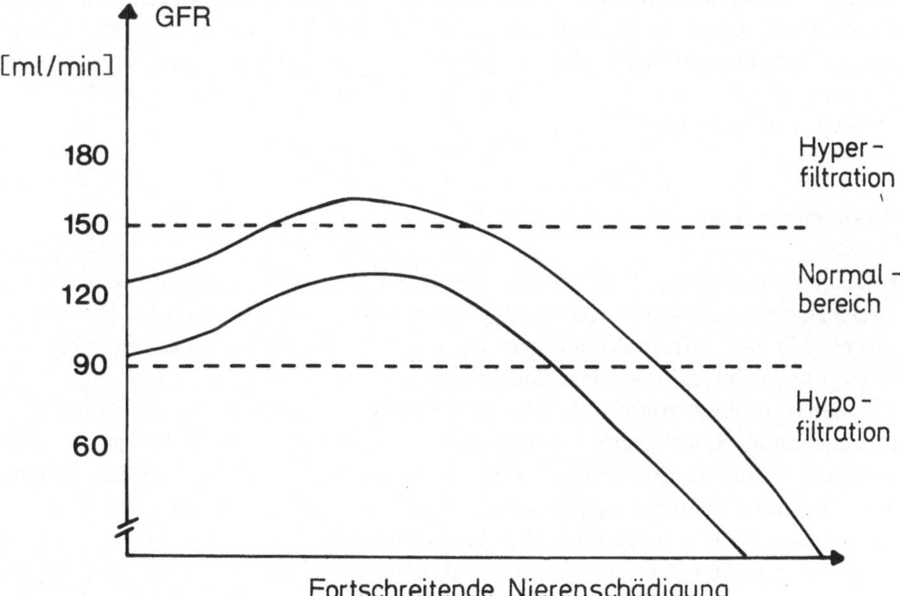

Abb. 2. Hypothetischer Verlauf der hypertensiven Nephropathie (Stadien)

Therapeutische Implikationen

Unter der Vorstellung, daß systemischer Bluthochdruck einen kausalen Einfluß auf glomeruläre Hypertension und Hypertrophie und bei der Entstehung von Glomerulosklerose hat, ergeben sich wichtige therapeutische Implikationen [34]. Die Reduktion von systemisch erhöhten Blutdruckwerten und glomerulärer kapillarer Wandanspannung könnte einen inhibitorischen Effekt auf die Entwicklung von schwerer Glomerulosklerose haben. Niedrige Eiweiß- und Phosphatdiäten zeigten sich als erfolgversprechende therapeutische Maßnahmen, da der onkotische Druck und damit eine Komponente des intraglomerulären Drucks gesenkt ist [7, 14, 17, 23]. Unter den antihypertensiven Medikamenten erscheint die Behandlung mit ACE-Hemmern besonders geeignet, um bei Patienten mit glomerulärer Hyperfiltration (und intraglomerulärem Hochdruck) wie auch bei Patienten mit bereits weiter fortgeschrittener Niereninsuffizienz eine Verlangsamung der progredienten Niereninsuffizienz zu bewirken [2, 8, 41]. ACE-Hemmer können bekanntermaßen durch eine Hemmung der Bildung von Angiotensin II zu einer Vasodilatation des Vas efferens führen. Hierdurch kommt es zu einer Senkung des intraglomerulären Drucks und Verringerung der Hyperfiltration.Bei 5/6-nephrektomierten Ratten konnten ACE-Hemmer zu einer deutlichen Reduktion der Hyperfiltration und Proteinurie im Vergleich zu der Behandlung mit einer gleich effektiven Dreierkombination von Antihypertensiva führen [24, 31]. Bei Nierenkranken verschiedener Ursache (die durch ein vermindertes funktionierendes Nierengewebe gekennzeichnet sind) wurde die Progression der Niereninsuffizienz verlangsamt [32]. Ebenso konnte bei Patienten mit diabetischer Nephropathie nach Gabe von ACE-Hemmern eine verminderte Verschlechterung der glomerulären Filtrationsleistungen nachgewiesen werden [8]. Somit erscheint die protektive Wirkung der ACE-Hemmer besonders bei hypertensiven Patienten mit Typ-I-Diabetes erfolgversprechend. Anzumerken bleibt, daß derzeit noch nicht letztlich geklärt ist, ob ACE-Hemmer generell anderen Antihypertensiva in ihren nephroprotektiven Eigenschaften überlegen sind [22, 29].

Zusammenfassung

Es zeigte sich, daß bei Patienten mit essentieller Hypertonie eine enge Korrelation zwischen dem linksventrikulären Hypertrophiegrad und Hyperfiltration, Mikroproteinurie und Mikroalbuminurie besteht. Als mögliche Erklärung mag die synergistische intraglomeruläre und systemisch intravasale Druckerhöhung gelten. Aus der Hypothese ergibt sich, daß diese Veränderungen der renalen Hämodynamik das initiale Stadium einer hypertensiven Nephropathie repräsentieren. Solange prospektive Untersuchungen fehlen, ist dies jedoch letztlich nicht bewiesen, obwohl klinische und tierexperimentelle Befunde dafür sprechen. Therapeutische Maßnahmen, die das Senken des systemischen Hochdrucks und/oder des intraglomerulären Druckes anstreben, sind vielversprechend in bezug auf die Inhibition der Entwicklung von progressiver Glomerulosklerose.

Literatur

1. Anderson S, Meyer TW, Renneke HG, Brenner BM (1985) Control of hypertension limits glomerular injury in rats with reduced renal mass. J Clin Invest 76:612–619
2. Anderson S, Renneke HG, Brenner BM (1986) Therapeutic advantage of converting enzyme inhibitors in arresting progressive renal disease associated with systemic hypertension. J Clin Invest 77:1993–2000
3. Azar S, Tobian L, Johnson MA (1974) Glomerular efferent arteriolar, peritubular capillary, and tubular pressures in hypertension. Am Physiol 227:1045–1050
4. Baldwin BS, Neugarten J (1986) Blood pressure control and progression of renal insufficiency. In: Mitch WE, Brenner BM, Stein JH (eds) The progressive nature of renal disease. Churchill Livingstone, New York, pp 81–110
5. Bay WH, Herbert LA (1987) The living donor in kidney transplantation. Ann Intern Med 106:719–727
6. Bianchi G, Fox U, Di Francesco DF, Giovanetti AM, Pagetti D (1974) Blood pressure change produced by kidney cross-transplantation between spontaneously hypertensive rats and normotensive rats. Clin Sci Mol Med 47:435–488
7. Bidani AK, Schwartz MM, Lewis EJ (1987) Renal autoregulation and vulnerability to hypertension injury in remnant kidney. Am J Physiol 252:F1003–1009
8. Björck S, Nyberg G, Mulec H, Granerus G, Herlitz H, Aurell M (1986) Beneficial effects of angiotensin converting enzyme inhibition on renal function in patients with diabetic nephropathy. B Med J 293:471–474
9. Carasola G, Cottono S (1989) Microalbuminuria as a predictor of cardiovascular damage in essential hypertension. J Hypertens [Suppl 6] 7:332–333
10. Chanutin A, Ferris EB (1972) Experimental renal insufficiency produced by partial nephrectomy I. Control diet. Arch Int Med 49:767–772
11. Chavers BM, Bilous RW, Ellis EN, Steffes MW, Mauer MS (1989) Glomerular lesions and urinary albumin excretion in type I diabetes without overt proteinuria. N Engl J Med 320:966–970
12. Devereux RB, Alonso DR, Lutas EM, Gottlieb GJ, Campo E, Sachs I, Reichek N (1986) Echocardiographic assessment of left ventricular hypertrophy: Comparison to necropsy findings. Am J Cardiol 57:450–458
13. El Nahas AM (1989) Glomerulosclerosis: Are we any wiser? Klin Wochenschr 67:876–881
14. Evanoff GV, Thompson CS, Brown J, Weinman EJ (1987) The effect of dietary protein restriction on the progression of diabetic nephropathy. Arch Intern Med 147:492–495
15. Fox U, Bianchi G (1976) The primary role of the kidney in causing the blood pressure difference between the Milan hypertensive strain (MHS) and normotensive rats. Clin Exp Pharmacol Physiol 3:71–74
16. Guidi E, Bianchi G, Dallosta U, Cantaluppi A, Mandelli V, Vallino F, Polli E (1982) Influence of familial hypertension of the donor on the blood pressure and antihypertensive therapy of kidney graft recipients. Nephron 30:318–323
17. Harris DCH, Falk SA, Conger JB (1988) Phosphate restriction reduces proteninuria of the anephrectomized diabetic rat. Am J Kidney Dis 11:489–498
18. Heeg JE, de Jong PR, Henn GK van der, de Zeener D (1987) Reduction of proteninuria by angiotensin converting enzyme inhibition. Kidney Int 32:78–83
19. Hostetter TH, Olson JL, Rennke HG, Venkatachalam MA, Brenner BM (1981) Hyperfiltration in remnant nephrons: a potentially adverse response to renal ablation. Am J Physiol 241:F85–93
20. Kasiske BL, O'Donell MP, Garvis WJ, Keane WP (1988) Pharmacological treatment of hyperlipidema reduces glomerular injury in the rat 5/6 nephrectomy model of chronic renal failure. Circ Res 862:367–374
21. Kobrin I, Pegram BL, Frohlich ED (1985) Acute pressure increase and intrarenal hemodynamics in conscious WKY and SHR rats. Am J Physiol 249:H1114–H1118
22. Mann J, Ritz E (1987) Antihypertensive Therapie und Progression der Niereninsuffizienz. Fortschr Med 105:702–712

23. Maschio G, Oldrizzi L, Regin G et al. (1987) Factors affecting progression of renal failure in patients on long-term dietary protein restriction. Kidney Int [Suppl 22] 32:49–52
24. Meyer TW, Anderson S, Rennke HG, Brenner BM (1986) Converting enzyme inhibitor therapy limits progressive glomerular injury in rats with renal insufficiency. Am J Med 79:31–36
25. Mogensen CE, Christensen CK (1984) Predicting diabetic nephropathy in insulin-dependant diabetes. N Engl J Med 311:89–93
26. Nath KA, Kren SM, Hostetter TH (1986) Dietary protein restriction in established renal injury in the rat: selective role of glomerular capillary pressure in progressive glomerular dysfunction. Clin Invest 78:1199–1206
27. O'Donnell MP, Michels C, Kasiske BL (1985) Adriamycin induced chronic proteinuria: a structural and functional study. J Lab Clin Med 106:62–67
28. Parving HH, Jensen HE, Mogensen CE, Erwin PE (1974) Increased urinary albumin excretion rate in benign essential hypertension. Lancet I:1190–1192
29. Parving HH, Anderson AR, Smidt VM, Hommel E, Mathiesen E, Svendson PA (1987) Effect of antihypertensive treatment on kidney function in diabetic nephropathy. Br Med J 294:1443–1447
30. Perera GA (1955) Hypertensive vascular disease; description and natural history. J Chronic Dis 1:33–42
31. Raij L, Chon XC, Oivens R, Wrigley B (1985) Therapeutic implications of hypertension induced glomerular injury. Comparison of enalapril and a combination of hydralazine, reserpine, and hydrochlorothiazide in an experimental model. Am J Med [Suppl 32c] 79:37–41
32. Reisch C, Mann J, Ritz E (1987) Konversionsenzymhemmer in der antihypertensiven Therapie niereninsuffizienter Patienten. Dtsch Med Wochenschr 112:1249–1253
33. Rosenberg WL (1983) The glomerular origin of essential hypertension. Med Hypotheses 10:167–171
34. Rostand SG, Brown G, Krik KA et al. (1989) Renal insufficiency in treated essential hypertension. N Engl J Med 320:684–688
35. Ruskin A (1956) Classics in arterial hypertension. Thomas, Springfield JL
36. Savage DD, Garrison RJ, Kannel WB et al. (1987) The spectrum of left ventricular hypertrophy in a general population sample: The Framingham Study. Circulation [Suppl I] 75:126–133
37. Schmieder R, Grube E, Rüddel H, Schlebusch H, Schulte W (1990) Bedeutung der Mikroproteinurie zur Früherkennung hypertoniebedingter Endorganschädigungen. Klin Wochenschr 68:256–262
38. Schmieder RE, Garavaglia GE, Schächinger H, Messerli FH (1990) Glomerular hyperfiltration in essential hypertension. JAMA 264:2775–2780
39. Valdorf-Hansen F, Jensen T, Borch-Johnsen K, Deckert T (1987) Cardiovascular risk factors in type (insulin-dependent) diabetic patients with and without proteinuria. Acta Med Scand 227:439–444
40. Viberti GC, Jarrett RJ, Mahmud U, Hill RD, Argyropoulos A, Keen H (1982) Microalbuminuria as a predictor of clinical nephropathy in insulin-dependent diabetes mellitus. Lancet I:1430–1432
41. Zatz R, Dunn BR, Meyer TW, Anderson S, Rennke HG, Brenner BM (1986) Prevention of diabetic glomerulopathy by pharmacological amelioration of glomerular capillary hypertension. J Clin Invest 77:1925–1930

Antihypertensiva und renale Hämodynamik

H. J. KRAMER

Einleitung

Die Langzeitprotektion gegenüber renalen Funktionsverlusten oder morphologischen Veränderungen stellt im Rahmen der hypertensiven Endorganschädigung einen wichtigen Aspekt moderner antihypertensiver Therapie dar. Während ein erhöhtes Risiko für Nierenerkrankungen bei Patienten mit milder Hypertonie nicht sicher nachgewiesen wurde, ist bei Patienten mit schwerer oder maligner Hypertonie der Übergang in ein progressives Nierenversagen als lebensbedrohliche Komplikation bekannt, kann jedoch durch adäquate antihypertensive Behandlung verhindert werden. Man kann außerdem davon ausgegangen, daß ein länger bestehender unkontrollierter Bluthochdruck von renalen Störungen begleitet wird, die schließlich zum Endstadium der Niereninsuffizienz führen können.

In den frühen Stadien der essentiellen Hypertonie ist die renale Funktionsstörung durch eine glomeruläre Hyperfiltration und eine erhöhte Kapillarwand-Spannung gekennzeichnet. In späteren Stadien der hypertensiven Nephropathie führt die Destruktion einer ständig zunehmenden Anzahl von Nephronen ebenfalls zu einer Hyperfiltration der verbleibenden Glomeruli und nachfolgender Hypertrophie, die schließlich in eine Glomerulosklerose einmündet. Neuere experimentelle Studien [33, 34] über das Fortschreiten der Nierenschädigung von der glomerulären Hyperfiltration zur Hypertrophie und schließlich zur Glomerulosklerose zeigen jedoch, daß diese beiden Aspekte, nämlich einerseits die funktionelle Hyperfiltration und andererseits die morphologischen Veränderungen voneinander getrennt betrachtet werden müssen. Da verschiedene Mechamismen diesen Zuständen ursächlich zugrunde liegen können [33, 34], sollten sich daraus entsprechend verschiedene pharmakologische Ansätze ableiten lassen.

Unabhängig von dem Mechanismus des relativen Anstiegs der glomerulären Filtration, d. h. der relativen glomerulären Hyperfiltration, erscheint es daher nicht gerechtfertigt, antihypertensive Medikamente einzusetzen, die eine weitere Zunahme des glomerulären Filtrationsdruckes und somit eine vermehrte Einschleusung von Makromolekülen in das glomeruläre Mesangium verursachen können. Bei Vorhandensein einer vorbestehenden renalen Vasokonstriktion sollte außerdem eine weitere Beeinträchtigung des renalen Plasmaflusses vermieden werden.

Die pharmakologische Protektion sollte neben der Blutdrucksenkung in einer Normalisierung des renalen Plasmaflusses und einer Reduktion des glomerulären

Filtrationsdruckes bestehen. Beim Menschen kann diese Form der potentiellen Nephroprotektion durch antihypertensive Medikamente nur indirekt durch Änderungen der Filtrationsfraktion, also des Verhältnisses von glomerulärer Filtrationsrate zu renalem Plasmafluß erfaßt werden. Weitere präventive Maßnahmen sollen die Ausbildung einer Glomerulushypertrophie und damit ein Fortschreiten zur Glomerulosklerose verhindern.

Renale Hämodynamik bei der essentiellen Hypertonie: Einfluß von Angiotensin II

In einer früheren Untersuchung konnten wir zeigen, daß die glomeruläre Filtrationsrate (GFR) bei jungen Patienten mit milder bis moderater essentieller Hypertonie trotz erhöhtem renalem Gefäßwiderstand und vermindertem renalen Plasmafluß normal bleibt [27]. Diese Effekte resultieren wahrscheinlich aus einer Aktivierung des symphatischen Nervensystems und aus einer verstärkten vaskulären Sensitivität gegenüber Angiotensin II. Im folgenden werden kurz die Effekte von Angiotensin II auf die renale Hämodynamik zusammengefaßt (zur Übersicht s. auch [20]).

Die endogene Stimulation der systemischen und lokalen Angiotensin-II-Bildung in der Niere führt zu einer Abnahme des renalen Plasmaflusses und wahrscheinlich auch zu einer Abnahme der tiefen Nierenrinden- und -Markdurchblutung. Diese wird durch die intrarenale Verteilung des Angiotensinkonversionsenzyms (ACE) unterstützt, das charakteristischerweise eine hohe Aktivität in den tieferen Rindenschichten und in dem äußeren Teil des inneren

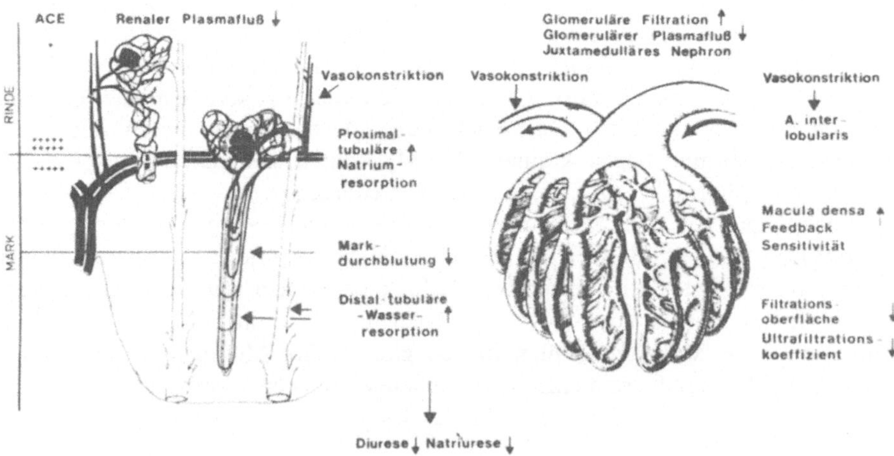

Abb. 1. Beeinflussung der renalen Funktion durch Angiotensin II; *Pluszeichen:* Intensität und Lokalisation von ACE (+/+++++ = mäßig/stark ausgeprägt); ↑/↓ = verstärkt/reduziert

Nierenmarkstreifens aufweist (Abb. 1). Zusätzlich zeigen die Vasa recta im Nierenmark eine hohe Dichte von Angiotensin-II-Rezeptoren und legen somit nahe, daß gerade dieses Peptid den medullären Blutfluß wesentlich beeinflußt. Angiotensin II reguliert die GFR vornehmlich durch seine konstriktorische Wirkung auf die efferente Arteriole, wohingegen seine Wirkung auf die afferente Arteriole zum Teil durch das renale Prostaglandinsystem moduliert wird. Zusammenfassend bedeutet dies, daß bei verminderter renaler Durchblutung die GFR durch einen Anstieg des Filtrationsdruckes beibehalten wird, was aus einer vermehrten Konstriktion der efferenten glomerulären Arteriole resultiert. Angiotensin II ist auch in der Lage, die Sensitivität des Feedback-Mechanismus zwischen Tubulus und Glomerulus zu modulieren und eine Kontraktion der Mesangiumzellen zu bewirken, die wiederum in einem veränderten Ultrafiltrationskoeffizienten resultiert. Schließlich wird auch noch eine gesteigerte Proliferation der Mesangiumzellen durch Angiotensin als Wachstumsfaktor oder Wachstumspromotor diskutiert.

Antihypertensiva und renale Hämodynamik

Da ein verminderter renaler Plasmafluß mit einer relativen glomerulären Hyperfiltration, die sich durch einen Anstieg der FF manifestiert, als Frühzeichen einer hypertensiven Nierenbeteiligung gilt, sollte das Ziel moderner antihypertensiver Behandlung in der Korrektur eben dieser Faktoren liegen. Das bedeutet Beibehaltung oder Verbesserung des renalen Plasmaflusses (RPF) und mit gleichzeitiger Reduktion des glomerulären Filtrationsdruckes. Dies kann in unterschiedlichem Ausmaß durch bestimmte antihypertensive Medikamente oder Medikamentenkombinationen erreicht werden. Dazu soll zunächst eine kurze Übersicht über die Auswirkungen der verschiedenen Gruppen von Antihypertensive auf den RPF, die GFR und die FF dienen, und zwar von Diuretika, zentral und peripher wirksamen Sympatholytika und von direkten Vasodilatatoren. Abschließend werden die Effekte neuerer Substanzklassen, d. h. von Kalziumantagonisten und ACE-Hemmern, auf die renale und intrarenale Hämodynamik dargestellt.

Diuretika

Nach 3- und 6wöchiger Behandlung mit herkömmlichen Thiaziden wurde eine Verminderung der GFR und des RPF nachgewiesen, wobei also die FF unverändert blieb ([18]; Tabelle 1). Nach längeren Behandlungszeiten kann der RPF wieder zu normalen Ausgangswerten zurückkehren, die GFR bleibt aber meist reduziert. Unterschiede können jedoch zwischen Thiaziden und Schleifendiuretika wie Hydrochlorothiazid bzw. Furosemid, Bumetanid oder Ethacrynsäure bestehen; letztere hemmen den tubulo-glomerulären Feedbackmechanismus

Tabelle 1. Antihypertensive Therapie und renale Hämodynamik

Arzneistoff	GFR	RPF	FF	Literatur
Hydrochlorothiazid	↓	↓	–	Kaplan 1975 [18]
Hydrochlorothiazid und Methyldopa	–	–	–	Kaplan 1975 [18]
Prazosin	↑	–	↑	Bauer et al. 1984 [2]
Indoramin	↑	↑	–	Bauer et al. 1984 [2]
Clonidin	–	– ((↑))	– ((↓))	Green et al. 1984 [15]
Acebutolol	–	↓	↑	Dreslinski et al. 1979 [8]
Mepindolol	–	–	–	Ruilope et al. 1983 [30]
Nadolol	–	– (↑)	–	Danesh et al. 1984 [7] O'Connor et al. 1982 [26]
Propanolol	↓	↓	–	Ruilope et al. 1983 [30] Bauer 1983 [1] Danesh et al. 1984 [7]

und verhindern somit zumindest teilweise eine Abnahme der GFR und des RPF (Übersicht in [19]).

Sympatholytika

Die Senkung der GFR und des RPF durch Hydrochlorothiazid kann durch die gleichzeitige Gabe von Methyldopa vermieden werden [18]. Clonidin selbst zeigte ebenfalls keine Beeinträchtigung von GFR und RPF ([15]; Tabelle 1).

Die postsynaptischen α-Blocker Prazosin und Indoramin erhöhen die GFR. Während Prazosin dabei keinen Effekt auf den RPF hat, steigt unter Indoramingabe die renale Perfusion an [2, 3]. Daraus ergibt sich, daß die FF bei Anwendung von Prazosin ansteigt, aber unter der Behandlung mit Indoramin unverändert bleibt.

Verschiedene β-Blocker haben unterschiedliche Auswirkungen auf GFR und RPF. So führt Acebutolol zur Abnahme des RPF, ohne dabei die GFR zu beeinflussen [8]. Die FF steigt also an. Mepindolol wiederum beeinflußt weder GFR noch RPF [30]. Im Gegensatz dazu ist Propanolol seit langem dafür bekannt, sowohl die GFR als auch den RPF zu verringern [1, 7, 30]. Die FF bleibt also unverändert. Nadolol wird insofern eine einzigartige Eigenschaft zugeschrieben, als es zu einer Zunahme des RPF bei gleichzeitig unveränderter GFR führt. Dies wird der Stimulation von dopaminergen Rezeptoren durch Nadolol zugeschrieben [7, 26]. Die Eigenschaft, den renalen Plasmafluß zu erhöhen, scheint speziell β-Blockern mit eigensympathischer Aktivität zuzukommen (Übersicht in [11]).

Direkte Vasodilatatoren

Hydralazin ist dafür bekannt, eine Zunahme des RPF mit paralleler Veränderung der GFR zu bewirken [31] oder aber die bei Patienten mit verminderter renaler Perfusion bleiben GFR und RPF unbeeinträchtigt [17]. Bei Hunden zeigte Minoxidil keine Auswirkung auf die GFR oder den RPF; es konnte jedoch eine Umverteilung der renalen Durchblutung zu tiefer gelegenen Rinden- und Markschichten dokumentiert werden [36]. Bei Patienten mit essentieller Hypertonie, die für 1 bis 2 Wochen mit Minoxidil behandelt worden waren, blieben GFR und RPF unverändert [13, 14]. Unter Langzeitbehandlung von Hypertonikern mit oder ohne Nierenfunktionseinschränkung mit Minoxidil wurde keine Beeinträchtigung der Nierenfunktion beobachtet [5, 6, 23, 25].

Tabelle 2. Einfluß von Kalziumantagonisten auf die renale Hämodynamik

		GFR	RPF	FF	Literatur
Diltiazem	GFR > 80	↓	↓	–	Bauer u. Reams 1989 [4]
	GFR < 80	↑	↑	–	
Nifedipin	GFR > 80	↑	↑	–	Reams et al. 1988 [28]
	GFR < 80	↑	↑	–	Bauer u. Reams 1989 [4]

Kalziumantagonisten

Die Kalziumantagonisten Diltiazem und Nifedipin bewirken einen Anstieg der GFR und des RPF bei Patienten mit einer GFR unter 80 ml/min [4] und führen somit zu keiner Änderung der FF. Während Diltiazem zu einer Reduktion von GFR und RBF bei Patienten mit einer GFR über 80 ml/min zu führen scheint, tritt nach Nifedipin eine Steigerung von GFR und RPF auch in dieser Gruppe von Patienten ein [4, 28]. In allen Studienpopulationen blieb die FF unverändert (Tabelle 2). Untersuchungen mit Verapamil demonstrierten, daß die Gabe von Kalziumantagonisten beim Kaninchen zu einer Beeinflussung der renalen Autoregulation führen kann, und zwar insbesondere im Bereich höherer renaler Perfusionsdrucke [22]. Aus den Befunden ergibt sich, daß bei renalen Perfusionsdrücken über 100 mm Hg die Autoregulation außer Kraft tritt und bei weiterer Zunahme des renalen Perfusionsdruckes sowohl GFR als auch RBF ansteigen. Nach erfolgreicher Senkung des Blutdrucks durch Kalziumantagonisten kommt es dann aber mit Abnahme des renalen Perfusionsdruckes wieder zur normalen Autoregulation von GFR und renalem Plasmafluß.

ACE-Hemmer

Bei Hunden haben Wong et al. [32] nachgewiesen, daß die ACE-Hemmung zu einer Abnahme des renalen Gefäßwiderstandes und einer Zunahme des renalen Plasmaflusses führt, und zwar sowohl unter Kochsalzrestriktion als auch bei normaler Kochsalzzufuhr. Dagegen fand sich kein Einfluß auf den renalen Blutfluß, wenn die Tiere eine hohe Natriumzufuhr oder zusätzliche Desoxykortikosteronazetat erhielten. Die Autoren konnten demonstrieren, daß der Anstieg des RBF nach ACE-Hemmung um so größer ist, je mehr die endogene Angiotensin-II-Produktion vor der ACE-Hemmer-Behandlung stimuliert war. Mimran et al. [24] konnten zudem bei der Ratte beobachten, daß dieser Anstieg des RBF vor allem von einem Anstieg der Durchblutung tiefer Rindenschichten begleitet wird. So blieb der RBF der äußeren Rinde unter Captopril praktisch unverändert, während der RBF zu tieferen Rindenabschnitten und insbesondere der Blutfluß zu den juxtamedullären Nephronen signifikant anstieg. Zu einer noch deutlicheren Zunahme führte die chronische Behandlung mit Captopril. Dieses Phänomen ist nicht weiter überraschend, da einerseits die höchsten Aktivitäten des ACE in Glomerula und nahegelegenen Gefäßen der tieferen Rindenschicht wie auch in der inneren Schicht der äußeren Medulla vorliegen, wo zudem noch spezifische Angiotensin-II-Rezeptoren in großer Dichte im Bereich der Vasarecta nachweisbar sind. Im Hinblick auf die renale Autoregulation konnten Rosivall et al. [29] unter Captopril keine signifikanten Änderungen der normalen Autoregulation von RBF und GFR bei Änderungen des renalen Perfusionsdrucks beobachten. Die Streuung der Daten für die GFR im niedrigen Bereich renaler Perfusionsdrucke läßt jedoch geringe Änderungen der Autoregulation bei einzelnen Tieren vermuten (Abb. 2).

Beim Menschen fanden Hollenberg et al. [16], daß ACE-Hemmer zu einer Zunahme des RBF bei normotensiven und noch deutlicher bei hypertensiven Patienten führt. Dieser Anstieg des RBF war abhängig vom Ausmaß der endogenen Stimulation der Angiotensin II-Bildung, d. h. der Anstieg des RBF

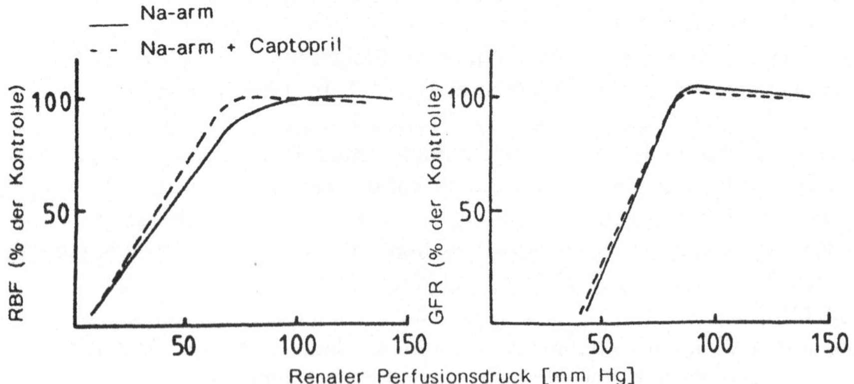

Abb. 2. Beeinflussung der renalen Autoregulation durch den ACE-Hemmer Captopril. (Nach [29])

bei Normotonen und hypertonen Patienten war während reduzierter Salzzufuhr signifikant größer als während vermehrter Salzzufuhr [32]. In einer neueren Studie an Patienten mit milder bis mäßiger essentieller Hypertonie beobachteten wir, daß die GFR (endogene Kreatininclearance) bei den Hypertonikern mit mäßig herabgesetzte GFR signifikant ansteigt, dagegen bei Patienten mit normaler oder hoher GFR keine Änderungen nach 4wöchiger Behandlung nachweisbar war [20].

Der Anstieg des RBF nach ACE-Hemmung mit einem vornehmlichen Anstieg der Nierenmarkdurchblutung könnte auch Auswirkungen auf die exkretorische Nierenfunktion haben. Der gleichzeitige Anstieg des interstitiellen Perfusionsdruckes bewirkt eine gesteigerte Salzausscheidung durch Hemmung der Natriumchloridresorption in den Tubulussegmenten der inneren und äußeren Medulla. Zusätzlich führt der Anstieg des medullären Blutflusses mit dem ihm eigenen Auswascheffekt zu einer Abnahme der Osmolarität des Markgewebes und damit zu einer funktionellen Antagonisierung der Vasopressinwirkung im Bereich der kortikalen und medullären Sammelrohre. Daraus resultiert eine Zunahme der renalen Flüssigkeitsexkretion ([20]; renale Effekte der ACE-Hemmung s. unten). Wenn diese beiden Effekte der gesteigerten Nierenmarkdurchblutung, nämlich gesteigerte Natriurese und Diurese, unter chronischer ACE-Hemmung persistieren, wie vonMimran et al. [24] bei salzverarmten Ratten gezeigt, dann könnte dies auch eine erhöhte Salz- und Wasserzufuhr nach ACE-Hemmung erklären, um das Defizit an extrazellulärem Flüssigkeitsvolumen auszugleichen.

Renale Effekte von ACE-Hemmern bei essentieller Hypertonie

- Hämodynamische Effekte:
  Abnahme des renalen Gefäßwiderstandes,
  Zunahme des RBF,
  intrarenale Umverteilung des RBF;
  GFR unverändert, wenn vorher normale Na-Zufuhr,
  Zunahme, wenn vorher niedrige Na-Zufuhr;
  Abnahme der FF;
- Exkretorische Nierenfunktion;
  initiale Natriurese,
  kein Kaliumverlust,
  Zunahme der Frei-Wasserclearance,
  keine übertriebene Natriurese unter i.v.-NaCl-Infusion,
  Abnahme der Proteinurie;
  Schutz der Nierenfunktion.

Zusammenfassung

Die bisherigen experimentellen Befunde lassen vermuten, daß Kalziumantagonisten die Niere vor ischämischen und toxischen Tubulusschäden sowie vor einer Nephrokalzinose schützen. ACE-Hemmer scheinen eine glomeruläre Hyperfiltration zu verhindern. Darüberhinaus bewirkten ACE-Hemmer in verschiedenen Tiermodellen einen Schutz vor der Entwicklung einer Glomerulosklerose, der unabhängig von ihrem jeweiligen Effekt auf den glomerularen Kapillardruck war [12]. Diese offenbar antiproliferative Eigenschaft scheinen aber sowohl Kalziumantagonisten als auch ACE-Hemmer zu besitzen (s. unten). Ihr könnte für die Prävention der Glomerulosklerose eine besondere Bedeutung zukommen [9]. Beide Substanzgruppen scheinen das intrazelluläre Kalziumsignal zu modifizieren, das das Zusammenspiel der Wachstumsfaktoren vermittelt.

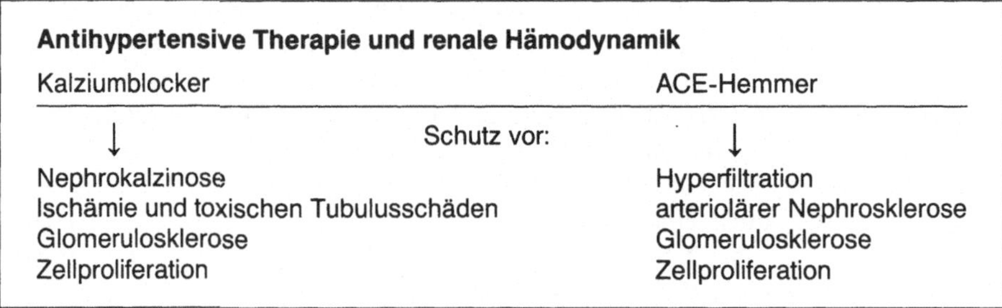

Antihypertensive Therapie und renale Hämodynamik

Kalziumblocker		ACE-Hemmer
↓	Schutz vor:	↓
Nephrokalzinose		Hyperfiltration
Ischämie und toxischen Tubulusschäden		arteriolärer Nephrosklerose
Glomerulosklerose		Glomerulosklerose
Zellproliferation		Zellproliferation

Interessanterweise läßt sich eine Glomerulosklerose, die sich nach $^5/_6$-Nephrektomie bei spontan hypertensiven Ratten entwickelt, nicht nur durch ACE-Hemmer, sondern auch effektiv durch eine konventionelle Dreifachtherapie verhindern, d. h. durch die Kombination von Hydrochlorothiazid, Reserpin und Hydralazin [10, 35]. Diese Beobachtung spricht einerseits für die überragende Bedeutung der Blutdrucksenkung für die Verhinderung der Progression einer Niereninsuffizienz. Andererseits könnte der Befund darauf hinweisen, daß eine Aktivierung von intrazellulärer löslicher Guanylatzyklase auch durch Hydralazin möglich ist und zu einer verminderten Kalziumfreisetzung aus intrazellulären Kalziumspeichern führen könnte.

Literatur

1. Bauer JH (1983) Effects of propanolol therapy on renal function and body fluid composition. Arch Int Med 143:927–931
2. Bauer JH, Jones LB, Gaddy P (1984) Effects of indoramin therapy on BP, renal function, and body fluid composition. Arch Int Med 144:308–312
3. Bauer JH, Jones LB, Gaddy P (1984) Effects of prazosin therapy on BP, renal function, and body fluid composition. Arch Int Med 144:1196–1200
4. Bauer JH, Reamns GP (1989) Do calcium antagonists protect the human hypertensive kidney? Am J Hypertens 2:173S–178S
5. Brooks CS, Bauer JH (1979) Treatment of refractory hypertension with minoxidil. Cardiovasc Med 2:683–689

6. Campese VM, Stein D, DeQuattro V (1979) Treatment of severe hypertension with minoxidil: Advantages and limitations. J Clin Pharmacol 19:231–241
7. Danesh BJZ, Brunton J, Sumner DJ (1984) Comparison between short-term renal haemodynamic effects of propanolol and nadolol in essential hypertension: a cross-over study. Clin Sci 67:243–248
8. Dreslinski GR, Aristimuno GG, Messerli FH, Suarez DH, Frohlich ED (1979) Effects of beta-blockade with acebutolol on hypertension, hemodynamics, and fluid volume. Clin Pharmacol Ther 26:562–565
9. Dworkin LD, Benstein JA (1989) Impact of antihypertensive therapy on progressive kidney damage. Am J Hypertens 2:162S–172S
10. Dworkin LD, Grosser M, Feiner HD, Ullian M, Parker M (1989) Renal vascular effects of antihypertensive therapy in uninephrectomized SHR. Kidney Int 35:790–798
11. Epstein M, Oster JR (1982) Beta-blockers and the kidney. Miner Electrolyte Metab 8:237–254
12. Fogo A, Yoshida Y, Glick AD, Homma T, Ichikawa I (1988) Serial micropuncture analysis of glomerular function in two rat models of glomerular sclerosis. J Clin Invest 82:322–330
13. Gilmore E, Weil J, Chidsey C (1970) Treatment of hypertension with vasodilator and beta-blockade. N Engl J Med 282:521–527
14. Gottlieb TB, Katz FH, Chidsey C (1972) Combined therapy with vasodilator drugs and beta-adrenergic blockade in hypertension: A comparative study of minoxidil and hydralazine. Circulation 25:571–582
15. Green S, Zawada ET Jr, Muakkassa W et al. (1984) Effect of clonidine therapy on renal hemodynamics in renal transplant hypertension. Arch Intern Med 144:1205–1208
16. Hollenberg NK, Meggs LG, Williams GH, Katz J, Garnic JD, Harrington DP (1981) Sodium intake and renal responses to captopril in normal man and in essential hypertension. Kidney Int 20:240–245
17. Judson WE, Hollander W, Wilkins RW (1956) The effects of intravenous apresoline (hydralazine) on cardiovascular and renal function in patients with and without congestive heart failure. Circulation 13:664–674
18. Kaplan NM (1975) Antihypertensive drugs in combination. Effects of methyldopa on thiazide-induced changes in renal hemodynamics and plasma renin activity. Arch Intern Med 135:660–663
19. Kramer HJ (1990) Diuretics. In: Ganten D, Mulrow PJ (eds) Pharmacology of antihypertensive therapeutics. Springer, Berlin Heidelberg New York Tokyo, Handbook of Experimental Pharmacology, vol 93, pp 21–63
20. Kramer HJ (1988) Hemmung des Angiotensin-Konversionsenzyms – Einfluß auf Nierenfunktion and Elektrolythaushalt. Z Kardiol [Suppl 3] 77:39–35
21. Kramer HJ, Predel HG, Meyer-Lehnert H (1990) Angiotensin-converting enzyme inhibition in patients with essential hypertension. Clin Physiol Biochem [Suppl 1] 8:16–24
22. Lin H, Young DB (1988) The antihypertensive mechanism of verapamil: alteration of glomerular filtration rate regulation. Hypertension 11:639–644
23. Mehta PK, Mamdani B, Shansky RM, Mahurkar SD, Dunea G (1975) Severe hypertension: Treatment with minoxidil. JAMA 233:249–252
24. Mimran A, Jover B, Casellas D (1984) Renal adaptation to sodium deprivation. Effect of captopril in the rat. Am J Med 76 5B:14–21
25. Nawar T, Nolin L, Plante GE, Caron C, Montambault P (1977) Long-term treatment of severe hypertension with minoxidil. Can Med Assoc J 117:1178–1182
26. O'Connor DT, Barg AP, Duchin KL (1982) Preserved renal perfusion during treatment of essential hypertension with the betablocker nadolol. J Clin Pharmacol 22:187–195
27. Predel HG, Schulte-Vels O, Glänzer K, Geller C, Meyer-Lehnert H, Kramer HJ: Atrial natriuretic peptide in essential hypertensive patients. Am Heart J (in press)
28. Reams GP, Harmory A, Lau A, Bauer JH (1988) Effect of nifedipine on renal function in patients with essential hypertension. Hypertension 11:452–456
29. Rosivall L, Youngblood P, Navar LG (1986) Renal autoregulatory efficiency during angiotensin-converting enzyme inhibition in dogs on a low sodium diet. Renal Physiol 9:18–28

30. Ruilope LM, Garcia-Robles R, Paya C, Alcazar JM, Parade J, Sancho J, Rodicio JL (1983) Comparative study of the effect of propanolol and mepindolol on renal function and the renin-angiotensin-aldosterone axis in essential hypertension. J Hypertens [Suppl 2] 1:340–341
31. Wilkinson EL, Backman H, Hecht HH (1952) Cardiovascular and renal adjustments to a hypotensive agent (1-hydrazinophthalazine Ciba BA-5968, Apresoline). J Clin Invest 31:872–879
32. Wong PC, Zimmerman BG (1982) Dependence of renal vasodilator effect of captopril on prevailing plasma renin level in the dog: influence of DOCA-salt treatment. Clin Sci 63:355–360
33. Yoshida Y, Fogo A, Ichikawa I (1989) Glomerular hemodynamic changes vs. hypertrophy in experimental glomerular sclerosis. Kidney Int 35:645–660
34. Yoshida Y, Fogo A, Shiraga H, Glick AD, Ichikawa I (1988) Serial micropuncture analysis of single nephron function in the rat model of subtotal renal ablation. Kidney Int 33:855–867
35. Yoshida Y, Kawamura T, Ikoma M, Fogo A, Ichikawa I (1989) Effects of antihypertensive drugs on glomerular morphology. Kidney Int 36:626–635
36. Zins GR (1974) Alterations in renal function during vasodilator therapy. In: Wesson LG, Fanelli GM (eds) Recent advances in renal physiology. Univ Park Press, Baltimore, pp 165–186

Einfluß von ACE-Hemmern auf den renalen Funktionsverlust: Experimentelle und klinische Studien

E. Ritz, R. Nowack, M. Zeier

Einleitung

Für die diabetische Nephropathie sind eindrucksvolle Belege erbracht worden, daß ein erhöhter Blutdruck im Systemkreislauf mit beschleunigtem Verlust glomerulärer Filtration einhergeht [15, 31] und daß dieser Prozeß durch eine effektive antihypertensive Therapie umkehrbar ist [16]. Im Gegensatz hierzu ist die Auswirkung erhöhten Blutdrucks auf den Nierenfunktionsverlust bei anderen Nierenerkrankungen weniger gut gesichert. In einer kürzlich veröffentlichten Studie wurde das Fortschreiten der Niereninsuffizienz anhand der Änderung des Kehrwertes der Serumkreatininkonzentration mit der Zeit erfaßt. Mit diesem Verfahren wurde ein geringerer Verlust der Nierenfunktion bei den Patienten nachgewiesen, deren durchschnittlicher diastolischer Blutdruck unter 90 mm Hg im Vergleich zu über 90 mm Hg gelegen hatte [2]. Weiterhin zeigten Rambausek und Mitarbeiter in einer prospektiven Untersuchung bei 30 Patienten mit primär chronischer Glomerulonephritis, die trotz entsprechender Empfehlung an den Hausarzt keine antihypertensive Medikation erhalten hatten, daß der mitttlere arterielle Blutdruck zum Zeitpunkt der Nierenpunktion den Verlust der glomerulären Filtration nach zwei Jahren vorhersagte [22]. Von anderen Arbeitsgruppen wurde ferner berichtet, daß eine Beziehung gefunden wird zwischen arteriellem Blutdruck zum Zeitpunkt der Nierenbiopsie und histologischen Kennzeichen schlechter renaler Funktionsprognose sowie zunehmendem Nierenfunktionsverlust bei klinischer Verlaufsbeobachtung [11].

Es ist gegenwärtig unklar, welches Ausmaß der Blutdruckerhöhung für die Funktion einer vorgeschädigten Niere abträglich ist. Es mag jedoch nützlich sein, hier auf die möglicherweise analoge Situation bei diabetischer Retinopathie hinzuweisen. Knowler und Mitarbeiter fanden bei Patienten mit Typ-II-Diabetes, daß selbst ein gering erhöhter Blutdruck, der noch innerhalb der Normgrenze des arteriellen Blutdrucks (gemäß Definition der WHO) lag, zum Auftreten retinaler Läsionen korrelierte: Das Risiko von Exsudaten stieg bei Blutdruckwerten zwischen 120 und 150 mm Hg kontinuierlich an [10]. Da die Mikrozirkulation in der Niere und Retina viele Gemeinsamkeiten aufweist, ist ein vergleichbarer Einfluß des arteriellen Blutdrucks auf das renale Gefäßbett vorstellbar. In diesem Zusammenhang sind die vorläufigen Ergebnisse der MDRD („modification of diet in renal disease")-Studie interessant, die eine klare Beziehung zwischen Höhe des mittleren arteriellen Blutdrucks und Abnahme der glomerulären Filtrationsrate auch bei

Patienten mit einem mittleren arteriellen Blutdruck <107 mHg, d.h. gemäß der WHO-Definition innerhalb des normotenen Bereichs, belegen [9]. Diesem Ergebnis entspricht die Beobachtung bei Typ-I-Diabetikern, bei denen nach Auftreten einer Mikroalbuminurie zunächst ein Anstieg des Blutdrucks im normotonen Bereich gefunden wird, bevor eine manifeste Hypertonie vorliegt [19].

Die Möglichkeit, daß selbst ein geringfügiger Anstieg des Blutdrucks sich auf eine vorgeschädigte Niere nachteilig auswirkt, wirft mehrere Fragen auf:

1. Sollte bei beginnender Niereninsuffizienz selbst ein minimal erhöhter Blutdruckwert, der noch innerhalb des Normbereichs liegt, bereits behandelt werden?
2. Sollte der Blutdruck auf unter 90 mmHg diastolisch abgesenkt werden, obwohl üblicherweise als Zielblutdruck 90 mmHg diastolisch angestrebt wird? Für ein derartiges Procedere könnten neuere, wenngleich noch nicht definitiv abgesicherte, Befunde sprechen, daß bei Senkung des Blutdrucks unter 80 mmHg diastolisch die Nierenfunktion besser erhalten bleibt [21].

Häufigkeit der Hypertonie bei Patienten mit Nierenkrankheiten

Da in Zukunft möglicherweise selbst eine geringfügige Erhöhung des Blutdrucks bereits eine Indikation für die antihypertensive Behandlung darstellt, scheint es zunächst nützlich, zu untersuchen, wie häufig eine Hypertonie bei nichtdiabetischen Patienten im Initialstadium einer Nephropathie ist. Rambausek und Mitarbeiter [22] untersuchten Patienten mit bioptisch gesicherter chronischer Glomerulonephritis und stellten fest, daß die Häufigkeit einer Hypertonie (≥140/90 mmHG) um ein Mehrfaches über der in der Allgemeinbevölkerung lag, selbst dann, wenn das Serumkreatinin noch normal war (Tabelle 1). Ferner stellten wir bei Patienten mit der dominanten Form der Zystennieren fest, daß eine arterielle Hypertonie schon dann außerordentlich häufig vorkam, wenn das Serumkreatinin unter 1,2 mg/dl lag (Tabelle 2). Diese Beobachtung steht mit früheren Untersuchungen unserer Arbeitsgruppe in Einklang, die eine gestörte Druck-Natriurese-Beziehung auch bei Zystennierenpatienten feststellten, deren Inulinclearance noch normal war [27].

Tabelle 1. Erhöhter Blutdruck bei 102 Frauen mit primär chronischer Glomerulonephritis [22]

	Serumkreatinin [mg/dl]	Hochdruckanteil [%]
Frauen mit Glomerulonephritis	<1,1	35,5
(medianes Alter 35 Jahre	1,1–1,4	64,3
15–62 Jahre)	>1,4	75,0
Allgemeinbevölkerung[a] 30–39 Jahre	–	7,4
Allgemeinbevölkerung[a] 40–49 Jahre	–	21,0

[a] Häufigkeit eines erhöhten Blutdrucks (≥140/90 mm Hg) nach Stieber et al. [30a]

Tabelle 2. Erhöhter Blutdruck ($\geq$140/90 mm Hg) bei 47 Frauen mit autosomal dominanten Zystennieren (Erwachsenenform) und einem Serumkreatinin < 1,2 mg/dl

	n	[%]
Untersuchte Gruppe (Alter: 39 ± 15 Jahre)	28/47	67%
Allgemeinbevölkerung (Alter: 30–39 Jahre)[a]		7,4%

Tabelle 3. Arterielle Hypertonie bei Eltern von Patienten mit bioptisch gesicherter primär chronischer Glomerulonephritis [27]

Gruppe	Untersuchte Eltern
A	38 Patienten mit primär chronischer Glomerulonephritis
	28mal Hypertonie väterlicherseits
	35mal Hypertonie mütterlicherseits
	63mal Hypertonie bei Eltern (medianes Alter 57,7 Jahre)
	Prävalenz der arteriellen Hypertonie: 57%
B	125 Kontrollpatienten einer Unfallstation
	54mal Hypertonie väterlicherseits
	84mal Hypertonie mütterlicherseits
	138mal Hypertonie bei Eltern (medianes Alter 58,0 Jahre)
	Prävalenz der arteriellen Hypertonie: 33%

A vs. B: $p < 0{,}01$ (χ^2-Text).

Um die Sache noch komplizierter zu machen, haben neueste Untersuchungen unserer Arbeitsgruppe ergeben, daß die arterielle Hypertonie nicht nur die Folge einer Nierenerkrankung darstellt, sondern auch ihrerseits zur Entwicklung einer Nierenerkrankung prädisponieren kann. Wie in Tabelle 3 dargestellt, hatten 57% der Eltern, bei deren Kindern eine bioptisch gesicherte Form der Glomerulonephritis bestand, eine arterielle Hypertonie (oder waren antihypertensiv behandelt worden). Im Gegensatz hierzu betrug die Häufigkeit der Hypertonie bei Eltern der Kontrollgruppe, d. h. Besuchern einer chirurgischen Unfallstation, nur 33% [28]. Diese Ergebnisse sind vereinbar mit der Vorstellung, daß das Risiko des Auftretens einer klinisch manifesten Glomerulonephritis bei Vorliegen einer genetischen Hochdruckanlage gesteigert ist, ähnlich wie dies bereits früher für die diabetische Nephropathie postuliert worden war [12, 13].

Renoprotektive Wirkungen von ACE-Hemmern?

Nachdem im Tierexperiment Methoden zur Messung der glomerulären Hämodynamik eingeführt wurden, wurde vor allem durch die innovativen Arbeiten von Brenner [3] das Interesse an lang vergessenen Beobachtungen zur Progression von Nierenerkrankungen geweckt. Brenner stellte die Hypothese auf, die progrediente Nierenfunktionsverschlechterung stelle die Folge gestörter Hämodynamik und insbesondere erhöhten glomerulären Drucks dar [3]. Sowohl im Tierexperiment als auch bei Patienten wird eine selbständig fortschreitende Nierenfunktionsverschlechterung in Situationen beobachtet, wo die primäre Schädigungsursache nicht mehr wirksam ist, z. B. Zustand nach Nierenteilresektion bei Versuchstieren, Nierenparenchymverlust durch Refluxnephropathie oder Trauma beim Menschen [29, 30]. Für diesen Vorgang wurde eine vermehrte Beanspruchung der bleibenden Nephrone verantwortlich gemacht, welche zum Anstieg von Filtration und Erhöhung des Sauerstoffverbrauchs (als einer langfristig schädlichen Form der Anpassung der Nierenfunktion) führt [3].

In letzter Zeit wird zunehmend diskutiert, ob glomeruläre Druckerhöhung den einzigen Schädigungsmechanismus darstellt. Nach unserer Ansicht ist ein erhöhter Druck für den Glomerulus langfristig sicherlich nicht von Nutzen; es ist wahrscheinlich, daß die intraglomeruläre Hypertonie in der Pathogenese der Glomerulosklerose eine Rolle spielt. Wenn neue und brillante Konzepte der experimentellen Verifizierung unterzogen werden, zeigen sich jedoch oft Ergebnisse, die schwierig oder nicht mit den Arbeitshypothesen in Einklang zu bringen sind. Entsprechend wurden in letzter Zeit experimentelle Befunde erhoben, die nicht ohne weiteres mit der Vorstellung in Einklang zu bringen sind, daß *allein* die intraglomeruläre Druckerhöhung für die Entwicklung der Glomerulosklerose bestimmend sei [24].

Das Konzept der Nephroprotektion durch ACE-Hemmer geht auf die bekannte experimentelle Studie von S. Anderson [1] zurück (Tabelle 4). Trotz vergleichbarer Blutdrucksenkung im Systemkreislauf verhinderte Enalapril wirkungsvoller das Auftreten einer Glomerulosklerose als die Kombination von Reserpin, Thiazid-

Tabelle 4. Unterschiedliche Wirkung der Therapie mit ACE-Hemmern im Vergleich zu anderen antihypertensiven Medikamenten auf die Entwicklung einer Glomerusklerose [1]

Therapie	Mittlerer arterieller Blutdruck [mm Hg]	Glomerulärer Kapillardruck [mm Hg]	Eiweißausscheidung [mg/24 h]	Glomerulosklerose [%]
Kontrollgruppe (unbehandelt)	154 ± 5	68 ± 2	95 ± 8	22,5 ± 4,4
Reserpin + Hydrochlorothiazid + Hydralazin	107 ± 2	65 ± 1	102 ± 8	24,5 ± 1,5
Enalapril	107 ± 3	53 ± 1	20 ± 2	1,4 ± 0,2

diuretikum und Hydralazin [1]. Das verwendete Nierenschädigungsmodell mit Ligatur von Nierenarterienästen ist jedoch ein hyperreninämisches Modell. N. Gretz (persönliche Mitteilung) konnte vor kurzem zeigen, daß es mit diesem Modell, im Gegensatz zur Nierenteilresektion, zum kontinuierlichen Anstieg der Reninkonzentration in der Zirkulation kommt. Dies wirft die Frage auf, ob die mit dem speziellen Modell von Anderson [1] erhobenen Befunde allgemein für alle Formen von Nierenschädigungsmodellen gültig sind.

Klinische Studien bei Patienten mit primären Nierenerkrankungen

In einer kürzlich veröffentlichten Untersuchung bestimmten Ruilope et al. [26] den Kehrwert von Serumkreatinin (1/Serumkreatinin) als Indikator des Nierenfunktionsverlustes. Hypertone Patienten mit Niereninsuffizienz wurden bei vergleichbarer Senkung des arteriellen Blutdrucks unter konventioneller antihypertensiver Therapie und anschließend unter Captopril verglichen. Die Geschwindigkeit der Abnahme der glomerulären Filtration war unter Captopril signifikant verlangsamt. Einschränkend ist jedoch darauf hinzuweisen, daß die Möglichkeit nicht ausgeschlossen ist, daß die konventionelle antihypertensive Therapie sich erst verzögert auf den Verlust der Nierenfunktionsrate auswirkte. Parving et al. fanden, daß bei gleichbleibender antihypertensiver Therapie und stabilem Blutdruck im Verlauf mehrerer Jahre eine zunehmende Abschwächung des Nierenfunktionsverlustes bei Patienten mit diabetischer Nephropathie gesehen wird [19, 24].

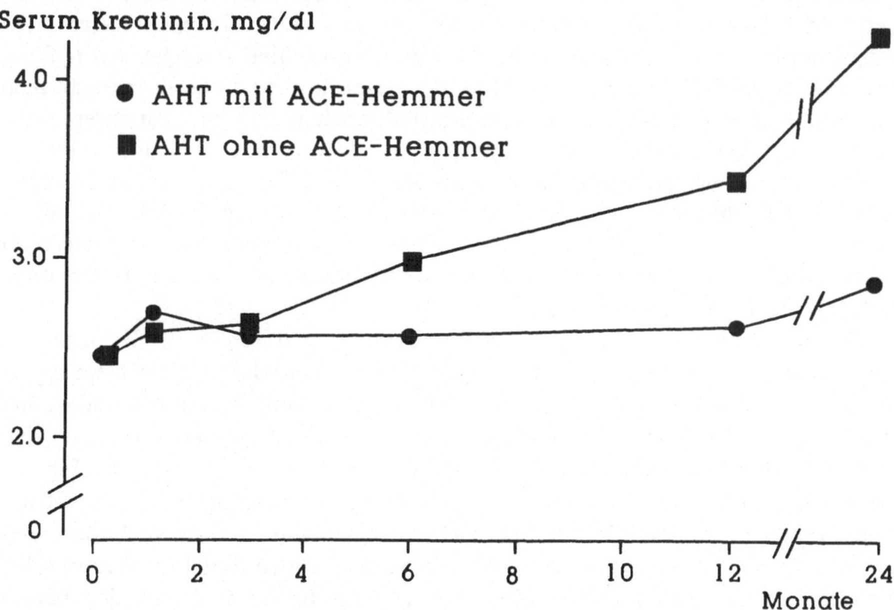

Abb. 1. Verlauf von Serumkreatinin (mg/dl) bei Patienten mit chronischer Nierenerkrankung und Hypertonie, die mit ACE-Hemmern (●) oder einen anderen, gleich effektiven antihypertensiven Therapie (O) behandelt wurden [36]

Tabelle 5. Blutdruck und Serumkreatinin (Medianwerte) bei Patienten mit ACE-Hemmer-Therapie und mit konventioneller antihypertensiver Therapie [23]

Zeitpunkt der Messungen	Therapie mit ACE-Hemmern (*n* = 39)	Konventionelle antihypertensive Therapie (n = 41)
Blutdruck vor Therapiebeginn:		
systolisch [mm Hg]	184 (120–250)	170 (130–230)
diastolisch [mm Hg]	116 (80–175)	103 (65–140)
Blutdruck nach 12-monatiger Therapie:		
systolisch [mm Hg]	155 (110–235)	150 (120–200)
diastolisch [mm Hg]	98 (70–150)	89 (70–120)
Serumkreatinin:		
vor Therapie	2,33 (1,5–5,5)	2,39 (1,5– 6,0)
nach 1 Monat [mg/dl]	2,70 (1,5–6,6)	2,55 (1,5– 7,6)
nach 12 Monaten [mg/dl]	2,65 (1,5–6,1)	3,45 (1,3–12,9)

In einer kontrollierten retrospektiven Studie [23] untersuchten wir 81 Patienten mit Niereninsuffizienz, die entweder mit ACE-Hemmern oder mit einer konventionellen Therapie antihypertensiv behandelt worden waren (Abb. 1). Im Beobachtungszeitraum von 41 Monaten stieg die mittlere Serumkreatininkonzentration unter ACE-Hemmern signifikant geringer an. Bei beiden Gruppen waren Ausgangsblutdruck und Blutdruck unter Therapie vergleichbar und eher geringfügig höher unter ACE-Hemmern (Tabelle 5). Bei dieser Studie kann selbstverständlich der biostatistische Einwand nicht entkräftet werden, daß die Patienten nicht randomisiert den beiden Therapiegruppen zugeordnet wurden. Demzufolge könnte theoretisch die spontane Entwicklung der Niereninsuffizienz in beiden Gruppen nicht vergleichbar gewesen sein. Auf jeden Fall läßt sich jedoch aus dieser Beobachtung die Schlußfolgerung ableiten, daß der Einsatz von ACE-Hemmern bei Niereninsuffizienz – entgegen früheren Befürchtungen – in der Regel ohne Gefährdung der Nierenfunktion möglich ist.

Das Konzept einer *spezifischen* Nephroprotektion durch ACE-Hemmer [24] wird durch Untersuchungen von Parving an Patienten mit diabetischer Nephropathie nicht gestützt [19]. Eine Gruppe von Diabetikern mit Protenurie und gering erhöhtem Blutdruck wurde mit kardioselektiven β-Blockern behandelt, was den medianen Blutdruck auf 131/87 mmHg im Vergleich zu 150/110 mmHg bei vergleichbaren Kontrollen senkte. Der jährliche Filtrationsverlust wurde von 10 ml/min/Jahr auf 4,8 ml/min/Jahr reduziert [19]. In einer neueren Untersuchung, in der zur Blutdrucksenkung Captopril verwandt wurde, fanden dieselben Autoren bei vergleichbarer Blutdrucksenkung eine nahezu identische Verminderung des Nierenfunktionsverlustes [20]. Dies bedeutet, daß kardioselektive β-Blocker im Hinblick auf die Progression gleich wirksam sind wie ACE-Hemmer. Es muß jedoch an dieser Stelle betont werden, daß β-Blocker ebenfalls die Plasmareninaktivität (und damit die Synthese von Angiotensin II) vermindern. Dieser Punkt ist von Wichtigkeit, da in der Untersuchung von Walker et al. [33] die Plasmakonzentration von Angiotensin II, unabhängig von anderen Faktoren, ein Prädiktor einer Nierenfunktionnsverschlechterung bei diabetischer Nephropathie war. Es ist daher nicht statthaft, von der Wirkung der β-Blocker und ACE-Hemmer auf die anderer Antihypertensiva, insbesondere auf die von Diuretika, zu schließen.

Obwohl die Untersuchungen von Parving [19, 20] keine Überlegenheit der ACE-Hemmer gegenüber kardioselektiven β-Blockern hinsichtlich der Verzögerung des Nierenfunktionsverlustes fanden, erwiesen sich ACE-Hemmer bezüglich des Nebenwirkungsprofils als deutlich günstiger: Die Patienten klagten seltener über Einschränkung ihrer körperlichen Leistungsfähigkeit, Potenzstörungen etc. (Parving, persönliche Mitteilung). Diese Beobachtungen stimmen mit unseren eigenen klinischen Erfahrungen überein, so daß wir den ACE-Hemmern gegenwärtig in dieser Indikationsstellung gegenüber anderen antihypertensiven Medikamenten den Vorzug geben.

Mögliche nichthämodynamische Wirkungen von ACE-Hemmern

Die alleinige Betrachtung der Wirkung von ACE-Hemmern auf den glomerulären Filtrationsverlust bei Patienten mit fortgeschrittener Niereninsuffizienz ist wahrscheinlich nicht geeignet, das volle therapeutische Potential der ACE-Hemmer zu erfassen [20, 23, 26]. In einer kürzlich veröffentlichten Untersuchung von Marre und Mitarbeitern [14] wurden 2 Dosen (5 und 1,25 mg/Tag) von Ramipril, einem neueren ACE-Hemmer mit hoher Gewebsaffinität, verglichen. Die niedrigere Dosis hatte keine Auswirkung auf den Blutdruck im Systemkreislauf, bewirkte aber bei normotonen Typ-I-Diabetikern eine signifikante Abnahme der Mikroalbuminurie. Dieser Befund ist im Einklang mit neueren tierexperimentellen Befunden, wonach ACE-Hemmer spezifische intrarenale Angriffspunkte haben, welche nicht durch hämodynamische Effekte vermittelt werden. Mehrere experimentelle Befunde sprechen ebenfalls für nichthämodynamische Effekte von ACE-Hemmern, die wahrscheinlich mehr in den initialen Stadien der Entwicklung einer Glomerulosklerose zum tragen kommen als im Spätstadium einer fortgeschrittenen Niereninsuffizienz. So haben mehrere Untersuchungen eine Dissoziation zwischen Glomerulosklerose und glomerulärer Hypertonie aufzeigen können [34]. Als ein Beispiel sei angeführt, daß in einer technisch brillanten Meßserie am Tiermodell keine Korrelation zwischen dem Ausmaß der Glomerulosklerose und dem maximalen intraglomerulären Kapillardruck bestand [35]. Es ist jedoch kritisch einzuwenden, daß einzelne, selbst wiederholte, glomeruläre Druckmessungen möglicherweise nicht die gesamte Druckbelastung des Glomerulums im Zeitverlauf widerspiegeln. Noch bemerkenswerter sind Beobachtungen, daß ACE-Hemmer die Entwicklung einer Glomerulosklerose in renalen Schädigungsmodellen verhindern, bei denen keine glomeruläre Hypertonie besteht, z. B. das Puromycin-Modell [5] oder die „obese Zucker rat" [18]. Diese Beobachtung spricht gegen die früher gegebene Erklärung, daß ACE-Hemmer eine Glomerulosklerose ausschließlich dadurch bewirken, daß eine Angiotensin-II-bedingte Vasokonstriktion der postglomerulä-

Tabelle 6. Dissoziation zwischen glomerulärem Hochdruck und Glomerulosklerose [35]

	Glomeruläre Querschnitts-fläche [mm^2]	Intra-glomerulärer Druck [mm Hg]	Glomerulo-sklerose-index
Subtotale Nephrektomie links			
Rechte Niere:			
- unversehrt (Kontrollgruppe)	8,2 ± 0,1	38 ± 2	0,02 ± 0,02
- Harnableitung in das Peritoneum	8,3 ± 0,2	49 ± 3	0,2 ± 0,04
- totale Nephrektomie	11,2 ± 0,3	49 ± 5	0,55 ± 0,05

ren Widerstandsgefäße mit konsekutiver intraglomerulärer Drucksteigerung aufgehoben wird.

In einer kürzlich durchgeführten Untersuchung konnte die Glomeruloskleroseentwicklung weiter von einer intraglomerulären Hypertonie dissoziiert werden. Yoshida et al. [35] führten bei Ratten eine subtotale Resektion der linken Niere durch und ließen anschließend die rechte Niere unversehrt (Kontrollgruppe), entfernten chirurgisch die rechte Niere oder leiteten den Ureter der rechten Niere in das Peritoneum ab (Tabelle 6). Gegenüber der Kontrollgruppe war der Anstieg der harnpflichtigen Substanzen und der Anstieg des intraglomerulären Drucks bei den letzteren Gruppen ähnlich. Eine ausgeprägtere Glomerulosklerose entwickelte sich jedoch nur nach Entfernung der rechten Niere. Nach Nephrektomie waren, im Vergleich zur Ureterableitung, die verbliebenen Glomeruli der linken Restniere wesentlich größer. Dies könnte auf stattgehabtes glomeruläres Wachstum hindeuten. Es könnte weiterhin bedeuten, daß die Glomerulusgröße (und damit implizit glomeruläres Wachstum) das Risiko des Auftretens einer Glomerulosklerose bestimmt. Bei der transgenen Maus, die exzessiv humanes Wachstumshormon synthetisiert, tritt eine Glomerulosklerose mit progredientem Nierenversagen auf [4]. Dies geht mit der Entwicklung vergrößerter Glomeruli einher. Umgekehrt konnte gezeigt werden, daß bei PVG/c-Ratten sich auch nach subtotaler Nephrektomie keine Glomerulosklerose entwickelt [7]. Diese Ratten sind durch eine vermehrte Anzahl von Glomeruli gekennzeichnet. Nach subtotaler Nephrektomie weisen die Glomeruli der PVG/c-Ratte keine Größenzunahme auf.

In diesem Zusammenhang sind einige Gedanken über mögliche nichthämodynamische Wirkmechanismen von ACE-Hemmern angezeigt [25]. Vor Jahren konnten Ganten et al. [6] zeigen, daß Angiotensin II in Fibroblastenkulturen als Mitogen wirkt. Kürzlich konnten Jackson et al. [8] das MAS-Onkogen als Angiotensin-II-Bindungsprotein und möglicherweise Angiotensin-II-Rezeptor charakterisieren. Die intrarenalen nichthämodynamischen Effekte von Angiotensin II sind noch nicht gut charakterisiert. Zumindest in proximalen Tubuluszellen jedoch verstärkt Angiotensin II die proliferative Wirkung von „epithelial growth factor" (EGF): Bei gegebener Konzentration von EGF ist die Tubuluszellproliferation in Anwesenheit von Angiotensin II größer als in dessen Abwesenheit [17]. Aufgrund dieser experimentellen Befunde wurde die Arbeitshypothese aufgestellt, daß Angiotensin

II in Glomeruli ähnlich wie in glatten Gefäßmuskelzellen, als Mitogen oder Komitogen wachstumsfördernd wirkt. Diese Hypothese wird gegenwärtig durch uns überprüft.

Zusammenfassung

Unsere Konzepte zur antihypertensiven Therapie und zu den Therapiezielen bei nierenkranken Patienten haben sich in den letzten Jahren erheblich gewandelt. Eine aggressive Behandlung auch nur gering erhöhter Blutdruckwerte ist nur vertretbar bei Einsatz von Substanzen mit geringem Nebenwirkungsprofil. Bei dieser Indikationsstellung erscheinen ACE-Hemmer vielversprechend. Es ist gegenwärtig nicht zu entscheiden, ob ACE-Hemmer bezüglich der Verzögerung des Nierenfunktionsverlustes anderen antihypertensiven Medikamenten überlegen sind. Sie haben jedoch ein günstiges Nebenwirkungsprofil und weisen möglicherweise spezifische renale Effekte auf, die von ihrer Wirkung auf den Blutdruck im Systemkreislauf unabhängig sind. ACE-Hemmer beeinflussen, unabhängig von der Hämodynamik, Proteinurie und (zumindest im Tierexperiment) Wachstum von Glomeruli und Glomeruloskleroseentwicklung.

Literatur

1. Anderson S, Rennke HG, Brenner BM (1986) Therapeutic advantage of converting enzyme inhibitors in arresting progressive renal disease associated with systemic hypertension in the rat. J Clin Invest 77:1993–2000
2. Brazy PC, Stead WW, Fitzwilliam JF (1989) Progression of renal insufficiency: role of blood pressure. Kidney Int 35:670–674
3. Brenner BM, Meyer TW, Hostetter TH (1982) Dietary protein intake and the progressive nature of kidney disease. N Engl J Med 307:652
4. Doi T, Striker LJ, Quaife C et al. (1988) Progressive glomerulosclerosis develops in transgenic mice chronically expressing growth hormone and growth hormone releasing factor but not those expressing insulinlike growth factor-1. Am J Pathol 131:398
5. Fogo A, Yoshida Y, Glick AD, Homma T, Ichikawa I (1988) Serial micropuncture analysis of glomerular function in two rat models of glomerular sclerosis. J Clin Invest 82:322–330
6. Ganten D, Schelling P, Flügel RM, Fischer H (1975) Effect of angiotensin II and the angiotensin antagonist P 113 on iso-renin and cell growth in 3T3 mouse cells. Int Res Commun 3:327
7. Grond I, Benkers JYB, Schilthuis MS, Weening JJ, Eleman JD (1987) Analysis of renal structural and functional features in two rat strains with a different susceptibility to glomerular sclerosis. Lab Invest 54:77
8. Jackson TR, Blair LAC, Marshall J, Goedert M, Hanley MR (1988) The mas oncogene encodes an angiotensin receptor. Nature 335:437
9. Klahr S, Schreiner G, Ichikawa I (1988) The progression of renal disease. N Engl J Med 318:1657–1666
10. Knowler WC, Bennett PH, Ballintine EJ (1980) Increased incidence of retinopathy in diabetics with elevated blood pressure. N Engl J Med 302:645
11. Kobayshi Y, Tateno S, Yoshiyaki H, Shigematsu H (1983) IgA-Nephropathy. Prognostic significance of proteinuria and histological alterations. Nephron 34:146–153
12. Krolewski AS, Canessa M, Warram JH, Laffei LMB, Christlieb AR, Knowler WC, Rand LJ (1988) Predisposition to hypertension and susceptibility to renal disease in insulin-dependent diabetes mellitus. N Engl J med 318:140–146

13. Mangili R, Bending JJ, Scott G, Lai KL, Gupta A, Viberti GC (1988) Increased sodium-lithium countertransport activity in red cells of patients with insulin dependent diabetes and nephropathy. N Engl J Med 318:146–150
14. Marre M, Leblanc H, Suarez L, Guyenne T, Menard J, Passa P (1987) Converting enzyme inhibition and kidney function in normotensive diabetic patients with persistent microalbuminuria. Br Med J 294:1448–1452
15. Mogensen CE (1982) Diabetes mellitus and the kidney. Kidney Int 21:673–675
16. Mogensen CE (1982) Longterm antihypertensive treatment inhibiting progression of diabetic nephropathy. Br Med J 285:685
17. Norman J, Badie-Dezfooly B, Nord EP, Kurtz I (1987) EGF-induced mitogenesis in proximal tubular cells: potentiation by angiotensin II. Am J Physiol 253:F299–F309
18. O'Donnel MO, Kasiske BL, Katz SA, Schmitz PG, Keane WF (1988) Enalapril (E) reduces glomerula injury in obese zucker (OZ) rats. American Society of Nephrology, San Antonio, p 79
19. Parving HH, Anderson AR, Smidt UM, Svendson PA (1983) Early aggressive antihypertensive treatment reduces rate of decline in kidney function in diabetic nephropathy. Lancet I:1175–1179
20. Parving HH, Hommel E, Smidt UM (1988) Protection of kidney function and decrease in albuminuria by captopril in insulin dependent diabetes with nephropathy. Br Med J 297:1086–1089
21. Pettinger WA, Lee HC, Reisch J, Mitchell HG (1989) Long-term improvement in renal function after short-term strict blood pressure control in hypertensive nephrosclerosis. Hypertension 13:766–772
22. Rambausek M, Rhein C, Waldherr R, Goetz R, Heidland A, Ritz E (1989) Hypertension in chronic idiopathic glomerulonephritis: analysis of 311 biopsied patients. Eur J Clin Invest 19:176–180
23. Reisch C, Mann J, Ritz E (1987) Konversionsenzymhemmer in der antihypertensiven Behandlung niereninsuffizienter Patienten. Dtsch Med Wocheschr 112:1249–1252
24. Ritz E (1989) Facts and fiction about the prevention of progressive renal insufficiency. (Boerhaave Postgraduate Course, Leiden, pp 165–173)
25. Ritz E (1990) ACE-Hemmer und Niere. Wien Med Wochenschr 140:18–21
26. Ruilope LM, Miranda B, Morales JM, Rodicio JL, Romero JC, Raij L (1989) Converting enzyme inhibition in chronic renal failure. Am J Kidney Dis 8:120–126
27. Schmid M, Mann J, Stein G, Herter M, Jansa U, Klingbeil A, Ritz E (1990) Pressure natriureses relationship in renoparenchymatous hypertension. J Hypertens 8:277–283
28. Schmid M, Meyer S, Wegner R, Ritz E (1990) Increased genetic risk of hypertension in glomerulonephritis. J Hypertens 8:573–577
29. Senekjian HO, Stinebaugh BJ, Mattioli CA, Suki WN (1979) Irreversible renal failure following vesicoureteral reflux. JAMA 241:160
30. Stahl RAK, Löw I, Schoeppe W (1988) Progressive renal failure in a patient after one and two-thirds nephrectomy. Klin Wochenschr 66:508–510
30a. Stieber J, Döring A, Keil U (1982) Häufigkeit, Bekanntheits- und Behandlungsgrad der Hypertonie einer Großstadtbevölkerung. Münch Med Wschr 124:747–752
31. Viberti GG, Keen H, Wizeman JH (1987) Raised arterial pressure in parents of proteinuric insulin dependent diabetics. Br Med J 295:515–517
32. Volhard F (1940) Blutdruck und Niere. Dtsch Med Wochenschr 16:425–431 17:454–456
33. Walker WG, Hermann J, Murphy R, Patz A (1986) Elevated blood pressure and angiotensin II are associated with accelerated loss of renal function in diabetic nephropathy. Trans Am Clin Climatol Assoc 97:94
34. Yoshida Y, Fogo A, Ichikawa I(1989) Glomerular hemodynamic changes vs. hypertrophy in experimental glomerular sclerosis. Kidney Int 35:645–660
35. Yoshida Y, Fogo A, Shiraga H, Glick AD, Ichikawa I (1988) Serial micropuncture analysis of single nephron function in the rat model of subtotal renal ablation. Kidney Int 33:855–867
36. Mann JE, Reisch C, Ritz E (1990) Use of angiotensin-converting enzyme inhibitors for the preservation of kidney function. Nephron 55 (Suppl 1), 38–42

Sachverzeichnis